中国医学临床百家·病例精解

首都医科大学附属北京友谊医院

心内科

病例精解

主　编／李虹伟
副主编／梁金锐　赵树梅　高红丽

 科学技术文献出版社
SCIENTIFIC AND TECHNICAL DOCUMENTATION PRESS
·北京·

图书在版编目（CIP）数据

首都医科大学附属北京友谊医院心内科病例精解 / 李虹伟主编. —北京：科学技术文献出版社，
2021.6（2024.1重印）

ISBN 978-7-5189-7739-0

Ⅰ. ①首… Ⅱ. ①李… Ⅲ. ①心脏血管疾病—病案—分析 Ⅳ. ① R54

中国版本图书馆 CIP 数据核字（2021）第 051826 号

首都医科大学附属北京友谊医院心内科病例精解

策划编辑：张伯野　　责任编辑：彭　玉　张伯野　　责任校对：张永霞　　责任出版：张志平

出　版　者	科学技术文献出版社
地　　　址	北京市复兴路15号　邮编 100038
编　务　部	（010）58882938，58882087（传真）
发　行　部	（010）58882868，58882870（传真）
邮　购　部	（010）58882873
官方网址	www.stdp.com.cn
发　行　者	科学技术文献出版社发行　全国各地新华书店经销
印　刷　者	北京虎彩文化传播有限公司
版　　　次	2021 年 6 月第 1 版　2024 年 1 月第 2 次印刷
开　　　本	787×1092　1/16
字　　　数	265 千
印　　　张	25.25
书　　　号	ISBN 978-7-5189-7739-0
定　　　价	158.00元

主编简介

李虹伟，主任医师、教授、博士生导师。从事内科、心血管内科临床、科研、教学和预防工作 33 年，现任首都医科大学附属北京友谊医院心血管中心、老年科主任，首都医科大学心脏病学系副主任委员，中国医师协会心血管内科医师分会常委兼副总干事，中国医师协会心血管内科医师分会高血压专业委员会副主任委员，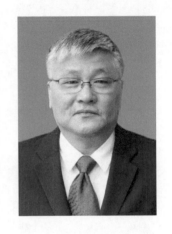中华医学会心血管病学分会动脉粥样硬化与冠心病学组委员，中国康复医学会心血管病专业委员会常务委员，中国老年医学学会心血管病分会委员，北京医学会心血管病学分会副主任委员，北京医师协会心血管内科专科医师分会常务理事。担任美国心脏病学院外籍专家、欧洲心脏病学会外籍专家、《中华心血管病杂志》《中国心血管杂志》等编委。

承担国家自然科学基金、北京市自然科学基金、美国心脏病学会（American Heart Association, AHA）博士后基金、教育部博士点基金、十百千工程基金、北京市教委课题、北京医疗卫生系统人才培养基金（学科带头人层面）、北京市医院管理局临床医学发展专项——扬帆计划重点扶持项目等多个科研项目。主要研究方向为糖代谢异常与冠心病关系的基础和临床研究。在 *European Heart Journal*、*Circulation Research*、*JAMA-Internal medicine*、*JAMA-Cardiology*、*Diabetes* 等杂志发表论文并被 SCI 收录数篇，以及病例报告 80 余篇。主编、主译著作 10 部。

前　言

　　近年来，医学模式不断更新，已经进入"循证医学"和"精准医学"的时代，推动了临床医学的快速发展与进步，各类临床指南与共识的发布也指导和规范着临床工作的思路与行为。然而，毋庸置疑的是临床医学同样是经验积累的实践科学，每个患者的个案千差万别，从临床指南客观地过渡到临床实践，需要不断积累的临床经验来支撑。经验告诉我们，病例个案的总结显然是积累和借鉴临床经验的捷径之一。

　　本书收集了首都医科大学附属北京友谊医院心血管内科近几年来的部分病例，涉及冠心病（心绞痛、心肌梗死）、心律失常、心肌病变、心力衰竭、高血压病等方面的内容。定位是面向广大青年医生和基层医生，病例的选择相对简洁，立足于通过每份病例的个案说明一个临床问题：是什么、为什么和怎么办？每份病例均由三部分组成：病历摘要、病例分析和病例点评，介绍患者的疾病特征与诊治过程，针对病例特点及经验、教训进行总结，力求体现实践中临床思维的过程，希望对广大读者有所启示和帮助。

　　本着真实、严谨、客观的态度，有20余位医生参与了本书的编写，专家逐一进行病例讨论、最终定稿。由于受当时诊治医疗条件的制约，以及作者水平和学识所限，书中患者的诊疗过程难免存在瑕疵，我们怀着期盼的心情，希望与广大同仁沟通与交流，共同提高。

李虹伟

目 录

冠心病－心绞痛

病例 1　典型变异型心绞痛的处理

病历摘要

患者男性，55 岁，主因"间断胸痛、憋气伴晕厥 12 年，再发 1 月余"入院。患者 12 年前无明显诱因出现胸骨后疼痛、憋气，伴心悸、头晕、大汗，随后出现意识丧失，二便失禁，数分钟后自行缓解。就诊于当地医院，行急诊冠状动脉造影，于左回旋支（left circumflex artery，LCX）置入支架 1 枚（具体不详）。出院 1 周后，患者再次因胸痛就诊于心血管病专科医院，诊断为"急性下壁、后壁心肌梗死"，复查冠状动脉造影原支架通畅，给予阿司匹林、地尔硫䓬、硝酸异山梨酯等

1

治疗，症状仍间断发作。9年前患者无诱因胸痛再发，持续不缓解，伴头晕、大汗，于我院诊断为"急性非ST段抬高型心肌梗死"，复查冠状动脉造影显示：左前降支（left anterior descending artery，LAD）近端不规则，D150%节段性狭窄，LCX原支架通畅，右冠状动脉（right coronary artery，RCA）细小。考虑心肌梗死为右冠畸形及冠状动脉痉挛共同作用，晕厥为右冠供血不足，引起窦房结或房室结功能障碍，发生严重心律失常所致。6年前患者再次因胸痛于我院住院治疗，性质同前，发作时心电图提示多导联ST段抬高，伴短时Ⅲ度房室传导阻滞，心肌酶正常，诊断为"变异型心绞痛"，给予"阿司匹林、氨氯地平、地尔硫卓、单硝酸异山梨酯、劳拉西泮及他汀类"药物治疗，未再发作上述症状。1个月前患者无诱因夜间出现左胸疼痛及憋气，伴左上肢酸痛，放射至后背，服用"单硝酸异山梨酯片及地尔硫卓"后20分钟可好转，此后上述症状间断发作，1～2天发作1次，再次住院。

既往史：血脂异常病史12年，现服用瑞舒伐他汀降脂治疗。否认高血压、糖尿病、脑血管病、精神疾病史。吸烟20年，否认饮酒史。母亲及弟弟患冠心病。

体格检查：T 36.2 ℃，R 18次/分，P 57次/分，BP 106/60 mmHg。神清，精神可，颈软，未见颈静脉怒张及颈动脉异常搏动，双肺呼吸音粗，未闻及干湿啰音。心界无扩大，心率57次/分，P2<A2，律齐，各瓣膜听诊区未闻及病理性杂音及心包摩擦音。腹软，无压痛，肝脾肋下未触及。双下肢水肿，双足背动脉搏动对称。

辅助检查：

1. 实验室检查：白细胞 6.2×10^9/L，血红蛋白 127 g/L，血小板 179×10^9/L；生化 C21：谷丙转氨酶 15 U/L，谷草转氨酶 17 U/L，白蛋白 38.5 g/L，肌酐 82.6 μmol/L，葡萄糖 5.24 mmol/L，总胆固醇 2.99 mmol/L，低密度脂蛋白胆固醇 1.57 mmol/L，甘油三酯 1.21 mmol/L，超敏 C- 反应蛋白 2.88 mg/L；cTnI 0.001 ng/ml，CK 67 U/L，CK-MB 0.4 ng/mL，NT-proBNP 68 pg/mL。

2. 入院心电图：窦性心律大致正常（图 1-1）。

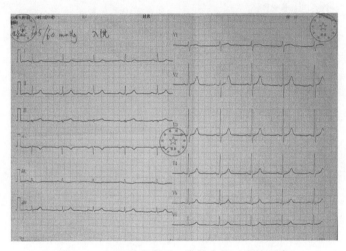

图 1-1　入院时心电图，窦性心律，大致正常

3. 超声心电图检查：左心房前后径（anteroposterior diameter of left atrium，LA）3.82 cm，左心室舒张末期内径（Left ventricular end diastolic diameter，LVEDD）5.34 cm，左室射血分数（left ventricular ejection fraction，LVEF）74%，左室室壁不厚、室壁运动协调。

诊断：①冠状动脉粥样硬化性心脏病；变异型心绞痛；

陈旧性下壁、后壁心肌梗死；LCX-PCI 术后；心功能 II 级（NYHA 分级）；②血脂代谢异常。

诊疗方案与经过：患者入院后给予冠心病二级预防药物治疗，同时继续抗冠状动脉痉挛治疗，拟择期复查冠状动脉造影。入院后患者诉皮肤瘙痒，胸背部可见片状红疹，以过敏可能给予苯海拉明肌肉注射，患者症状缓解。半小时后，患者诉胸闷、憋气，血压 132/80 mmHg，复查心电图示：窦性心律，心室率 60 次/分，II、III、aVF、V4 ～ V6 导联 ST 段抬高，余导联 ST 段较前压低（图 1-2），立即给予硝酸甘油含服，静脉泵入硝酸酯类药物。

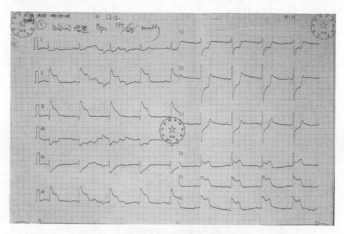

图 1-2 患者胸闷症状发作时心电图

经上述处理，患者症状无明显改善，仍感胸痛、胸闷、心悸，逐渐出现意识模糊，测血压 60/40 mmHg，复查心电图提示 III 度房室传导阻滞（图 1-3），急给予多巴胺静脉泵入，改善血流动力学。结合病史，考虑冠状动脉痉挛可能性大，联合泵入硝酸酯类药物及地尔硫䓬，患者逐渐恢复窦性心律后，复查心电图 ST 段逐渐回落。行急诊冠状动脉造影检查，LADp-m

60%～70%节段狭窄，LCXd原支架内40%～50%弥漫性狭窄，RCAd 40%～50%节段狭窄，前向血流 TIMI 3 级。术后复查心电图，各个导联 ST 段恢复至等电位线（图1-4），患者症状消失。

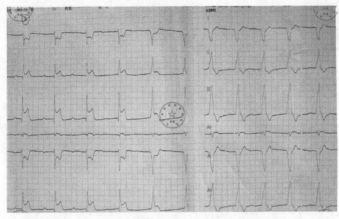

图 1-3　患者症状加重时心电图（2015-6-3）

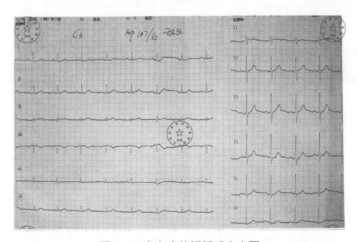

图 1-4　患者症状缓解后心电图

患者症状稳定后完善动态心电图及心肌核素检查，心肌显像提示左室后侧壁、部分后壁呈缺血改变，左室前侧壁近心尖部呈"反向分布"（图1-5）。患者此次发病仍考虑为冠状动脉痉挛所致，给予阿司匹林、瑞舒伐他汀、氨氯地平、地尔硫卓、硝酸异山梨酯、劳拉西泮、尼可地尔联合治疗，随访期间患者症状未再发作。

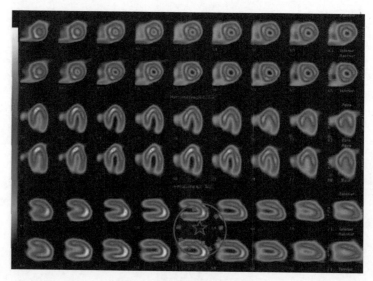

图 1-5　患者核素心肌显像

病例分析

本例患者为中年男性，12 年内反复发作心肌梗死及心绞痛，并且不能以冠状动脉固定狭窄解释病情变化。此次休息时症状再发，短期内 ST 段抬高并回落，给予抗冠状动脉痉挛治疗有效，且冠状动脉造影支持上述诊断。

冠状动脉痉挛是缺血性心脏病常见的病理生理改变，广泛参与冠心病的发生和发展，其临床表现复杂，严重影响患者预后。早在十八世纪中叶，病理学家便在急性心肌梗死（acute myocardial infarction，AMI）患者的尸检中发现，50% ～ 70%

的 AMI 猝死的患者冠状动脉固定狭窄 < 50%。1845 年，Latham 提出冠状动脉痉挛（coronary artery spasm，CAS）可导致心绞痛。1927 年，Gallavardin 首先提出 CAS 可导致冠状动脉闭塞。1959 年，Prinzmetal 首次报道了变异型心绞痛发作时心电图表现 ST 段抬高，提出是由 CAS 所致。冠状动脉痉挛是一种病理生理状态，因发生痉挛的部位、严重程度及有无侧支循环等差异，而表现为不同的临床类型，包括 CAS 引起的典型变异型心绞痛、非典型 CAS 性心绞痛、AMI、猝死、各类心律失常、心力衰竭和无症状性心肌缺血等，统称为冠状动脉痉挛综合征（coronary artery spasm syndrome，CASS）。

典型 CAS 性心绞痛（变异型心绞痛）：病理基础是 CAS 导致冠状动脉完全或近乎完全闭塞，心绞痛发作具有显著的时间规律性，多在后半夜至上午时段发作，但也可发生于其他时间。发作时心电图呈一过性 ST 段抬高，T 波高耸，或 T 波假性正常化。冠状动脉造影多可见动脉粥样硬化斑块，激发试验多诱发出局限性或节段性血管痉挛。非典型 CAS 性心绞痛：病理基础为冠状动脉痉挛导致不完全闭塞，或弥漫性痉挛，或完全闭塞但有侧支循环形成，产生非透壁性心肌缺血。临床表现为在静息状态，尤其是空气不流通的环境下容易发作的轻度胸闷，伴有心电图 ST 段下移和（或）T 波倒置，多数持续时间相对较长且容易被呼吸新鲜空气、轻度体力活动等兴奋交感神经的动作减轻。冠状动脉造影常无显著狭窄，乙酰胆碱激发试验可诱发弥漫性 CAS，少数为局限性痉挛。CAS 诱发 AMI：完全闭塞性痉挛、持续不能缓解即导致 AMI，多数在夜间或静息状态下发作，部分年轻患者常有精神创伤、过度劳

笔记

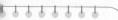

累、大量主动或被动吸烟、吸毒或大量饮酒等病史，临床表现类似急性 ST 段抬高型心肌梗死。在症状缓解后或在冠状动脉内注射硝酸甘油后，造影显示无显著狭窄，若痉挛持续时间长还可继发血栓形成，但抽吸血栓后多无显著残余狭窄。CAS 诱发心律失常：严重而持久的 CAS 可诱发各种心律失常，左冠状动脉痉挛多表现为室性心律失常，严重者可发生室性心动过速、心室颤动、甚至猝死。右冠状动脉痉挛则多表现为心动过缓、窦性停搏或完全性房室传导阻滞。

发作时心电图及动态心电图有助于确定诊断，但多数患者心电图改变难以捕捉。此时可考虑联合负荷试验诊断方案：同时具备下面三个特征即可考虑诊断为 CASS：①静息状态下发作胸闷或胸痛；②心电图运动试验阴性或运动终止后恢复期出现缺血性 ST 段改变，包括 ST 段抬高或压低 ≥ 0.1 mV；清晨易诱发，午后不易诱发，结合临床综合判断；③核素灌注心肌显像负荷试验呈现反向再分布。而目前公认的金标准仍为创伤性药物激发试验，包括乙酰胆碱 / 麦角新碱激发试验。

CAS 急性发作期的治疗原则为迅速缓解持续性 CAS 状态：①硝酸酯类药物：首选硝酸甘油，舌下含服或喷雾剂口腔内喷雾。②钙通道阻滞剂（calcium channel blockers，CCB）：短效 CCB，与硝酸酯类药物联用能提高疗效。推荐地尔硫卓静滴或冠状动脉内注射。③镇静镇痛药物：慎用吗啡。④抗血小板药物：应尽早使用，可给予阿司匹林 300 mg 和氯吡格雷 300 ~ 600 mg 负荷剂量口服，后续阿司匹林 100 mg/d 和氯吡格雷 75 mg/d 常规剂量维持。⑤并发症处理：以 AMI、恶性心律失常或者心脏骤停等急症为表现的 CASS 应及时对症抢救。

稳定期治疗，首先是危险因素和诱发因素的控制：包括戒烟酒、控制血压、维持适当的体重，纠正糖、脂代谢紊乱，避免过度劳累和减轻精神压力等。药物治疗包括 CCB、硝酸酯类药物、钾通道开放剂尼可地尔、他汀类药物、抗血小板治疗。对于冠状动脉无显著狭窄的 CASS 患者禁忌单独使用 β 受体阻滞剂，对于合并有冠状动脉固定性狭窄或严重心肌桥，且临床主要表现为劳力性心绞痛的患者，若 CCB 和硝酸酯类疗效不佳时可以慎重联合使用高选择性 β 受体阻滞剂。

病例点评

冠心病的重要病因之一是冠状动脉痉挛，一般而言冠状动脉痉挛持续的时间较短，症状容易缓解，故在临床上很容易被忽视，此例患者的发作时间长，症状重，反复就诊，辅助检查资料和相关信息完整，给我们提供了一个非常好的学习案例。通过此案例的学习，我们可以对冠状动脉痉挛有更全面的认识：

（1）冠状动脉痉挛与冠状动脉粥样硬化所致的狭窄既可以单独发生，又可以同时存在，它们可以是缺血性心脏病的共同生理病理基础。

（2）冠状动脉痉挛引发的典型变异型心绞痛发作具有明显的时间规律性，多在后半夜至上午时段发作，发作时心电图呈一过性 ST 段抬高（提示透壁性心肌缺血），T 波高耸，或 T 波假性正常化。

（3）冠状动脉痉挛严重时，可以引发不同类型的临床事件，包括非典型冠状动脉痉挛性心绞痛、AMI、猝死、各类心律失常、心力衰竭和无症状性心肌缺血等。

（4）缓解冠状动脉痉挛的有效药物治疗包括 CCB、硝酸酯类药物、尼可地尔，辅助治疗包括他汀类药物、抗血小板治疗等。

（5）对于冠状动脉无显著狭窄的 CASS 患者，禁忌单独使用 β 受体阻滞剂，只有在合并冠状动脉固定性狭窄或严重心肌桥，且临床主要表现为劳力性心绞痛的患者，若 CCB 和硝酸酯类疗效不佳时，可以慎重联合使用高选择性 β 受体阻滞剂。

（6）患者症状持续时间长且反复发作，应坚持危险因素和诱发因素的控制，并坚持长期药物治疗。同时应当考虑是否存在血管炎等因素。

参考文献

1. 向定成，曾定尹，霍勇 . 冠状动脉痉挛综合征诊断与治疗中国专家共识 . 中国介入心脏病学杂志，2015，23（4）：181-186.

2. SCOTT KINLAY. Coronary Artery Spasm as a Cause of Angina. Circulation，2014，129：1717-1719.

3. MING-JUI HUNG，PATRICK H U，MING-YOW HUNG. Coronary Artery Spasm：Review and Update. International Journal of Medical Sciences，2014，11（11）：1161-1171.

4. JCS JOINT WORKING GROUP. Guidelines for Diagnosis and Treatment of Patients With Vasospastic Angina（Coronary Spastic Angina）（JCS 2013）. Circ J，2014，78：2779-2801.

（邱惠）

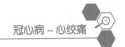

病例 2　冠状动脉 CTA 假阴性的不稳定心绞痛：经验与教训

病历摘要

患者男性，54 岁，北京人，主因"间断胸闷憋气 8 年，加重 3 日"入院。患者 8 年余前饮用大量"可乐"后出现双侧胸部憋闷，程度较重，于我院急诊就诊，当时测血压 180/100 mmHg，心电图检查结果不详，诊断为"高血压、急性心肌缺血"，收入院做冠状动脉 CTA 检查：未见明显异常。给予患者阿司匹林、降压药物治疗，胸闷、憋气症状缓解且之后无再发。3 日前患者休息时自觉憋气明显，难以耐受，于我院急诊就诊，测血压 188/105 mmHg，给予患者卡托普利 12.5 mg 含服，1 分钟后血压逐渐下降至（130～150）/（70～90）mmHg，自觉症状消失。2 日前患者于休息时再次出现上述症状，程度较重，伴头晕、四肢乏力，无肢体活动障碍，测血压 188/109 mmHg，心电图见图 2.1a。再次服用卡托普利 12.5 mg 后症状消失，胸片提示少许炎症不除外。

既往史：高血压史 8 年，规律服用降压药，血压一般控制可。

体格检查：血压 133/54 mmHg，双肺呼吸音清，未闻及明显杂音，心率 82 次 / 分，心律齐，各瓣膜区未闻及明显杂音，腹软，肝脾肋下未触及，双下肢不肿。

辅助检查：

1. 心电图：入院前 2 天发作胸闷时（图 1-6A）和入院当天（图 1-6B）。

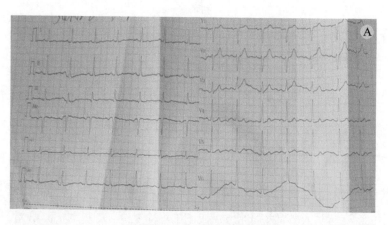

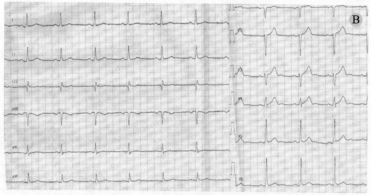

注：A：入院前 2 天发作胸闷时；B：入院当天。

图 1-6　心电图

2. 入院后复查冠状动脉 CTA（图 1-7）：未见异常。

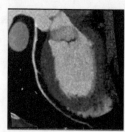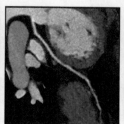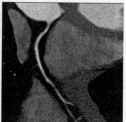

图 1-7　入院后复查冠状动脉 CTA

3. 门诊平板运动试验：阴性。

4. 入院后 Holter 检查（图 1-8）：可见 Ⅲ、aVF 导联，V4、V5、V6 导联 ST-T 动态改变。

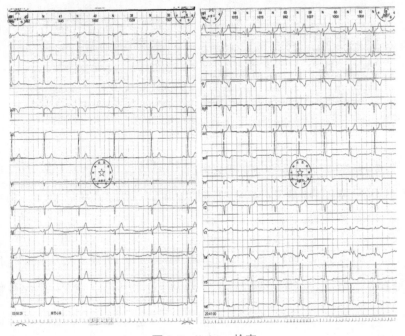

图 1-8　Holter 检查

诊疗方案与经过：患者入院后仍反复出现阵发性胸闷症状，Holter 提示 ST-T 动态变化，尽管冠状动脉 CTA 未见异常，仍决定行冠状动脉造影术（coronary arteriography，CAG）进一步检查。CAG 结果提示 RCAo-p 70% ～ 80% 节段性狭窄，于右冠状动脉开口处植入支架 1 枚（图 1-9）。

笔记

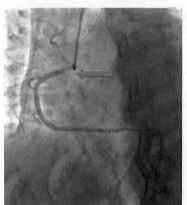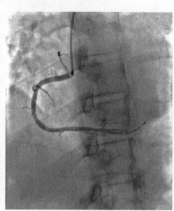

图 1-9 入院后冠状动脉造影

诊断：①冠状动脉粥样硬化性心脏病，不稳定心绞痛，单支血管病变（累及 RCA），心功能 II 级（NYHA 分级）。②高血压 3 级（很高危）。

药物治疗：给予冠心病二级预防治疗方案。①阿司匹林 100 mg qd，氯吡格雷 75 mg qd 双联抗血小板。②口服酒石酸美托洛尔 12.5 mg bid。③福辛普利 10 mg qd。④阿托伐他汀钙 20 mg qn 降脂稳定斑块。

此后随访期间，患者病情平稳，未再出现胸闷症状。

病例分析

随着冠状动脉 CTA 诊断技术的不断进展，临床应用越来越广泛，国内外多个研究均表明，冠状动脉 CTA 诊断的敏感性与特异性均达到 90% 以上，部分医院甚至将 CTA 结果视为诊断冠心病的金标准。然而，冠状动脉 CTA 诊断血管狭窄的准确性受到一系列因素的影响，斑块性质和血管管径是其中两个重要的因素。

笔记

CTA 诊断冠状动脉狭窄具有较高的准确性，阳性预测值较高。早期 Mollet 等对冠状动脉 CTA 与造影的对照研究提示，当心率控制在 65 次 /min 以下时，CTA 诊断管腔狭窄的敏感度达 99%，特异性达 95%。国内也有多个类似的研究，显示 CTA 诊断冠状动脉狭窄的敏感性为 99.17%，特异性为 97.43%，阳性预测值为 93.70%，阴性预测值为 99.67%，对冠状动脉狭窄诊断的准确率为 95.00%。

冠状动脉开口病变是指距主动脉或主支冠状动脉开口部 3 mm 以内的粥样硬化性病变，冠状动脉造影的检出率为 0.13% ～ 2.70%。冠状动脉开口病变在冠状动脉造影检查时存在更大的风险，进行 PCI 治疗时，也同样要求特殊的治疗策略，例如：对僵硬度和弹性回缩明显增加时开口病变进行 PCI 治疗时，单靠球囊扩张成功率低。往往需要辅以旋磨术治疗。如果冠状动脉 CTA 检查能够发现可疑冠状动脉开口病变，势必会降低患者的风险，让更多的患者获益。令人遗憾的是，有些影像学医生并未过多关注开口病变，本例患者冠状动脉造影显示右冠状动脉开口病变狭窄程度达 80%，但冠状动脉 CTA 报告却显示未见明显狭窄。

冠状动脉 CTA 有时漏诊冠状动脉开口病变，与临床医师的经验有关，另一个重要原因是 256 层螺旋 CT 分辨率显示冠状动脉二级分支血管仍然欠佳。冠状动脉二级分支血管属分叉处血管病变的范畴，直径多＜ 2 mm，大多数情况下需要影像学医师的经验性判断冠状动脉的狭窄程度；血管分叉处的精细解剖结构也增加了 CTA 判断的困难性。冠状动脉 CTA 较难精确地判断冠状动脉某一段血管的狭窄程度，导致了冠状动脉开口处病变的假阴性结果。

总之，冠状动脉 CTA 虽可作为可疑冠心病患者的筛查手段，但在诊断开口处病变时存在明显的诊断局限性。对高度可疑冠心病的患者或需要精确了解冠状动脉狭窄病变的患者，即使冠状动脉 CTA 结果阴性，也应考虑进一步行冠状动脉造影检查以明确诊断。

病例点评

回顾本例患者的病史，临床症状表现为发作性胸闷，但几次急诊就诊均表现血压升高，降压治疗后血压下降的同时，胸闷症状缓解，尤其是即刻所做的心电图都未发现心肌缺血的证据，甚至冠状动脉 CTA 检查提示未见明确血管病变。这些现象给临床诊断带来一定的困惑，通常情况下可能更多的是考虑继发性高血压或交感神经过度刺激的鉴别诊断。

庆幸的是主管医生对相关临床资料的细致分析，发现动态心电图显示 ST 段的动态演变，而为患者进行了冠状动脉造影检查，果然 CAG 检查发现了冠状动脉开口处病变，通过植入支架使患者得到有效的治疗。

从此例患者的诊疗过程中，我们体会到任何一种客观检查都有它的局限性，以往认为冠状动脉 CTA 的阴性预测价值可信度比较大，但是通过此例患者的诊治提示：对诊断冠状动脉开口处病变以及血管分叉处的精细的解剖结构，应增加冠状动脉 CTA 判断时的关注度。重视临床，对高度可疑冠心病的患者或需要精确了解冠状动脉狭窄病变的患者，应考虑进一步行冠状动脉造影检查。

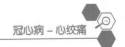

参考文献

1. 郭华涛，徐丽华，王智，等．冠状动脉CT对不稳定斑块的诊断价值．中国老年学杂志，2018，38（20）：4872-4875.

2. CHERUVU C，NAOUM C，BLANKE P，et al. Beyond stenosis with fractional flow reserve via computed tomography and advanced plaque analyses for the diagnosis of lesion - specific ischemia. Can J Cardiol，2016，32（11）：1315. e1-1315. e9.

3. 管彬，钟唐力，刘启榆，等．宝石能谱CT双低剂量在冠脉CTA成像中的临床应用．四川医学，2016，37（12）：1399-1402.

4. 姜巧生，傅洁婷，舒锦尔．256层螺旋CTA诊断冠状动脉斑块及管腔狭窄的临床价值探讨．影像研究与医学应用，2017，1（13）：113-114.

5. 朱坤涛．冠脉血管成像在冠心病心绞痛临床诊断中的应用观察．中华心脏与心律电子杂志，2018，6（1）：19-21.

（孙志军）

病例 3 血管痉挛致心绞痛交替影响左右冠状动脉

病历摘要

　　患者男性，61 岁。主因"间断胸痛 11 个月，加重 1 天"收入院。11 个月前患者因诊断"高血压"，服用 3 片降血压药物后，血压从 150/90 mmHg 降至 100/70 mmHg，随后出现胸痛，伴疲乏、无力、四肢酸痛。我院急诊查体血压 60/41 mmHg，心率 54 次 / 分，心电图显示 II、III、aVF 导联 ST 段抬高 0.7 ～ 0.9 mV，心肌损伤标记物阴性。症状缓解后心电图显示 ST 段回落。诊断为"血管痉挛性心绞痛"。冠状动脉造影显示前降支、右冠状动脉中度狭窄，未干预。给予阿司匹林、单硝酸异山梨酯、地尔硫卓、尼克地尔、厄贝沙坦等药物治疗。之后分别于 2016 年 11 月、2016 年 12 月、2017 年 2 月发作三次，发作时心电图均为下壁导联 ST 段抬高，治疗后缓解。1 天前再次发作胸痛入院，心电图显示胸前导联 ST-T 改变，胸痛缓解后 ST-T 恢复正常。

　　既往史：高血压 1 年，高脂血症 1 年，服用他汀治疗。吸烟 30 年，每天 30 ～ 40 支，饮酒史 30 年，每日 100 ～ 200 g。

　　体格检查：BP 124/72 mmHg，双肺呼吸音清晰，无啰音。心脏无扩大，心率 60 次 / 分，心律齐，心音有力，各瓣膜听诊区未闻及杂音。肝脾不大。双下肢无水肿。

辅助检查：

1. 实验室检查：血常规 WBC 7.6×10^9/L，嗜酸性粒细胞 1%，心肌损伤标志物阴性。

2. 心电图：胸痛发作时，Ⅱ、Ⅲ、aVF 导联 ST 段抬高，胸前导联 ST 段压低，胸痛缓解后 ST 段回落（图 1-10）。胸痛发作时胸前导联 V1～V5 ST 压低，T 波倒置、低平，胸痛缓解后 ST-T 恢复为正常（图 1-11）。

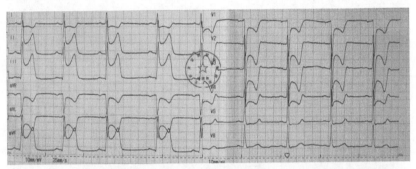

A. 胸痛发作时，Ⅱ、Ⅲ、aVF 导联 ST 段抬高，胸前导联 ST 段压低

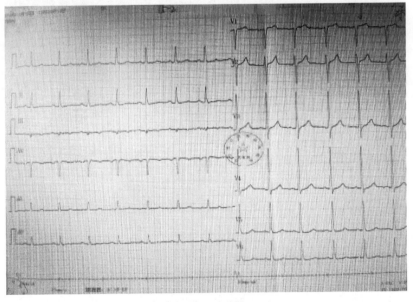

B. 胸痛缓解后 ST 段回落

图 1-10　心电图一

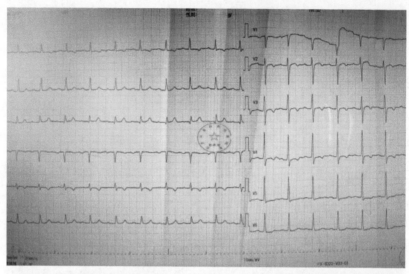

A. 胸痛发作时胸前导联 V1 ～ V5 ST 压低，T 波倒置、低平

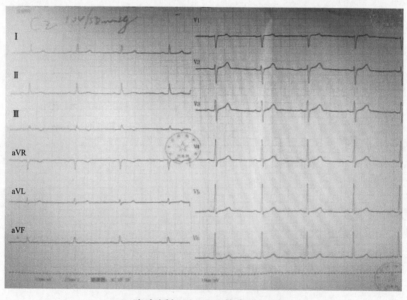

B. 胸痛缓解后 ST-T 恢复为正常

图 1-11　心电图二

诊断：①冠状动脉粥样硬化性心脏病，变异型心绞痛，心功能Ⅰ级（NYHA 分级）。②高血压 1 级（很高危）。

诊疗方案与经过：患者第一次胸痛发作来我院急诊，查体

血压 60/41 mmHg，心率 54 次 / 分，心电图显示Ⅱ、Ⅲ、aVF
导联 ST 段一过性抬高 0.7 ～ 0.9 mV，心肌损伤标记物阴性。
考虑为血管痉挛致心绞痛。急诊冠状动脉造影显示前降支中段
狭窄 50% ～ 60%，RCA 中段狭窄 50% ～ 60%（图 1-12）。

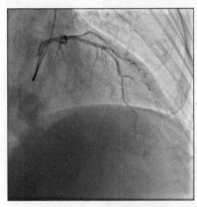 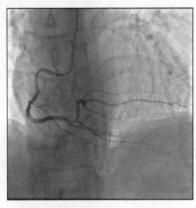

A. 前降支中段狭窄 50% ～ 60%　　B.RCA 中段狭窄 50% ～ 60%

图 1-12　冠状动脉造影

进一步行光学相干断层成像检查（optical coherence
tomography，OCT）显示右冠状动脉中段钙化斑块，最小管腔面
积 5.38 mm^2，前降支中段脂质斑块，最小管腔面积 2.56 mm^2，
回旋支中段纤维斑块，未见血栓、夹层等（图 1-13）。症状缓
解后心电图显示 ST 段回落。心肌核素显像示左心室心尖部血
流灌注减低伴心肌轻度缺血（图 1-14）。

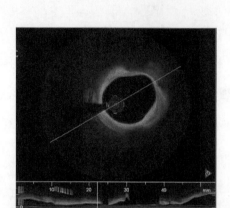

右冠状动脉中段：钙化斑块，最小管腔面积 5.38 mm^2

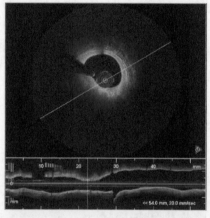

前降支中段：脂质斑块，最小管腔面积 2.56 mm^2

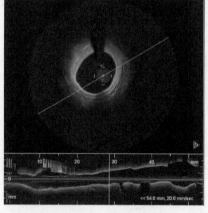

回旋支中段：纤维斑块

图 1-13　冠状动脉 OCT

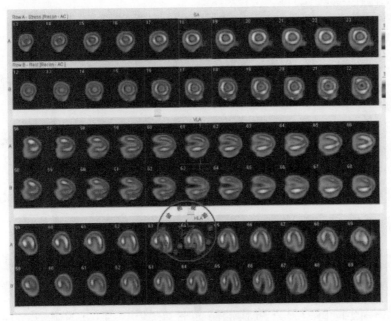

图 1-14　心肌核素显像

　　考虑患者反复心绞痛由冠状动脉痉挛所致，冠状动脉本身无明显的粥样硬化性狭窄，无需冠状动脉介入干预治疗。嘱患者改善生活方式，包括戒烟、低盐低脂饮食等，给以阿司匹林、单硝酸异山梨酯、地尔硫卓、尼克地尔、厄贝沙坦、他汀类等药物。之后分别于 2016 年 11 月、2016 年 12 月、2017 年 2 月发作 3 次，发作时心电图均为下壁导联 ST 段一过性抬高，治疗后缓解。此次发作胸痛，心电图显示胸前导联 ST-T 改变，与既往发作时心电图变化不同。再次复查冠状动脉造影，左、右冠状动脉血管狭窄程度较前比较未见明显变化。考虑本次发作与左侧冠状动脉痉挛有关。继续应用药物治疗，加强抗冠状动脉痉挛治疗后缓解。目前随访中，尚无症状再次发作。

病例分析

冠状动脉痉挛性心绞痛又称变异型心绞痛（vasospastic angina，VSA），发生机制不同于劳力性心绞痛，发生率占冠心病（CAD）心绞痛的 20% ～ 30%，是由于冠状动脉紧张度增加引起心肌供血不足所致。由于胸痛发作时常无心肌耗氧量增加的诱因，临床上常见患者静息状态下发作胸痛并伴有心电图动态变化。

多数变异型心绞痛累及一侧冠状动脉，以右冠状动脉更多见。然而，冠状动脉痉挛可以在一段时间内累及一支血管，而另一段时间为另外冠状动脉血管受累[1]。心电图可以表现为 ST 段抬高，也可以表现为 ST 段压低。甚至可以在同一患者、同一血管表现为心电图 ST 段抬高和压低相互变化[2]。也可出现既往异常的心电图假性正常化。

变异型心绞痛可以在各种药物应用下诱发。如可卡因、拟交感药物、β 受体阻断剂等，特别是在早晨自发性冠状动脉痉挛更容易出现。本例患者首次发作时是在服用降压药物美托洛尔后，有可能是冠状动脉痉挛发作的诱因。

吸烟，是冠状动脉痉挛致心绞痛常见的诱发因素之一。尽管老年人更易患痉挛性心绞痛，但与老年人相比，吸烟对年轻人影响更大[3]。痉挛性心绞痛的危险因素与性别有关，吸烟与年龄对男性影响更大[4]。尽管吸烟者占痉挛性心绞痛的45% ～ 75%，仍有 25% ～ 55% 患者并不吸烟[5]。

痉挛性心绞痛 OCT 表现：冠状动脉痉挛在 OCT 检查中可以清楚地显示血管内膜痉挛情况，典型的图像特征是痉挛期中

笔记

膜收缩增厚，内膜挛缩聚集隆起，呈"太阳花"样改变，同时血管管腔面积缩小。痉挛可合并或不合并动脉粥样硬化。研究者曾对 69 例患者 80 处痉挛病变 OCT 分析发现，痉挛处血管1/4 合并斑块的侵蚀，2/3 合并管腔的狭窄，25% 合并血管腔内血栓，4% 合并斑块破裂[6]。这也提示冠状动脉痉挛患者需要双联抗血小板药物及他汀类药物的应用。

病例点评

血管痉挛性心绞痛常见，但交替影响左右冠状动脉相对少见。本例患者多次发作痉挛性心绞痛，交替影响左右冠状动脉。而首次发作可能与使用 β 受体阻滞剂、低血压有关，对今后的诊治有一定的借鉴意义。

OCT 对痉挛性心绞痛的诊断有一定的辅助作用，部分患者中可以清楚地显示血管内膜痉挛情况，典型的图像特征是痉挛期中膜收缩增厚，内膜挛缩聚集隆起，呈"太阳花"样改变，血管管腔面积缩小。但是部分患者看不到这种特殊表现。

常规抗痉挛性心绞痛药物可以减少发作，不一定能完全避免。本例患者的治疗也应该是在不断地探索最适宜的治疗方法，包括戒烟等生活方式的改善，已经治疗药物的不断完善，同时要慎重使用 β 受体阻滞剂等可能诱发痉挛的药物。

参考文献

1. OZAKI Y，KEANE D，SERRUYS P W. Fluctuation of spastic location in patients with vasospastic angina： a quantitative angiographic study. J Am Coll Cardiol，1995，26：1606-1614.

2. MASERI A, SEVERI S, NES M D, et al. "Variant" angina: one aspect of a continuous spectrum of vasospastic myocardial ischemia. Pathogenetic mechanisms, estimated incidence and clinical and coronary arteriographic findings in 138 patients. Am J Cardiol, 1978, 42: 1019-1035.

3. HUNG M Y, HSU K H, HUNG M J, et al. Interaction between cigarette smoking and high-sensitivity C-reactive protein in the development of coronary vasospasm in patients without hemodynamically significant coronary artery disease. Am J Med Sci, 2009, 338: 440-446.

4. HUNG M Y, HSU K H, HUNG M J, et al. Interactions among gender, age, hypertension and C-reactive protein in coronary vasospasm. Eur J Clin Invest, 2010, 40: 1094-1103.

5. TAKAGI Y, TAKAHASHI J, YASUDA S, et al. Japanese Coronary Spasm Association. Prognostic stratification of patients with vasospastic angina: a comprehensive clinical risk score developed by the Japanese Coronary Spasm Association. J Am Coll Cardiol, 2013, 62: 1144-1153.

6. SHIN E S, ANN S H, SINGH G B, et al. OCT-Defined Morphological Characteristics of Coronary Artery Spasm Sites in Vasospastic Angina. JACC Cardiovasc Imaging, 2015 Sep, 8（9）: 1059-1067.

（姚道阔）

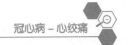

病例 4 变异型心绞痛 – 双支血管痉挛

病历摘要

患者男性，60 岁。主因"间断胸痛 2 年，加重 1 个月"收入院。患者于 2 年前无明显诱因出现心前区闷痛，与活动无关，伴大汗，每次持续 2 ～ 3 分钟后可自行缓解，数十天发作一次。就诊于外院，行冠状动脉造影检查结果显示：LM 未见狭窄，LAD 血管痉挛，经冠状动脉内注射硝酸甘油 100 μg 后血管痉挛解除，中段狭窄 50% ～ 75%，LCX 细小，可见斑块，RCA 可见斑块。出院后规律服用阿司匹林（100 mg qd）抗血小板治疗，美托洛尔缓释片（47.5 mg qd）减少心肌耗氧，瑞舒伐他汀（10 mg qn）调脂稳定斑块，单硝酸异梨酯（60 mg qd）扩冠及曲美他嗪（30 mg tid）营养心肌治疗，病情相对平稳。1 月前患者上述症状再次出现，发作较频繁，2 ～ 3 天发作 1 次。昨夜患者突发胸闷、大汗，就诊于我院急诊，心电图显示 Ⅱ、Ⅲ、AVF 导联 ST 段一过性抬高 0.20 ～ 0.25 mV，心肌酶学未见异常，为进一步诊治收入院。

既往史：高血压病史 10 余年，血压最高达 160/90 mmHg，规律服用厄贝沙坦 150 mg 降压治疗，血压控制良好；血脂代谢异常多年，规律服用瑞舒伐他汀治疗；反流性食管炎多年。吸烟史 40 余年，4 ～ 5 支每天；饮酒史 40 余年，每日白酒 2 ～ 3 两。

体格检查：HR 74 次 / 分，BP 130/80 mmHg，BMI 24.2 kg/m²。

27

无颈静脉怒张，颈部未闻及杂音，双肺未闻及干湿性啰音，心界无扩大，心率 74 次 / 分，律齐，A2=P2，各瓣膜区未闻及病理性杂音，腹软，肝脾肋下未触及，双下肢不肿。

辅助检查：

1. 实验室检查：CHOL 3.81 mmol/L，TG 5.97 mmol/L，HDL-C 0.94 mmol/L，LDL-C 1.98 mmol/L；TNT < 0.010 ng/mL。

2. 心电图：急诊（图 1-15）：窦性心律，Ⅱ、Ⅲ、AVF 导联 ST 段抬高 0.20 ～ 0.25 mV。15 分钟后（图 1-16）Ⅱ、Ⅲ、AVF 导联 ST 段回落至等电位线。患者住院期间休息时发作胸痛时记录心电图（图 1-17）：V2 ～ V6 导联 ST 段抬高 0.2 ～ 0.3 mV。

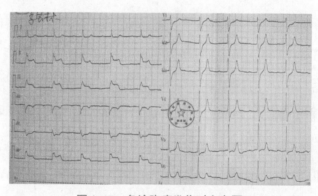

图 1-15　急诊胸痛发作时心电图

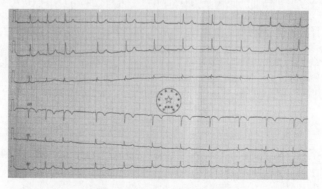

图 1-16　15 分钟心电图

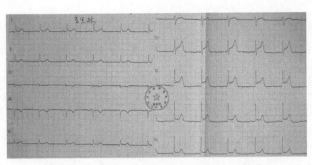

图 1-17 住院期间休息时发作胸痛心电图

3. 超声心动图：各房室内径正常，左室射血分数正常，主动脉瓣增厚，室间隔基底段增厚 1.31 cm，室壁运动协调

4. 冠状动脉造影结果：①冠状动脉供血呈右优势型，左右冠开口正常，左右冠状动脉走形区片状钙化影。② LM（－），LADm 50% ～ 70% 弥漫性狭窄，血流缓慢，给予硝酸甘油 200 μg 冠状动脉内注射，前向血流 TIMI 3 级。③ LCX 开口于右冠，LCXp 60% ～ 70% 节段性狭窄，前向血流 TIMI3 级。④ PDAm 50% ～ 60% 节段性狭窄，PLAm 50% ～ 60% 局限性狭窄，前向血流 TIMI3 级（图 1-18）。

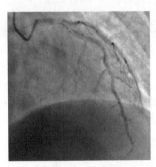
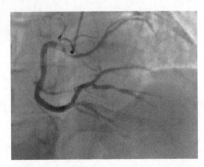

图 1-18　冠状动脉造影显示 LADm、PDA、PLA 及 LCXp 可见 50% ～ 70% 狭窄

诊断：①冠状动脉粥样硬化性心脏病，变异型心绞痛，心功能Ⅰ级（NYHA 分级）。②高血压Ⅱ级（很高危）。③血脂代谢异常。

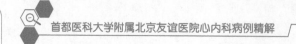

诊疗方案与经过：首先进行鉴别诊断，排除其他病因导致的 ST 段抬高：①急性 ST 段抬高性心肌梗死？ A. 有典型心绞痛病史，但程度不剧烈，持续时间短，硝酸甘油快速起效。B. 心电图有好转动态演变。C. 心肌酶学无增高，故基本排除 AMI。②心包、心肌炎？ A. 发病前无感冒、腹泻或其他病原体感染病史。B. 胸痛与呼吸、体位无关。C. 心电图的动态演变过程、超声心动图，不支持此诊断。

明确冠状动脉痉挛病因后，给予相应治疗：戒烟、戒酒，控制体重，低盐低脂饮食。并给予以下治疗：①抗血小板治疗：阿司匹林（100 mg，1 次 / 日）。②调脂稳定斑块：瑞舒伐他汀（10 mg，1 次 / 日，睡前服用）。③降压治疗：厄贝沙坦（150 mg，1 次 / 日）。④美托洛尔缓释片（47.5 mg，1 次 / 日）。⑤扩张冠状动脉，缓解冠状动脉痉挛治疗：地尔硫卓（30 mg，3 次 / 日）。单硝酸异山梨酯缓释片（60 mg，1 次 / 日）。

随访：患者出院后戒烟，规律服用上述冠心病二级预防药物，未再发作心绞痛症状，目前地尔硫卓（30 mg，3 次 / 日）已经换为地尔硫卓缓释片（90 mg，1 次 / 日），其他药物继续服用。

病例分析

变异型心绞痛是 1959 年 Prinzmetal 等[1]首先报告，普遍认为是由冠状动脉痉挛引起，伴或不伴冠状动脉固定性狭窄。胸痛常常发生于静息状态下或清晨，心电图特征性表现为短暂性 ST 段抬高。冠状动脉造影常常表现为无血流受阻性狭窄。

目前对于冠状动脉痉挛的病理生理机制尚未完全清楚[2-3]，可能涉及内皮功能障碍和血管平滑肌高反应性等，吸烟、一氧化氮合酶功能异常和基因多态性均可能与冠状动脉痉挛的发生相关。目前认为，自主神经张力的异常改变和冠状动脉内皮功能失调是发病机制的两个重要方面。大量吸烟可引起血管内皮损伤及冠状动脉血栓形成。

本例患者有长期大量吸烟史，每天 1 ～ 2 包，且有高血压、高脂血症及肥胖等心血管病的易患因素。患者 2 年前曾有频繁心绞痛发作史，胸痛发作时心电图记录到 ST 段一过性抬高，心肌酶不增高，冠状动脉造影术中可见 LAD 痉挛，给予硝酸甘油后解除痉挛，并显示无血流受阻性狭窄。3 个月前患者再次出现频繁心绞痛发作，胸痛发作时再次记录到 ST 段一过性抬高，心肌酶不增高，再次行冠状动脉造影显示 LAD 血流缓慢，给予硝酸甘油后可缓解，狭窄程度较前无明显变化。基于上述病程特征，考虑患者变异型心绞痛诊断。研究表明[4]：大量吸烟及应激条件下的体内儿茶酚胺增加，是冠状动脉痉挛的重要因素。香烟引起血管内皮细胞损伤的同时，引起血管舒张因子释放减少，导致血管痉挛[5]。研究报道，吸烟与冠状动脉内血栓形成相关。由于钙离子拮抗剂阻断 Ca^{2+} 内流，降低血管平滑肌内 Ca^{2+} 浓度，从而使冠状动脉扩张，因此被指南推荐为预防和治疗冠状动脉痉挛发作的首选药物（Ⅰ类）。本例患者第一次出院后给与美托洛尔缓释片 47.5 mg qd po，虽然 β- 受体阻滞剂虽可降低心肌耗氧量，但可导致 α- 受体兴奋，诱发冠状动脉痉挛，因此一般不主张在冠状动脉痉挛的患者应用 β- 受体阻滞剂，除非合并较严重的肌

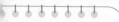 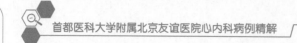
桥或固定性狭窄，因此此次住院停用了倍他乐克缓释片。随访3个月患者未再发生心绞痛。

此外，本例患者胸痛发作时心电图曾二次记录到 ST 段一过性抬高，先后出现在下壁导联和前壁导联。文献中冠状动脉痉挛多发生于一支血管痉挛，而且多发生于右冠状动脉。而本例患者有二支血管交替出现痉挛，说明多支冠状动脉血管内皮功能受损，与长期大量吸烟、饮酒等有密切关系。少见情况下，前壁和下壁同时出现 ST 段抬高，提示多支血管在同一时间出现痉挛，此时可能会发生严重的心律失常，如室性心动过速和心室颤动等，危及生命安全。

病例点评

（1）斑块破裂、阻塞血管并非 ST 段抬高的唯一原因。

（2）该患者大量吸烟，可能是导致冠状动脉痉挛的重要因素之一。至少在短期内，戒烟明确可减少心绞痛发作，必须向患者强调戒烟的重要性。

（3）冠状动脉痉挛治疗基础为钙离子拮抗剂、长效硝酸酯类及调脂治疗，同时调整危险因素，慎重应用 β - 受体阻滞剂。

（4）一般而言，坚持正规治疗，绝大多数患者预后良好。影响其预后的主要危险因素有冠状动脉明显狭窄、停用钙离子拮抗剂治疗及多支血管痉挛，冠状动脉无明显狭窄的痉挛患者预后相对较好。多支冠状动脉痉挛的患者即使无胸痛症状发作，考虑到无痛性冠状动脉痉挛可能诱发致死性心律失常，建议坚持服用钙离子拮抗剂。

参考文献:

1.　PRINZMETAL M，KENNAMER R，MERLISS R，et al. Anginapectoris. LAvariant form of angina pectoris：preliminary report. AmJ Med，1959，27：375-388.

2.　MASERI A，KASKI J C. Pathogenetic mechanisms of coronary artery spasm. J Am Coll Cardiol，1989，62：925-932.

3.　尚美生，赵靖华 . 变异型心绞痛研究进展 . 中国医药，2015，10（5）：748-750.

4.　盛惠琴，王日胜，高炜，等 . 急性心肌梗死患者冠状动脉造影正常的临床分析，中国介入心脏病学杂志，2001，9（3）：16-17.

5.　PURANIK R，CELERMAJER D S. Smoking and endothelial function. Prog Cardiovasc Dis，2003，45：443-458.

（张鹤萍）

病例 5　心绞痛 PCI 术后亚急性支架内血栓形成

病历摘要

患者男性，53岁。主因"间断胸闷、气短5年余，加重2周"于2015年6月25日入院。

患者5年余前开始于劳累后出现胸闷、气短，伴心悸、出汗、乏力，无左上肢、左肩背部、左颈部放射，无咯血、呼吸困难，无头晕、黑蒙、晕厥等不适，每次持续数分钟，休息后可缓解。就诊于当地医院，行心电图等检查后考虑为"冠心病"，予以阿司匹林、阿托伐他汀钙等冠心病二级预防药物治疗后症状缓解。2周前患者再次出现上述症状，伴心悸不适，自感心律不齐，发作较前频繁，持续时间延长，最长可达数小时，活动耐量下降，遂就诊于我院，门诊考虑"冠心病"，为进一步诊治收入院。

患者自发病以来，精神好，睡眠、食欲好，大小便正常，近期体重无明显变化。

既往史：既往高血压病史5年余，最高 170/100 mmHg，长期服用酒石酸美托洛尔片 25 mg bid、氯沙坦钾氢氯噻嗪片（50 mg/12.5 mg）1 片 qd、氨氯地平 5 mg qd，自诉血压控制可。糖尿病病史5年余，长期应用格列美脲 2 mg qd、二甲双胍 500 mg tid，自诉血糖控制不佳，未控制饮食。发现高脂血症5年，长期应用阿托伐他汀 20 mg qn，血脂水平不详。否认其他疾病史及手术、外伤史，否认食物、药物过敏史。

个人史、婚育史及家族史：无特殊，否认吸烟及饮酒史。

体格检查：体温 36.3 ℃，脉搏 66 次 / 分，呼吸 20 次 / 分，血压 120/80 mmHg，发育正常，营养中等，神志清楚，表情自然，自主体位，查体配合。未见颈静脉怒张及颈动脉异常搏动，气管居中，甲状腺不大，颈部血管未闻及杂音。两侧胸廓对称，呼吸运动对等，双肺呼吸音粗，双肺未闻及干湿性啰音。心前区无异常隆起及凹陷，心尖搏动可，心尖搏动位于胸骨左侧第五肋间锁骨中线内 0.5 cm，各瓣膜区未触及震颤，叩诊心界不大，心率 66 次 / 分，律齐，各瓣膜听诊区未闻及病理性杂音及额外心音，无心包摩擦音。腹稍膨隆，腹软，无明显压痛、反跳痛及肌紧张，肝脾未触及，Murphy's 征（－），双下肢无水肿，双足背动脉搏动可。

辅助检查：

1. 心电图（2015 年 6 月 25 日，我院）（图 1-19）：窦性心律，Ⅲ、aVF 导联 ST 段压低 0.05 mV。

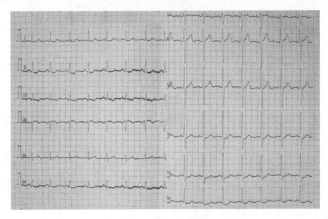

图 1-19　心电图

2. 血常规、DIC 初筛、肝肾功、电解质均正常。

3. 心肌损伤标志物：肌酸激酶同工酶（CK-MB）正常 1.17 ng/mL，肌钙蛋白 I（c-TNI）正常 0.001 ng/mL。

入院诊断：冠状动脉粥样硬化性心脏病、不稳定型心绞痛、心功能 II 级（NYHA 分级）、高血压病 3 级（极高危组）、2 型糖尿病、血脂异常。

诊治及病情演变经过：入院后给予低盐低脂糖尿病饮食，保持大便通畅，超声心动图提示心脏结构及功能大致正常，给予阿司匹林 100 mg qd、氯吡格雷 75 mg qd 抗血小板，阿托伐他汀 20 mg qn 调脂、稳定斑块治疗，氨氯地平 5 mg qd、氯沙坦钾氢氯噻嗪片（50 mmg/12.5 mg）降压、二甲双胍 500 mg tid、格列美脲 3 mg qd 降糖，酒石酸美托洛尔 25 mg bid 控制心率等药物治疗，入院次日（2015 年 6 月 26 日）行冠脉造影检查，结果显示：①冠脉供血呈右优势型，左右冠脉开口正常，左右冠脉走行区无钙化影。② LM（–），LADp-m 60% ～ 90% 弥漫性狭窄，LADd 50% ～ 60% 节段性狭窄，D1p-m 70% ～ 80% 弥漫性狭窄，前向血流 TIMI 3 级（图 1-20）。③ LCXp-d 60% ～ 70% 弥漫性狭窄，前向血流 TIMI 3 级。④ RCAp 50% 局限性狭窄，RCAm 50% ～ 90% 弥漫性狭窄，PDAp 60% ～ 70% 弥漫性狭窄，PLAd 90% ～ 95% 节段性狭窄，PLA 次级分支中段 70% ～ 85% 节段性狭窄，前向血流 TIMI 3 级。经讨论，决定对 LAD 病变进行干预，于 LADp-m 成功植入 2.75 mm×30.0 mm 及 3.0 mm×30.0 mm Resolute Integrity 支架各 1 枚（图 1-21）。

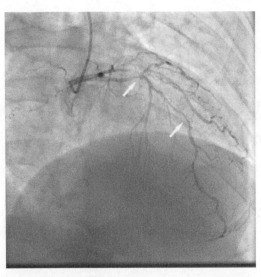

图 1-20　左冠右头位造影（箭头示 LADp-m 60% ～ 90% 弥漫性狭窄性狭窄）

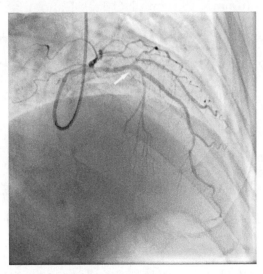

图 1-21　左冠右头位造影（箭头示 LADp-m 串联植入 2.75 mm×30 mm 及 3.0 mm× 30 mm Resolute Integrity 支架后管腔通畅）

术后继续按原冠心病二级预防治疗，同时给予低分子肝素抗凝治疗，予以单硝酸异山梨酯泵入扩冠等治疗。患者于术后第 4 天（2015 年 6 月 29 日）6：20 左右出现胸闷、胸痛，为心前区持续性绞痛，伴大汗、恶心、呕吐，行心电图提

笔记

示快速心房颤动，Ⅰ、aVL、V1～V3导联ST段弓背向上抬高0.1～0.3 mV（图1-22），考虑冠脉支架内亚急性血栓形成，即刻给予硝酸甘油0.5 mg舌下含服扩张冠脉、改善心肌供血，甲氧氯普胺10 mg肌注止吐，替罗非班500 μg/h静脉泵入抗血栓对症治疗，即刻完善血常规、P2+P3、TnT等检查，评估患者一般情况后于当日09：44行急诊冠状动脉造影，结果示LADo 100%闭塞（图1-23），前向血流TIMI 0级，余造影同前次。经讨论，决定干预LAD，采用6F ZEEK吸栓导管至LAD原支架内，抽出少量血栓，重复造影，残余狭窄60%～70%，前向血流TIMI 3级，冠脉内注射替罗非班1 mg，再送3.0 mm×15.0 mm NC Trek Balloon至LAD原支架内，以16-20 atm×5 s后扩张，重复造影，支架贴壁良好扩张充分（图1-24），前向血流TIMI 3级。遂结束手术，安返心脏监护室。术后即刻心电图提示窦性心律，V1～V6导联R波递增不良，Ⅱ、Ⅲ、aVF导联ST段略压低（图1-25）。返回监护室5 min后心电监护示波室速，心室率180次/分，患者诉心悸、胸闷，测BP 100/60 mmHg，脉氧饱和度80%，呼吸29次/分。立即给予胺碘酮注射液150 mg静脉推注，患者仍为室速，复测血压68/42 mmHg，患者意识模糊，双肺呼吸音粗，双肺未闻及明显干、湿性啰音，各瓣膜听诊区未闻及杂音及额外心音，未闻及心包摩擦音，四肢末梢凉。上调氧流量至

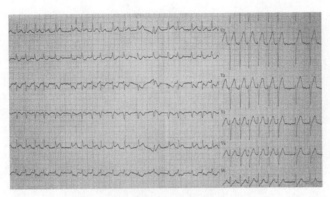

图 1-22 术后第 4 天胸痛发作时心电图

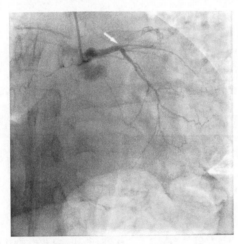

图 1-23 二次急诊造影左冠正足位（箭头示 LADo 100% 闭塞）

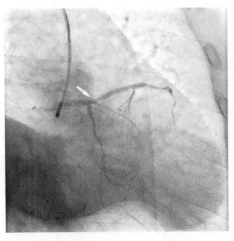

图 1-24 二次 PCI 术后左冠右足位造影（箭头示 LAD 血流恢复）

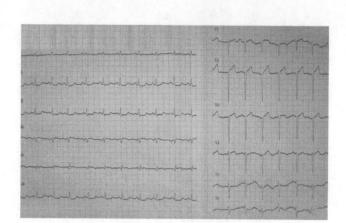

图 1-25　二次 PCI 术后心电图

10 L/min，患者仍为室速，血压测不出，立即给予胸外按压，150 J 非同步双向直流电除颤一次。心电监护示波恢复窦性心率，复测血压 95/56 mmHg，心电图示Ⅱ、Ⅲ、aVF、V5 ～ V6 导联 ST 段压低，T 波倒置，继续给予可达龙 5 mg/h 持续静脉泵入。患者意识转清，间断诉胸痛，继续给予替罗非班持续静脉泵入，停用氯吡格雷，改用替格瑞洛联合阿司匹林抗栓治疗，同时给予床旁置入主动脉内球囊反搏改善心功能，增加冠脉灌注。2015 年 7 月 1 日 3：30 患者心电监护仍示心房颤动，心室率波动于 120 ～ 170 次 / 分，呼吸 35 次 / 分，患者诉极度胸闷、憋气，烦躁面容，测 BP 112/60 mmHg，脉氧 86%，呼吸 36次 / 分，双肺呼吸音粗，可闻及大量湿啰音，心率 136 次 / 分，律不齐，心音弱，各瓣膜听诊区未闻及病理性杂音及心包摩擦音。考虑急性心肌梗死导致急性左心衰发作，即刻给予患者吗啡 10 mg ih，呋塞米 20 mg iv，患者突发抽搐，心电监护示室速，呼吸微弱，意识丧失，呼之不应，即刻给予胸外按压，并给予 200 J 非同步直流电除颤 1 次，患者转为交界性逸搏心律，心室率为 45 次 / 分，测血压 90/60 mmHg，呼吸 12 次 / 分，脉氧 65%，1 分钟后心电监护示室颤，立即给予 200 J 非同步电除颤一次后，恢复窦性心律后出现心房颤动，1 分钟后再次转为交界性逸搏心律，心室率慢，血压测不出，心音微弱，呼吸停止，持续胸外按压，后经积极气管插管及呼吸机辅助通气，并积极药物抢救，但患者对治疗反应差，最终宣布临床死亡。

转归及随访：患者死亡。

病例分析

冠脉支架内血栓形成是一种并不少见的 PCI 并发症，在金属裸支架（BMS）时代，其发病率约为 1.2%[1]。药物洗脱支架（DES）本身并没有进一步增加支架内血栓的发生率，但伴随着药物洗脱支架的产生和改进，复杂 PCI 手术量增加，导致支架内血栓发生率有所增加。按 PCI 术后发生血栓的时间分为急性（0 ~ 24 小时）、亚急性（1 天至 1 个月）、晚期（1 月至 1 年）、极晚期（1 年以上）支架内血栓形成。为了将支架临床试验中的定义标准化，2006 年由学术研究联盟（academic research consortium，ARC）提出了支架内血栓的统一定义，分为明确的、很可能的和可能的三类[2]：①明确的支架内血栓是指靶病变相关血管原因发生的心肌梗死或死亡或经过造影证实有冠状动脉被血栓闭塞。②很可能的支架内血栓是指 PCI 术后 1 个月以内死亡或心肌梗死，未经过造影证实的。③可能的支架内血栓是指 PCI 术后 30 天后发生的任何不明原因的死亡。早期支架内血栓形成常见于支架贴壁不良、支架扩张不全、支架过长（> 30 mm）、置入多个串联支架、支架膨

笔记

胀不全等。支架内血栓形成的危险因素包括合并糖尿病、肾功能衰竭、心功能不全、阿司匹林和（或）氯吡格雷抵抗、患有自身免疫病或恶性肿瘤导致血液高凝状态等。支架内血栓形成发病急，病情重，在大多数情况下都会导致急性 ST 段抬高型心肌梗死 [3-4]，死亡率高达 20%～40%[4]。尤以左主干（LM）或前降支（LAD）开口或近段的血栓形成最为凶险，如果处理不及时或者患者对治疗反应差，很容易造成心血管崩溃和不可挽回的后果。本例患者于 LAD 行 PCI 术后第 4 天出现突发持续性胸痛，心电图主要表现为胸前导联 ST 弓背向上抬高，首先应考虑亚急性支架内血栓，后经急诊造影证实。大多数注册研究中支架内血栓最通用的处理方法是首先使用血栓抽吸导管抽吸血栓，然后用球囊挤压残存血栓，充分扩张支架，30%～50% 的病例会再次植入支架 [3-5]。虽然本例患者亚急性支架内血栓的诊断和处理，包括介入治疗及药物、循环支持等都非常及时准确，但综合临床表现，该患者在持续应用包括静脉 GP Ⅱ b/ Ⅲ a 受体拮抗剂及阿司匹林、替格瑞洛三联抗栓治疗的情况下，仍然心肌缺血明显，反复发生恶性心律失常，提示其对抗栓药物不敏感，可能在二次手术后再次形成血栓，终于导致循环崩溃，最终死亡。

病例点评

　　支架内血栓形成是冠脉介入治疗常见并发症，发病急，病情重，死亡率高，需要及时正确的诊断和治疗，当然最关键的治疗仍然是急诊冠脉造影进一步明确诊断，同时用血栓抽吸

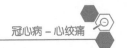
导管尽量吸出血栓，非顺应性球囊挤压残存血栓并充分后扩张支架，必要时可再次植入支架，相应的抗栓药物治疗也非常重要。最终预后还与患者自身对治疗反应有关，存在一定个体差异。

参考文献

1. KEREIAKES D J, CHOO J K, YOUNG J J, et al. Thrombosis and drug-eluting stents: A critical appraisal. Reviews in cardiovascular medicine, 2004, 5: 9-15.

2. CUTLIP D E, WINDECKER S, MEHRAN R, et al. Clinical end points in coronary stent trials: A case for standardized definitions. Circulation, 2007, 115: 2344-2351.

3. ARMSTRONG E J, FELDMAN D N, WANG T Y, et al. Clinical presentation, management, and outcomes of angiographically documented early, late, and very late stent thrombosis. JACC Cardiovasc Interv, 2012, 5: 131-140.

4. SCHULZ S, SCHUSTER T, MEHILLI J, et al. Stent thrombosis after drug-eluting stent implantation: incidence, timing, and relation to discontinuation of clopidogrel therapy over a 4-year period. Eur Heart J, 2009, 30: 2714-2721.

5. KIMURA T, MORIMOTO T, KOZUMA K, et al. Comparisons of baseline demographics, clinical presentation, and long-term outcome among patients with early, late, and very late stent thrombosis of sirolimus-eluting stents: Observations from the Registry of Stent Thrombosis for Review and Reevaluation (RESTART). Circulation, 2010, 122: 52-61.

（马国栋）

病例 6　反复胸痛谁是凶手，冠脉狭窄抑或冠脉痉挛？

病历摘要

患者男性，60 岁，主因"间断胸痛 2 年，加重 1 个月"于 2018 年 5 月 8 日入院。

患者 2 年前无明显诱因出现心前区疼痛，与活动无关，伴胸闷、大汗，每次持续 2 ～ 3 分钟后可自行缓解，无放射痛，无心悸及大汗，数十天发生 1 次，就诊于外院，行 CAG 检查提示 LM（−），LADm 50% ～ 70% 狭窄，血管痉挛，经冠脉内注射硝酸甘油 100 μg 后血管松解，LCX 细小，可见斑块，RCA 可见斑块，PDAm 狭窄 50%，诊断为"冠心病、不稳定型心绞痛"，出院后规律服用阿司匹林、琥珀酸美托洛尔缓释片、瑞舒伐他汀、单硝酸异山梨酯及曲美他嗪等药物治疗，上述症状偶有发作。1 个月前自觉上述症状发作较前频繁，为 2 ～ 3 天发生 1 次，未予诊治。1 天前夜间无诱因突发心前区疼痛，伴胸闷、大汗，含服硝酸甘油 10 余分钟缓解。就诊于我院急诊，上述症状再次无诱因发作，心电图检查提示 Ⅱ、Ⅲ、aVF 导联 ST 段一过性抬高 0.20 ～ 0.25 mV（图 1-26A），给予硝酸甘油含服 10 分钟左右症状缓解，复查心电图恢复正常（图 1-26B、图 1-26C），化验心肌酶阴性，为进一步诊治收入我科。既往高血压病史 10 余年，血压最高达 160/90 mmHg，规律服用厄贝沙坦 150 mg，qd 降压治疗，血压波动于（120 ～ 130）/（70 ～ 80）mmHg；血脂代谢异常病史多年，规律服用瑞舒伐他汀 10 mg，qn 调脂治疗；无糖尿病病史。吸烟史 40 余年，10 支 / 日，饮酒史 40 余年，白酒 2 ～ 3 两 / 日。

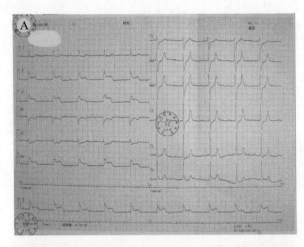

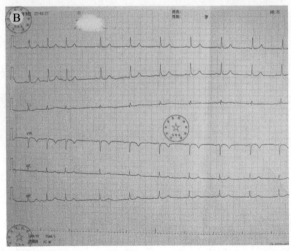

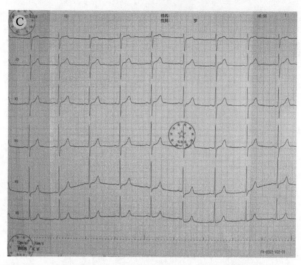

注：A：胸痛发作时心电图；B：胸痛缓解时，肢体导联抬高的心电图恢复正常；C：胸痛缓解时，胸前导联心电图。

图 1-26　心电图

体格检查：血压 140/80 mmHg，BMI 24.2 kg/m²，腹围 80 cm，eGFR 96.6 mL/（min · 1.73 m²），双侧颈动脉未闻及血管杂音。双肺呼吸音清，未闻及干湿啰音。心界不大，心率 66 次 / 分，律齐，心音正常，各瓣膜听诊区未闻及杂音及心包摩擦音。腹软，无压痛，肝脾不大。双侧股动脉未闻及血管杂音，双下肢无水肿，双侧足背动脉搏动正常。

辅助检查：血常规、肝功能、肾功能均正常，HbA1 c、DIC 及甲状腺系列均阴性。CHOL 3.81mmol/L，TG 5.97 mmol/L，HDL-C 0.94 mmol/L，LDL-C 1.98 mmol 超声心动图检查示各房室内径正常，LVEF 正常，室壁运动协调。多次化验 CK、CK-MB、TNI 及 TNT 均正常。

入院诊断：①冠状动脉粥样硬化性心脏病。②变异性心绞痛。③三支血管病变（累及 LAD、LCX、RCA），心功能

Ⅰ级（NYHA分级）。④高血压病2级（很高危组）。⑤血脂代谢异常。

诊疗方案与经过：入院后为进一步明确冠脉情况，复查冠状动脉造影结果示：LM（-），LADm 50%～70%节段性狭窄，血流缓慢，给予硝酸甘油200 ug冠脉内注射，前向血流TIMI3级，LCX开口于RCA，LCXp 60%～70%节段性狭窄，前向血流TIMI 3级，PDAm 50%～60%节段性狭窄，PLAm 50%～60%节段性狭窄，前向血流TIMI 3级（图1-27）。对比2年前冠脉造影结果，无明显变化，考虑胸痛原因应以冠脉痉挛为主，未予干预。

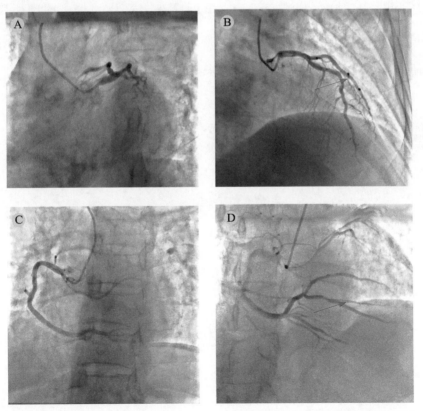

注：A显示LM（-）；B显示LAD病变；C显示LCX病变；D显示RCA病变。

图1-27　冠状动脉造影

冠脉造影第二天凌晨睡眠中再次发作心前区疼痛，伴胸闷、大汗，心电图检查示 I、AVL、V2～V6 导联 ST 段抬高 0.05～0.20 mV（图 1-28A），急给予硝酸甘油 0.5 mg 含服，10 余分钟症状缓解，复查心电图恢复正常（图 1-28B）。结合患者症状、心电图变化及冠脉造影结果，仍考虑为冠脉痉挛引起的胸痛症状及心电图变化，故而进一步强化药物治疗，拜阿司匹林 100 mg qd；瑞舒伐他汀 10 mg qn；单硝酸异山梨酯缓释片 60 mg qn；曲美他嗪 20 mg tid；非诺贝特 200 mg qd；地尔硫卓片由 30 mg q8h 调整为 30 mg qid，加用尼可地尔 5 mg，tid，并停用厄贝沙坦 150 mg，换用氨氯地平 5 mg qd 降压同时加强抗血管痉挛治疗。同时嘱患者严格戒烟、戒酒、规律服药。调整药后，患者再无胸痛症状发作，带药出院。出院随访半年，正常生活状态下，未再出现胸闷、胸痛症状。

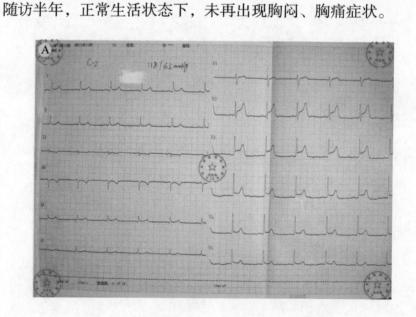

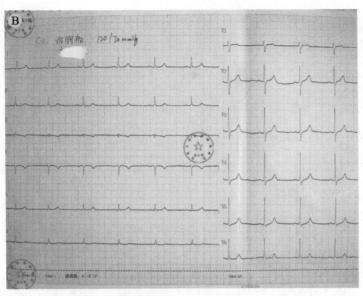

注：A：胸痛发作时心电图；B：胸痛缓解时心电图恢复正常。

图 1-28　心电图

病例分析

该患者为中老年男性，具有高血压、血脂代谢异常、吸烟、饮酒史等危险因素，出现心肌缺血的临床表现，胸痛症状发作时心电图检查发现相关导联的 ST 段一过性抬高，应用硝酸甘油含服后 10 余分钟抬高的 ST 段可恢复正常，两次冠脉造影检查未发现有需要介入干预的病变，故而考虑冠脉痉挛引起的胸痛症状发作。

冠状动脉痉挛（coronary artery spasm，CAS）是一种病理生理状态，因发生痉挛的部位、严重程度以及有无侧支循环等差异而表现为不同的临床类型，包括 CAS 引起的典型变异型心绞痛、非典型 CAS 性心绞痛、急性心肌梗死、猝死、各类心律失常、心力衰竭和无症状性心肌缺血等，统称为冠状动脉痉挛综合征（coronary artery spasm syndrome，CASS）。CAS的发病率很高，研究发现 [1-2]，在经冠脉造影检查无明显血管病变的心绞痛患者中，日本及高加索人发病率分别为 43.3% 及 33.4%。国内报道在静息性胸痛且冠状动脉造影狭窄 < 50% 的小样本人群中行乙酰胆碱激发试验，阳性率为 75% [3]，提示我国可能是 CASS 的高发地区。

CASS 的病因和发病机制尚未明确 [4]。目前仅阐明了相关的危险因素，其中肯定的危险因素包括吸烟和血脂代谢紊乱，可分别使 CASS 风险增加 3.2 倍和 1.3 倍，使用含可卡因的毒品、酗酒亦是诱发 CASS 的重要危险因素，冠状动脉粥样硬化和心肌桥等则是 CASS 的易患因素，但冠状动脉粥样硬化相关的其他危险因素，如高血压、糖尿病，则在多数临床研究中未发现与 CASS 存在相关性。

CAS 的发生机制主要包括 [5]：①自主神经功能障碍：CAS的发生具有昼夜节律性，且 CAS 患者多倾向于休息、深夜至黎明的时间段发病，由此推测自主神经功能障碍可能与 CAS有关。②平滑肌细胞收缩的高反应性：血管平滑肌细胞对血管收缩物质的敏感性增高是冠状动脉痉挛发生的重要因素。③血管内皮细胞的结构或功能异常。

CAS 易发生于已存在粥样硬化的冠状动脉，偶发生于表面"正常"的冠状动脉，它的任何一个分支或多个分支均可受累。研究表明 [6]，CAS 患者以男性居多且长期吸烟，合并较严重冠状动脉粥样硬化性狭窄者则大多患有高血压或（和）糖尿病等合并疾患。冠脉造影对 CAS 有确定诊断的价值，造影检

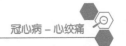

查在发现 CAS 的同时，亦能发现血管内存在的各种不同程度的狭窄，而这种狭窄大都是由于冠状动脉粥样硬化后形成硬化斑块所致，其中很大一部分为不稳定型斑块，如半月形或偏心性病变斑块最易诱发 CAS。

对于诊断明确的 CASS，均应坚持长期治疗[4]。首先要控制危险因素，去除诱发因素。其中吸烟是我国 CASS 最重要的危险因素，应强化戒烟指导，并防止被动吸烟。其次是药物治疗，包括：① CCB：CCB 是疗效最肯定且应用最广泛的防治 CASS 的药物。②硝酸酯类药物：其预防 CASS 复发的疗效不如 CCB，常用于不能使用 CCB 时的替代或当 CCB 疗效不佳时与之联合。③钾通道开放剂：尼可地尔可增加冠状动脉血流量。④他汀类药物：可以显著降低 CASS 的发作频率并改善血管内皮功能。⑤抗血小板治疗：CASS 患者均应接受抗血小板治疗。⑥β受体阻滞剂：对于合并有冠状动脉器质性狭窄或严重心肌桥，且临床主要表现为劳力性心绞痛的患者，若 CCB 和硝酸酯类疗效不佳时可以慎重联合使用高选择性β受体阻滞剂。对于冠状动脉无显著狭窄的 CASS 患者禁忌单独使用。另外治疗包括非药物治疗：①经皮冠状动脉介入治疗：CASS 患者原则上不主张介入治疗，有报告显示，中重度冠状动脉狭窄基础上合并 CAS 者可能从介入治疗中获益。②埋藏式自动除颤起搏器：对于因 CAS 诱发的持续性室性心动过速或心室颤动等所导致的心脏骤停存活患者中，在规范药物治疗下仍反复发作者，可考虑安装埋藏式自动除颤起搏器。本例患者入院后停用了β受体阻滞剂，换用了 CCB，并将降压药物换用了氨氯地平，同时应用硝酸酯类、钾通道开放剂、抗血小板药物及他汀类药物，同时嘱患者严格戒烟戒酒，未再发作心肌缺血症状。

病例点评

此患者病史较长，曾考虑冠脉痉挛，但未明确诊断，故用药不规范。本病例诊断的疑难理由及亮点：①冠脉痉挛病例虽然临床常见，但合并冠脉粥样硬化狭窄时，可能误诊，忽略痉挛为主要病因。②确诊时间长，未规范用药，导致症状间断发作。

参考文献

1. SUEDA S, KOHNO H, FUKUDA H, et al. Frequency of provoked coronary spasms in patients undergoing coronary arteriography using a spasm provocation test via intracoronary administration of ergonovine. Angiology, 2004, 55（4）: 403-411.

2. ONG P, ATHANASIADIS A, BORGULYA G, et al. Clinical usefulness, angiographic characteristics, and safety evaluation of intracoronary acetylcholine provocation testing among 921 consecutive white patients with unobstructed coronary arteries. Circulation, 2014, 129（4）: 1723-30.

3. 向定成，洪长江，龚志华，等. 冠状动脉痉挛的血管造影及血管内超声特点. 中华超声影像学杂志，2005，15：5-8.

4. 向定成，曾定尹，霍勇. 冠状动脉痉挛综合征诊断与治疗中国专家共识. 中国介入心脏病学杂志，2015，23（4）：181-186.

5. 关添允，刘斌. 冠状动脉痉挛的研究进展. 中国老年学杂志，2018，38：3581-3583.

6. 吴鹏，李平，缪绯，等. 冠状动脉痉挛合并粥样硬化性狭窄患者的临床特点分析及诊治策略. 岭南心血管病杂志. 2017，23（5）：537-541.

（高红丽）

冠心病－心肌梗死

病例 7 急性心肌梗死患者应用抗生素致凝血功能障碍

📋 病历摘要

患者女性，77 岁，因"间断剑突下压榨性疼痛 1 年，加重 15 小时"入院。患者 1 年前无诱因间断出现剑突下压榨性疼痛，伴胸闷，心悸，无出汗、放射痛，休息数分钟可自行缓解。上述症状间断发作，无规律，休息时多见，服用阿司匹林抗血小板，硝苯地平控释片控制血压治疗，症状无明显改善。15 小时前患者劳累后上述症状再发，伴胸闷、心悸、恶心、呕吐，程度较重，持续不缓解，就诊于我院急诊，心电图

笔记

示：心房颤动，完全性左束支传导阻滞，I、aVL、V5、V6、V7～V9 导联抬高 0.05～0.40 mV，心肌酶显著升高，考虑诊断"急性侧壁、后壁心肌梗死"，收入 CCU。

既往史：高血压 15 年余，血压最高 200/100 mmHg，口服硝苯地平控释片 30 mg qd，血压控制在 120/70 mmHg。阵发性心房颤动病史 5 年。否认糖尿病、吸烟、饮酒史。

体格检查：T 36.1℃，R 22 次 / 分，P 120 次 / 分，BP 108/80 mmHg。神清，精神可，无颈静脉怒张及颈动脉异常搏动，双肺呼吸音粗，双肺满布湿啰音。心界稍向左扩大，心率 132 次 / 分，P2=A2，律不齐，第一心音强弱不等，各瓣膜听诊区未闻及病理性杂音及心包摩擦音。腹软，肝脾肋下未触及。双下肢对称性可凹性水肿。

辅助检查

1. 实验室检查：白细胞 11.4×10⁹/L，血红蛋白 147 g/L，血小板 229×10⁹/L；生化 C21：谷丙转氨酶 57 U/L，谷草转氨酶 555 U/L，白蛋白 33.1 g/L，肌酐 124.2 μmol/L，葡萄糖 6.53 mmol/L，总胆固醇 4.73 mmol/L，低密度脂蛋白胆固醇 2.5 mmol/L，甘油三酯 0.77 mmol/L，超敏 C- 反应蛋白 10.53 mg/L；D– 二聚体 0.8 mg/L；cTnI 13.608 ng/mL，CK 1195 U/L，CK-MB 107.5 ng/mL，NT-proBNP 3620 pg/mL。

2. 入院心电图：快速房颤，室内传导阻滞，广泛导联 ST 段与 T 波异常（图 2-1）。

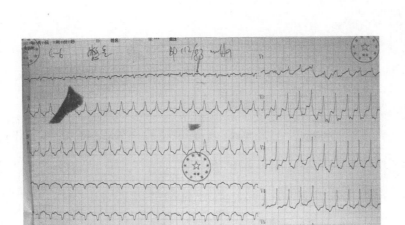

图 2-1　患者入院时心电图

3. 影像学检查：入院床旁胸片：①双肺散在斑片影，肺水肿可能，炎症不除外。②左肺门旁结节。③影增大（图 2-2）。

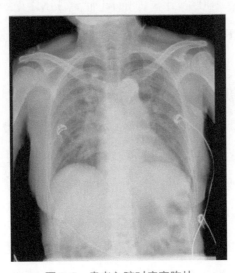

图 2-2　患者入院时床旁胸片

4. 超声心电图检查：左心房前后径（LA）4.9 cm，左心室舒张末内径（LVEDD）5.1 cm，左室射血分数（LVEF）53%，室壁不厚，左室下壁、后壁、侧壁室壁运动减弱，左房增大，左室射血分数减低，节段性室壁运动异常。

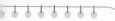

诊断：①冠状动脉粥样硬化性心脏病，急性侧壁、后壁心肌梗死，心功能Ⅲ级（killip分级），心律失常、快速心房颤动。②高血压3级（很高危）。③肺部感染。

诊疗方案与经过：患者入院时急性发病已超过12小时，且心电图ST段较前明显回落，症状有所缓解，故未行直接PCI治疗。给予阿司匹林、盐酸氯吡格雷抗血小板聚集，低分子肝素抗凝，他汀调脂稳定斑块，ACE-I控制血压、改善心室重塑，酒石酸美托洛尔控制心室率治疗。

入院后数小时后患者突发急性左心衰，考虑与心肌缺血有关。控制心衰症状，行急诊冠脉造影检查。结果提示：三支血管病变，累计LAD、LCX、RCA，LADp-m 70%～90%弥漫性狭窄，LCXp 100%闭塞，前向血流TIMI 0级，RCAm 60%弥漫性狭窄，RCAd 95%局限狭窄，于LAD、LCX各置入支架1枚，RCA病变择期干预。

患者术后出现心源性休克、血压明显下降，给予主动脉内气囊反搏（intra-aortic balloon pump，IABP）辅助治疗，间断多巴胺升压治疗，西地兰强心、控制心室率，白蛋白提高胶体渗透压，利尿改善心功能治疗。IABP应用10天后拔除，患者胸痛、喘憋症状明显缓解。

患者入院后咳嗽、咳白黏痰，无发热，复查血象明显升高，胸片示肺部感染，痰培养结果为溶血葡萄球菌，复查血气分析提示Ⅰ型呼吸衰竭，给予无创呼吸机辅助通气，请呼吸科、感染科会诊，先后给予头孢唑肟钠（第2天），头孢哌酮钠舒巴坦钠（第3～第10天），头孢呋辛钠（第11～第18天）抗感染治疗，同时应用平喘祛痰治疗。治疗后患者咳嗽、咳痰、喘憋症状明显缓解，复查血气分析、血常规基本恢复正常。

患者入院时凝血功能正常，无明显出血倾向，第5天起逐渐出现皮肤瘀斑、血尿及股动脉穿刺处渗血，当时仍保持阿司匹林及盐酸氯吡格雷双联抗血小板聚集治疗，复查 DIC 提示凝血功能障碍，血小板有逐渐下降趋势，分析可能为心力衰竭合并肺部感染所致凝血功能障碍，连续给予新鲜冰冻血浆输注6天，但凝血功能无明显改善。

第11天 DIC 报告危急值：PT 42.4，PTA 12.9 s，INR 3.75，急请感染科及血液科会诊。结合当前症状、体征、辅助检查，患者凝血功能障碍不考虑为重症感染所致，可能与头孢哌酮钠舒巴坦钠所致的维生素 K 缺乏导致的凝血因子生成障碍有关。停用头孢哌酮钠舒巴坦钠，抗生素调整为头孢呋辛钠，同时给予维生素 K_1 10 mg bid im 治疗。

经上述处理，患者凝血功能及出血倾向明显改善，第15天复查 DIC 基本正常，停用维生素 K_1。下图为凝血酶原时间及 INR 变化趋势图（图 2-3、图 2-4）。

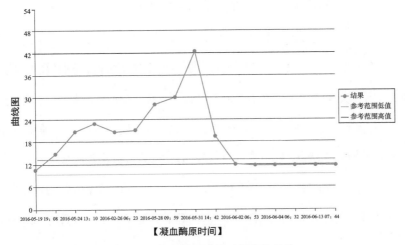

图 2-3　患者凝血酶原时间变化趋势

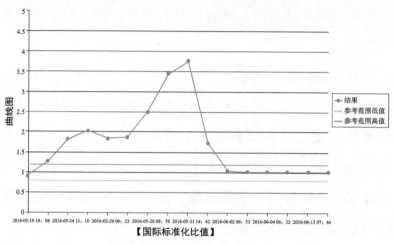

图 2-4　患者 INR 变化趋势

病例分析

本例患者为老年女性，此次因急性 ST 段抬高型心肌梗死入院，入院时凝血指标正常，在双联抗血小板治疗的基础上，合并心源性休克、心力衰竭、肺部感染，治疗过程中出现凝血功能障碍，首先考虑可能合并弥散性血管内凝血功能障碍（diffuse intravascular coagulation，DIC）。但患者出现凝血功能障碍时，心力衰竭及肺部感染均在逐渐好转阶段，且多次给予新鲜冰冻血浆，患者凝血功能仍逐渐恶化，且临床出现出血倾向，故基本排除 DIC 可能。回顾患者既往无血液系统疾病相关病史，出现凝血障碍前曾静脉点滴头孢哌酮钠舒巴坦钠 4 天，在停用该药物及给予维生素 K_1 后凝血恢复正常，故考虑其凝血功能严重异常与应用头孢哌酮钠舒巴坦钠药物有关。

头孢哌酮钠舒巴坦钠是临床应用较多的第三代头孢类广谱抗生素，其经肝脏代谢，由胆道及肾脏双通路排泄，其中约

84% 的舒巴坦和 25% 的头孢哌酮经肾脏排泄，其余的头孢哌酮大部分经胆汁排泄。头孢哌酮钠舒巴坦钠的主要不良反应有消化道反应、皮肤过敏反应、一过性肝功能异常等，而引起严重凝血障碍的少有报道。

查询相关的文献资料寻找头孢哌酮钠舒巴坦钠导致凝血功能障碍和出血并发症的机制有如下可能：①化学诱导引起维生素 K 依赖性凝血过程阻断所致的出血。维生素 K 是肝细胞微粒体羧化酶必需的辅助因子，参与凝血酶原前体中谷氨酸的 γ 羧化反应。维生素 K_1 是人类维生素 K 的主要来源，由饮食摄入，而维生素 K_2 需在结肠腔微粒体中合成。因此当饮食摄入的维生素 K 缺乏时，这种内源性维生素 K_2 就成为维生素 K 的重要来源。β 内酰胺类抗生素可以诱导结肠内大肠杆菌和拟杆菌属细菌的降解，使体内合成维生素 K_2 减少，进而使凝血酶原的合成减少和依赖维生素 K 的凝血因子 Ⅱ、Ⅶ、Ⅸ、Ⅹ 等的水平降低，引起凝血功能异常而导致出血。②含有 N- 甲基硫化四氮唑侧链的头孢类如头孢美唑、头孢哌酮、头孢曲松等在人体内代谢会消耗维生素 K，引起凝血酶原及凝血因子 Ⅱ、Ⅶ、Ⅸ、Ⅹ 的减少。其作用机制主要是 N- 甲基硫化四氮唑侧链结构与谷氨酸相似，可以抑制维生素 K 依赖性羧基化反应，使肝脏中的还原型谷胱甘肽发生改变，导致与剂量相关的氧化型谷胱甘肽的增加，进而抑制微粒体酶等一系列反应，使维生素 K 减少。在这些头孢类抗生素中，头孢哌酮引起出血较多见，主要是因为肠道大肠杆菌对头孢哌酮极为敏感，浓度 ≤ 0.25 mg/L 的头孢哌酮可抑制近 80% 的大肠杆菌，大肠杆菌的抑制引起维生素 K 的合成显著减少。③诱导血小板功能障碍。头孢类引起出血的另一个重要原因是诱导血小板功能障碍，使血小板的聚集及黏附功能受损和由于药物对骨髓的毒性损害及免疫性血小板破坏过多而致血小板数量减少而发生出血。

β内酰胺类抗生素所致凝血功能的影响与患者本身的状况有关，老年人、营养不良、伴有肝肾功能障碍时凝血障碍发生率大为增加。β内酰胺类抗生素引起凝血功能异常还与剂量和疗程有关。值得注意的是，对于诸如中度或者重度感染等感染性疾病，自身消化道功能都在一定程度上受到影响，因此同时也要重视饮食护理，遵循少吃多餐的原则，促进和维持肠道功能恢复症状。临床医师要对该抗生素所致的凝血功能异常或出血充分地重视，了解患者抗血小板药物和抗凝药物的用药史，并在用药前后及疗程中监测患者的凝血功能，如：血小板计数、凝血酶原时间（PT）、部分凝血活酶时间、纤维蛋白原含量、血小板凝集抑制试验等。发现异常时立即停药或补充维生素K，及时采取相应的措施，则β内酰胺类抗生素所致的凝血功能异常或出血是完全可以防治的。

📋 病例点评

抗生素的使用一直是临床治疗过程中监控的重点，由于在心力衰竭患者中感染是最常见的诱发因素，合理使用抗生素是必不可少的治疗手段。抗生素能够产生诸多的不良反应，如过敏、消化道症状等，但就此患者中出现凝血功能障碍还是比较少见，值得我们关注和重视。

该患者发生凝血功能障碍和出血的原因正如上述分析中所述，需要逐一排查才能理清：首先，心肌梗死诊断明确，规范的治疗当中包括双联抗血小板以及短时的抗凝治疗，这些治疗对血小板和凝血因子都会产生影响（如肝素诱导血小板减少症）。其次，严重的感染、心源性休克也会导致弥散性血管内凝血功能障碍（DIC）。最后，在停用头孢哌酮钠舒巴坦钠，辅以维生素 K 治疗后，患者恢复正常的凝血功能。

抗生素通过多种机制使凝血酶原的合成减少、干扰维生素 K 的合成与代谢，从而使依赖维生素 K 的凝血因子的水平降低，并诱导血小板功能障碍，导致严重凝血功能障碍。老年人、进食差、营养不良、伴有肝肾功能障碍时凝血功能障碍发生率又可大为增加。只要在临床治疗中充分了解此状况，果断立即停药或补充维生素 K，必要时补充凝血因子，就能够有效地防治其发生与发展。

参考文献

1. SUN H Y，CHEN Y C，WANG Y W，et al. A prospective study of antimicrobial-related adverse drug reactions in hospitalized patients. J Microbiol Immunol Infect，2008，41（2）：151-159.

2. 刘可欣，陈文颖，劳海燕. 头孢哌酮舒巴坦钠致老年患者凝血功能异常. 药物不良反应杂志，2016，18（5）：377-378.

3. 朱爱华，时晶，倪敬年. 头孢哌酮钠 / 舒巴坦钠致凝血功能异常. 药物不良反应杂志，2011，13（6）：373-374.

（邱惠）

病例 8　以心室电风暴为首发表现的非 ST 段抬高型心肌梗死

 病历摘要

　　患者，男性，65 岁，主因"阵发胸闷 17 年，发作性意识丧失 2 天"于 2018 年 2 月 26 日急诊入院。患者 2001 年 2 月劳累后出现胸闷，持续休息 6 ～ 7 分钟后可缓解，于我院诊断为不稳定型心绞痛，行冠脉造影检查示：双支血管病变（累及 LAD、LCX），LAD 近段 70% ～ 80% 节段狭窄，置入支架一枚，LCX 中远段 60% 节段性狭窄，未干预，术后胸闷症状好转。术后 4 个月发作"急性前间壁心梗"，行急诊冠脉造影检查示：LAD 原支架 100% 闭塞，给予球囊扩张治疗后血流恢复至 TIMI-3 级，术后规律冠心病二级预防治疗。2012 年因再发胸闷入院，复查冠脉造影提示：三支血管病变（累及 LAD、LCX、RCA），LADp 原支架近段 40% ～ 50% 再狭窄，LCXp、D1d 70% ～ 90% 狭窄，于 LCX、D1 各置入支架一枚，术后继续二级预防用药，未再发作明显胸闷等不适。此次于 2 天前午睡时突发意识丧失、呼之不应，伴大汗及上肢抽搐，无大小便失禁，持续约 10 分钟后自行缓解，未就医。1 天前午睡时上述症状再发，持续 2 ～ 3 分钟后好转，伴胸痛、心悸及乏力，来我院急诊，心电图提示：窦性心律，心率 71 次 / 分，未见 ST-T 改变，化验 TnI 0.036 ng/mL，略增高；患者于急诊留观期间心电监护发现室速 5 次，室速时感胸痛及心悸，给予

 笔记

利多卡因、胺碘酮静脉注射均无法控制，200 J 同步电复律可转复，为进一步诊治收入我科。

既往史：高血压病史 20 余年，血压最高 190/140 mmHg，不规律服药，未监测血压；2 型糖尿病病史 5 年余，现服用阿卡波糖治疗，血糖控制不佳；血脂代谢异常病史 20 余年，间断服用辛伐他汀降脂；半年前因服用阿司匹林出现鼻出血而自行停用。吸烟 50 余年，平均每天 15 ～ 20 支，未戒烟；否认饮酒史。父母生前均有有高血压、糖尿病病史。

体格检查：体温 36℃，脉搏 70 次 / 分，呼吸 16 次 / 分，血压：左上肢 155/72 mmHg，右上肢 145/65 mmHg，BMI 22 kg/m^2，腹围 86 cm。神清，精神弱，听诊双肺呼吸音粗，未闻及干湿啰音，无胸膜摩擦音。心前区无异常隆起及凹陷，心尖搏动位于胸骨左侧第五肋间锁骨中线内 0.5 cm，各瓣膜区未触及震颤，叩诊心界不大，听诊心率 70 次 / 分，律齐，P2=A2，第一心音正常，各瓣膜听诊区未闻及病理性杂音及额外心音，无心包摩擦音。全腹软，无压痛、反跳痛，肝脾肋下未触及，肠鸣音 4 次 / 分。双下肢不肿。

辅助检查：

1. 实验室检查：谷丙转氨酶 38 U/L，谷草转氨酶 32 U/L，白蛋白 35.5 g/L，肌酐 78.7 μmol/L，尿素氮 2.79 mmol/L，钾 3.74 mmol/L，镁 1.07 mmol/L，低密度脂蛋白胆固醇 1.95 mmol/L，糖化血红蛋白 7.7%，D- 二聚体 0.7 mg/L，肌酸激酶 12 U/L，肌酸激酶同工酶 2.3 ng/mL，肌钙蛋白 I 0.638 ng/mL，肌钙蛋白 T 0.926 ng/mL，NT-proBNP 2142 pg/mL；血气分析：PO$_2$

78.1 mmHg，PCO2 41.8 mmHg，pH 7.394。

2. 心电图（未发作时）：窦性心律，未见明显 ST-T 改变，QT 间期 =440 ms，QTc=463。

3. 监护心电图（发作时）：室性心动过速（图 2-5）。

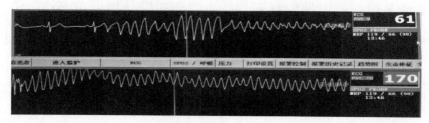

图 2-5　入院后反复发作室速（心电监护所见）

4. 超声心动图：左心房前后径 3.5 cm，左室舒张末期内径 5.5 cm，左室射血分数 50%，左室前壁、前室间隔运动减弱。

5. 胸部增强 CT：双肺炎症不除外，肺气肿，双侧少量胸腔积液。

6. 头颅平扫 CT：未见明显异常。

诊断：①冠状动脉粥样硬化性心脏病。②急性非 ST 段抬高型心肌梗死。③陈旧性前间壁心肌梗死。④心律失常、持续性室性心动过速。⑤三支血管病变（累及 LAD、LCX、RCA）、LAD 及 LCX-PCI 术后。⑥高血压 3 级（很高危）。⑦2 型糖尿病。⑧血脂代谢异常。

诊疗方案与经过：患者收入 CCU 严密监护，给予静脉输注氯化钾及硫酸镁维持电解质稳定。持续静脉泵入胺碘酮、艾司洛尔的情况下仍发作持续性室性心动过速达 3 次，均通过电复律恢复窦性心律。随后给予患者持续静脉泵入尼非卡兰维持窦性心律。

虽然患者此次发病无明显胸闷、胸痛等心肌缺血表现，心电图未见 ST-T 动态变化，但结合患者既往冠心病病史，仍首先考虑其反复发作室性心动过速与心肌缺血相关可能性最大，遂于入院第二天行冠状动脉造影检查。造影示 LADo 80%～90% 局限性狭窄，LADp 于高位对角支发出后次全闭塞，前向血流 TIMI 1 级（图 2-6）。

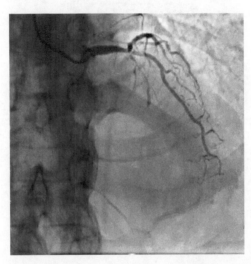

图 2-6　造影提示 LADp 次全闭塞，前向血流 TIMI 1 级

高位 D1o 50%～60% 局限性狭窄，D1d 原支架通畅，LCXd 原支架通畅，前向血流 TIMI 3 级；RCA 可见多处轻中度狭窄，前向血流 TIMI 3 级，并可见 RCA 向 LAD 发出 2 级侧支显影。术中成功开通 LAD 病变并植入支架两枚（图 2-7）。

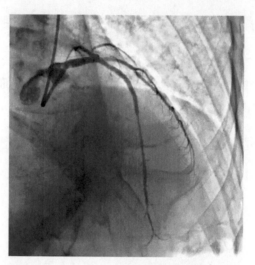

图 2-7　LAD 植入支架两枚后恢复血流通畅

术后给予阿司匹林、氯吡格雷双联抗血小板等冠心病二级预防治疗。术后患者未再发作室性心动过速，生命体征平稳，于术后第四天出院。

出院后患者恢复良好，未再出现意识丧失，一般活动均可耐受，定期门诊复查。

病例分析

近年来，随着埋藏式心律转复除颤器（implantable cardioverter defibrillator，ICD）的广泛应用，心室电风暴的定义已经做了更新[1]：24 小时内发作 3 次或 3 次以上明确的室性心动过速或心室颤动，需要抗心动过速起搏或电击治疗的临床症候群。该病起病急骤、死亡率高、预后差，是心源性猝死的重要机制之一。心室电风暴常发生于以下几种情况：①器质性心脏病如急性冠脉综合征、心肌炎、心肌病，其中急性冠脉综合征最为常见。②非器质性心脏病如长 QT 综合征、Brugada 综合征、特发性室性心动过速，与离子通道病变有关。③非心源性疾病如急性出血性脑卒中、急性呼吸衰竭、急性肾衰竭、急性胰腺炎，通过低氧血症、急性应激状态引起自主神经功能紊乱、电解质失衡等诱发心室电风暴。④精神心理性疾病。⑤ICD 植入术后。

在心室电风暴发作期，尽快进行电除颤和电复律是恢复血流动力学稳定的首要措施，尤其对于室颤、多形性室速等患者更为重要。但是，过度频繁地实施电除颤易导致心肌损伤、心肌细胞凋亡，出现进行性心功能衰竭，加重心律失常的发作。因此，在治疗心室电风暴的过程中，不能完全依赖电复律，必须将电复律与药物治疗结合起来。在心律转复后，必须进行合理的心肺脑复苏治疗，以保证重要脏器的血供。及时静脉应用有效的抗心律失常药物，可以控制心室电风暴的发作和减少心室电风暴的复发。首选药物为 β 受体阻滞剂（常选用美托洛尔），2006 年《室性心律失常的诊疗和 SCD 预防指南》（ACC/AHA/ESC）指出[2]，静脉注射 β 受体阻滞剂为治疗心室电风暴的唯一有效方法。次选为胺碘酮，必要时 β 受体阻滞剂和胺碘酮二者可联合应用。该患者在静脉泵入胺碘酮、艾司洛尔的情况下仍反复发作室速，遂应用了 III 类抗心律失常药物、钾离子通道阻滞剂盐酸尼非卡兰，该药相较于胺碘酮，对心肌细胞除极和传导速度几乎没有影响，不存在负性变力作用，一般不会引起低血压和心动过缓，起效快、复律时间更短、成功率更高，因此更适合器质性心脏病同时伴有血流动力学不稳定的患者。该患者在应用尼非卡兰后未再发生室速，为其尽快行冠脉介入治疗提供了先决条件。

针对病因和诱因治疗是处理心室电风暴的根本所在，尤其对于缺血性电风暴需尽快进行血运重建，同时改善心功能、维持内环境稳定等。该患者于发病 48 小时内行冠状动脉造影检查，发现 LAD 次全闭塞，成功开通后未再发作室速。

病例点评

相较于急性 ST 段抬高型心肌梗死，非 ST 段抬高型心肌梗死出现室速、室颤等相对不多见。此患者在既往陈旧前间壁心肌梗死基础上，此次发作心室电风暴；尽管发病前无心肌缺血症状且心电图未见新发缺血改变，但仍应该首先考虑为心肌缺血继发室性心动过速。因此，尽快上台开通罪犯血管是治疗的关键。

该患者在静脉泵入胺碘酮、艾司洛尔的情况下仍反复发作室速的情况下应用新型Ⅲ类抗心律失常药物盐酸尼非卡兰，其作用机制为阻断钾离子（IKr）通道，相较于胺碘酮，对心肌细胞除极和传导速度几乎没有影响，不存在负性变力作用，一般不会引起低血压和心动过缓，起效快、复律时间更短、成功率更高。因此更适合器质性心脏病同时伴有血流动力学不稳定的患者。该患者在应用尼非卡兰后未再发生室速，为其尽快行冠脉介入治疗提供了先决条件。

该患者本身为"三高"患者，多次反复住院，追究其原因主要是药物治疗的依从性差，血压、血糖、血脂三项指标均未得到很好的监控和随访，对待这种患者，应加强出院时的宣

教，阐明利害，冠心病的根本治疗不是靠支架与手术，务必从
改善生活方式与控制危险因素入手，加强冠心病二级预防的用
药与随访。

参考文献

1. GAO D, SAPP J L. Electrical storm: definitions, clinical importance, and treatment. Curr Opin Cardiol, 2013, 28（1）: 72-79.

2. ZIPES D P, CAMM A J, BORGGREFE M, et al. ACC/AHA/REC 2006Guidelines for Management of Patients With Ventricular Arrhythmias and the Prevention of Sudden Cardiac death: a report of the American College of Cardiology/American Heart Association Task Force and the European Society of Cardiology Committee forPractice Guidelines（writing committee to develop Guidelines for Management of Patients With Ventricular Arrhythmias and the Preventions of Sudden Cardiac Death）: developed in collaboration with the European Heart Rhythm Association and the Heart Rhythm Society. Circulation, 2006, 114（10）: e385-484.

（周力）

病例9 急性广泛前壁心肌梗死并发心源性休克抢救成功

病历摘要

患者男性，56岁，退休职工。主因"突发胸痛1.5小时"于2017年7月22日傍晚由急救车送至急诊。患者1.5小时前饮酒时突发胸痛，性质剧烈，向左上肢放射，伴大汗、四肢湿冷，症状持续不缓解，由急救车送至我院急诊。

既往史：否认高血压、糖尿病、高脂血症、脑血管病等慢性病史。有长期大量吸烟及饮酒史。否认早发冠心病家族史。

体格检查：体温36.4 ℃，血压60/30 mmHg（右上肢）、62/30 mmHg（左上肢），体重指数24.20 kg/m^2。意识清楚，烦躁不安，面色苍白，四肢湿冷，脉搏细速，呼吸急促。视诊未见颈静脉怒张。双肺呼吸音粗，两下肺可闻及散在湿啰音。听诊心音极低，心率120次/分。触诊全腹软，无压痛，肝脏肋下未及。双下肢不肿。

辅助检查：

心电图（图2-8）：窦性心动过速，Ⅰ、avL导联、avR导联及V1～V6导联ST段明显抬高，Ⅱ、Ⅲ、avF导联ST段镜像性压低，胸前导联呈右束支传导阻滞图形。

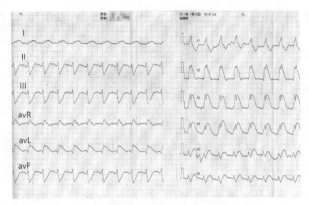

图 2-8　发病时心电图

心电监护示波窦性心律，心率 120 次 / 分左右，可见频发室性早搏及短阵室性心动过速，呼吸频率 36 次 / 分，血压不能测及，脉氧饱和度 90%（储氧面罩 5 L/min）。

诊断：①冠状动脉粥样硬化性心脏病。②急性广泛前壁心肌梗死。③心源性休克、心功能Ⅳ级（Killip 分级）。④心律失常、阵发室性心动过速、频发室性早搏。

诊疗方案与经过：患者因突发胸痛就诊，结合发病时的心电图表现，考虑急性广泛前壁心肌梗死诊断明确；根据心电图判断，极有可能是"寡妇制造者"——左主干病变，是直接 PCI 的强适应证。但患者就诊时已出现心源性休克，表现为烦躁不安、精神紧张、面色苍白、肢端湿冷、大汗、心率增快及血压下降。更糟糕的是，此时的心电监护已开始出现频发室早、短阵室性心动过速。其生命体征并不稳定，行急诊介入手术的风险极高，甚至转运至导管室的途中就有可能发生猝死！值班医生立即果断处理。一方面，给予吗啡 5 mg 皮下注射镇静、利多卡因 50 mg 静脉推注减少室性心律失常发生、多巴胺 6 μg/（kg·min）持续静脉泵入升高血压、阿司匹林 300 mg 及

笔记

氯吡格雷 600 mg 嚼服；另一方面，与家属充分沟通告知手术必要性及高风险并征得同意，同时通知急性心肌梗死绿色通道团队就位。经过上述处理后患者室性心动过速发作较前减少、测血压已升至 80/50 mmHg，双侧桡动脉搏动已能够触及，但胸痛仍剧烈且不缓解，于是抓紧时机，以最快速度转运至导管室行直接 PCI。

经右桡动脉穿刺成功行冠状动脉造影，眼前所见触目惊心：LM 体部 100% 完全闭塞，左冠脉可见管状钙化影，前向血流 TIMI 0 级（图 2-9），RCAp 40% ～ 50% 节段性狭窄，PDAm 60% ～ 70% 节段性狭窄，前向血流 TIMI 3 级，未见右冠向左冠发出侧支显影（图 2-10）。考虑患者为左主干急性闭塞，经桡动脉造影同时穿刺右股动脉植入主动脉内球囊反搏（IABP）。经桡动脉送入 6F EBU3.5 GC 至左冠脉口，成功送导丝至 LADd，给予 2.5 mm×15.0 mm 球囊于 LM-LADo 病变处预扩张，LAD 前向血流恢复至 TIMI 2 级，LCX 仍未显影（图 2-11），欲送另一导丝至 LCX 进行保护但无法通过 LCXo 闭塞段，遂决定先于 LM-LADp 植入 3.5 mm ×33.0 mm 药物涂层支架一枚，再给予 3.5 mm×15.0 mm 非顺应性球囊于支架内大压力后扩张一次，见 LAD 前向血流恢复 TIMI 3 级，LCX 前向血流 TIMI 1 级（图 2-12），顺利结束手术，收入 CCU 进一步治疗。患者 FMC to Balloon 的时间仅为 80 分钟。

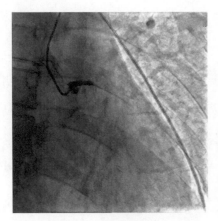

图 2-9　左冠脉造影

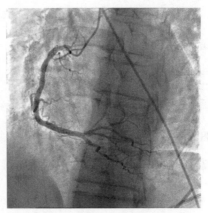

图 2-10　右冠脉造影

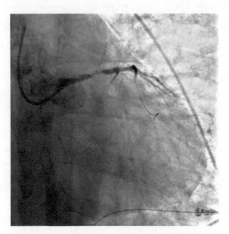

图 2-11　球囊预扩张后，给予 2.5 mm×15.0 mm 球囊于 LM-LADo 病变处预扩张

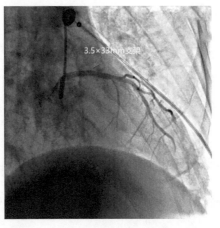

图 2-12　于 LM-LADp 植入 3.5 mm×33.0 mm 药物涂层支架一枚，再给予 3.5 mm× 15.0 mm 非顺应性球囊于支架内大压力后扩张一次

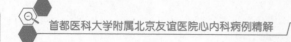

收入 CCU 后不到半小时患者发作室颤，经电除颤成功转复并静脉泵入胺碘酮后未再发生，考虑为大面积心肌梗死后再灌注损伤所致，胺碘酮于静脉泵入 24 小时后停用。CCU 期间患者经历了反复左心衰、持续低血压状态、肺部感染、低氧血症、应激性溃疡等并发症，经纠正心衰、维持血压、控制感染、改善氧合以及保护胃黏膜等对症治疗后情况逐渐趋于稳定，复查心电图 V3 ～ V6 导联无病理性 Q 波形成并可见 R 波（图 2-13）。

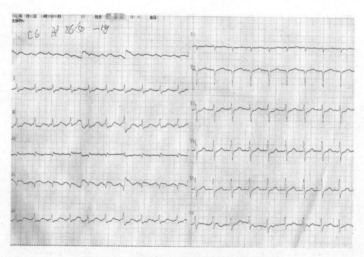

图 2-13　术后第 9 天心电图，窦性心律

术后第 7 天拔除主动脉内球囊反搏，术后第 20 天停用多巴胺，术后第 24 天病情平稳出院。出院前复查超声心动图提示左心房前后径 4.28 cm、左室舒张末期内径 6.14 cm，左室射血分数 42%，左室整体室壁运动减弱，以左室心尖部为著。

出院后随访患者严格戒烟、限酒，规律服用阿司匹林 100 mg qd，替格瑞洛 90 mg bid，美托洛尔缓释片 47.5 mg qd，阿托伐他汀钙 20 mg qn，培哚普利 2 mg qd 等冠心病二级预防

笔记

用药以及地高辛 0.125 mg qd 强心及利尿剂治疗，病情稳定。

📋 病例分析

　　急性心肌梗死是临床上最常见的引起心源性休克的病因；其他能够引起心源性休克的疾病包括重症心肌炎、心肌病、急性瓣膜病变、大面积肺栓塞、严重恶性心律失常、心房肿瘤或球形血栓嵌顿在房室口以及心脏直视手术后低心排综合征等。急性心肌梗死并发心源性休克起病急、病情进展迅速、死亡率高。COMMIT 等多个研究[1, 2] 显示，心源性休克的发生率在 3.9% ～ 8.6% 之间，而且多数患者的死亡率在 60% 以上。2010 年的北京调查数据显示，心源性休克是急性心梗患者直接 PCI 后死亡的最重要原因，占比可达 39%。

　　心源性休克的发生与心肌坏死和损伤的范围有关。当心肌梗死面积＞ 35% ～ 40%，大范围心肌坏死导致心肌收缩力减弱，就会出现心源性休克；陈旧心肌梗死的患者，因已有部分心肌功能丧失，发生小范围的急性心肌梗死时也可引起心源性休克；其他因素也可加重或诱发心源性休克，包括：①机械并发症：室间隔穿孔，乳头肌断裂或严重乳头肌功能不全使已受损的心室负荷进一步加重，心排量进一步降低。②急性心肌梗死并发严重快速或缓慢心律失常时，进一步减少心排量，激发或加重心源性休克。③心外因素：入量不足、出汗、呕吐及不适当使用利尿剂，可导致血容量绝对或相对不足。

　　有 80% 的心源性休克发生在急性心肌梗死发病 24 小时之内，晚发休克（＞ 24 小时）大多与缺血复发或与出现机械并发症有关。心源性休克的主要临床表现包括低血压、脏器供血不足、组织灌注不足以及基础心脏病的表现。心源性休克的诊断应该包括以下四个方面：①严重的持续低血压：收缩压＜ 90 mmHg 至少 30 分钟，或平均动脉压较基础值下降 30% 以上。②周围循环衰竭及器官血流灌注不足的表现：烦躁、表情淡漠或神志不清等精神状态改变，面色苍白、四肢厥冷、大汗淋漓、肢端末梢发绀，脉搏快而细，尿量＜ 20 mL/h 或＜ 400 mL/d，呼吸浅促。③血流动力学监测指标：收缩压（SBP）＜ 90 mmHg、心脏指数（CI）＜ 1.8 L/（min·m^2）、肺动脉楔压＞ 18 ～ 20 mmHg、左室舒张末压＞ 20 mmHg。④排除其他原因所致血压下降：如严重心律失常、血容量不足（呕吐、进饮少、利尿甚）、代谢性酸中毒、剧烈疼痛、应用抑制心肌的药物、过敏、感染、出血性休克等。

急性心肌梗死并发心源性休克的基本治疗原则包括：一般处理；抗栓治疗；补充血容量，使用血管活性药物；纠正酸碱失衡和电解质紊乱；尽快施行血运重建术，改善血流动力学状态；采用机械装置辅助循环，如主动脉内球囊反搏术（IABP）等；对症治疗和支持疗法；治疗并发症、防治重要脏器功能衰竭及 DIC、继发性感染等。其中，直接 PCI 是急性心肌梗死并发心源性休克首选的血运重建方案。研究表明[3] 在 IABP 辅助下 PCI 可使血管再通率达到 90% ～ 100%，住院存活率达 65% ～ 85%；PCI 开始的时间与存活率相关，24 小时内开通者存活率达 77%，24 小时后存活率仅 10%，心源性休克患者仅开通梗死相关动脉死亡率仍很高，应尽可能做到完全血运重建。

该患者在最短时间内接受直接 PCI 开通了梗死相关血管最为关键，其分别于术后 3 个月及 7 个月因心功能不全入院，均经药物治疗后好转出院。现患者已为术后 13 个月，一般活动可耐受，夜间可平卧入睡，憋喘发作较前明显减少，未再发作胸痛，已停用替格瑞洛，继续冠心病二级预防治疗。

病例点评

1. 减少时间延误是急性 ST 段抬高型心肌梗死患者实施再灌注治疗的关键，该患者 FMC to Balloon 时间仅为 80 分钟，及时并积极地介入干预是挽救其生命的首要保障。

2. 急性 ST 段抬高型心肌梗死患者合并心源性休克是直接 PCI 的 I 类适应证，但在真实世界中，由于心源性休克的极高死亡率往往让医生和家属瞻前顾后。对于这类极高危患者，不要轻言放弃，术前冷静地处理能够赢得急诊介入治疗的机会。

3. 左主干急性闭塞病变异常凶险，在患者生命体征不稳定的情况下，介入策略应化繁为简，尽快开通左主干至前降支血管保住性命；完全血运重建可遇不可求，否则缺血时间过长在台上就可能出现室颤等恶性并发症。

参考文献

1. R COLLINS. COMMIT/CCS-2 Clopidogrel and Metoprolol in Myocardial Infarction Trial/Second Chinese Cardiac Study. Ophthalmic Research，2005，48（2）：59-66

2. The CREATE-ECLA Trial Group Investigators. Effect of Glucose-Insulin- Potassium Infusion on Mortality in Patients With Acute ST-Segment Elevation Myocardial

笔记

Infarction: The CREATE-ECLA Randomized Controlled Trial. JAMA, 2005, 293（4）: 437-446.

3. THIELE H, AKIN I, SANDRI M, et al. PCI Strategies in Patients with Acute Myocardial Infarction and Cardiogenic Shock. NEJM, 2017, 377（25）: 2419-2432.

（周力）

病例 10　OCT 检查协助短时间因急性心梗再入院诊断

病历摘要

　　患者男性，72 岁，主因"间断胸闷 6 年，加重伴胸痛 10 余天，再发 1 天"入院。患者入院 6 年前开始无明显诱因自觉胸闷，伴乏力，无胸痛及放射痛，持续约 1 分钟可自行缓解，与活动无明显相关，发作频率为 3 ～ 4 次 / 年。入院 10 余天前晚餐后看电视时突发胸前区疼痛，为压榨样疼痛，伴左肩及左上肢放射痛，持续 10 分钟不缓解，自行舌下含服丹参滴丸后约半小时可缓解。就诊于某医院，测血压 180/100 mmHg，给予降压治疗（具体不详）后回家。入院 9 天前凌晨 4 点再发胸痛，症状和缓解方式同前，遂就诊于我院急诊，查心电图示：胸前 V1 ～ V3 导联 T 波高尖，cTnI 0.096 ng/mL，诊断考虑"急性非 ST 段抬高型心肌梗死"，于 2017 年 1 月 16 日收入我院 CCU。给予静脉滴注单硝酸异山梨酯扩冠，阿司匹林、氯匹格雷抗血小板，低分子肝素抗凝等治疗，第二天行冠脉造影检查，结果示：LADm 发出对角支前后 40% ～ 50% 节段性狭窄，前向血流 TIMI 3 级，LCXd 50% ～ 60% 节段性狭窄，前向血流 TIMI 3 级，RCAm 40% ～ 50% 节段性狭窄，前向血流 TIMI 3 级，未干预，调整药物后出院（2017 年 1 月 19 日）。1 天前（2017 年 1 月 23 日）再发上述症状，就诊于我院急诊，心肌肌钙蛋白升高，考虑诊断急性非 ST 段抬高型心肌梗死，再次收入我院 CCU。

既往史：糖尿病病史 3 年，空腹血糖最高达 7.9 mmol/L，自服阿卡波糖 50 mg 三餐中降糖治疗。高脂血症 3 年，未服他汀类药物。自服阿司匹林 100 mg qd 半年。2 年前突发视物旋转、晕厥，诊断为迷走神经性晕厥。吸烟史 50 年，每天 1 包。无嗜酒史。否认高血压、心脏病病史，否认脑血管病史。否认肝炎史、结核史、疟疾史。否认手术、外伤、输血史，否认食物、药物过敏史。

体格检查：T 36.2℃，P 60 次/分，R 20 次/分，BP 125/74 mmHg（左上肢），120/68 mmHg（右上肢）。神志清楚，精神可，未见颈静脉充盈及怒张。颈部未闻及血管杂音。双肺呼吸音粗，双肺未闻及干、湿性啰音，未闻及胸膜摩擦音。心前区无异常隆起，各瓣膜听诊区未触及震颤，叩诊心界不大，心音可，心率 60 次/分，律齐，各瓣膜听诊区未闻及病理性杂音、额外心音及心包摩擦音。腹平软，全腹无痛、反跳痛及肌紧张，未闻及血管杂音，肝肋下未触及，肠鸣音 3 次/分。双下肢无水肿，双足背动脉搏动正常。

辅助检查：

1. 实验室检查：血常规、电解质、肝肾功能、甲状腺功能均在正常范围。eGFR 为 83.76 mL/（min · 1.73 m²）。血脂：CHOL 2.45 mmol/L，LDL-C 1.21 mmol/L，TG 1.44 mmol/L，HDL-C 0.78 mmol/L。心肌损伤标志物（2017 年 1 月 23 日）：TnI 0.503 ng/mL、CK-MB 8.7 ng/mL、TNT 0.094 ng/mL 心肌损伤标志物（2017 年 1 月 24 日）：TnI 5.468 ng/mL、CK-MB

26.3 ng/mL、TNT 0.8 ng/mL。

2. 心电图及超声心动图检查：急诊心电图（急诊 2017 年
1 月 23 日）：V1 ～ V5 导联 ST 段压低（图 2-14）。入院心电图
（2017 年 1 月 24 日）：V4 ～ V6 导联 T 波低平（图 2-15）

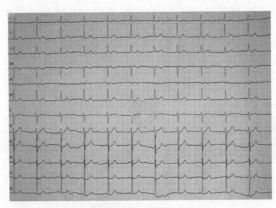

图 2-14　入院心电图（急诊 2017 年 1 月 23 日）

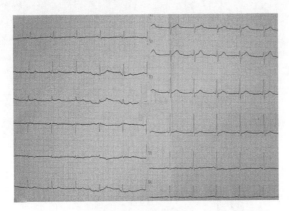

图 2-15　入院心电图（2017 年 1 月 24 日）

3. 超声心动图：二尖瓣、三尖瓣轻度反流，余未见明显
异常。

诊断：①冠状动脉粥样硬化性心脏病。②急性非 ST 段抬
高型心肌梗死。③三支血管病变（累及 LAD、LCX、RCA）。

81

④心功能Ⅰ级（Killip分级）。⑤高血压3级（极高危组）。⑥高脂血症。⑦血管迷走神经性晕厥。⑧2型糖尿病。

诊疗方案与经过：入院后给予阿司匹林、氯吡格雷抗血小板，低分子肝素抗凝，阿托伐他汀控制血脂、稳定斑块治疗，培哚普利、酒石酸美托洛尔片冠心病二级预防，次日行冠脉造影检查：较2017年1月17日第一次冠脉造影相比无明显差异（图2-16）；

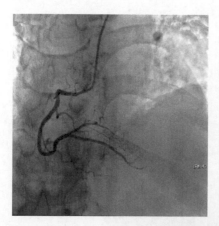
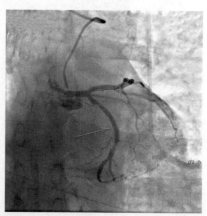
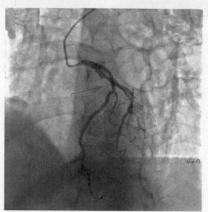

图2-16　右冠造影图像；右足位左冠造影图像；左头位左冠造影图像

影像学上未见到有意义重度狭窄，经讨论决定对LCX、LAD行OCT检查（图2-17、图2-18）：①送6F BL3.5 GC到左冠口，送 BMW GW 至 LCXd，行 OCT 检查，结果示：纤维斑块，未见血栓，最小面积 2.5 mm^2。②送 Rinato GW 至 LADd，行 OCT 检查，结果示：纤维斑块，未见血栓，最小面积 4.94 mm^2，均未见到不稳定斑块及血栓，遂结束手术。

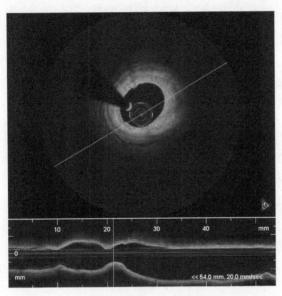

图 2-17　LAD 的 OCT 影像

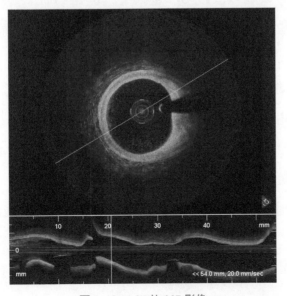

图 2-18　LCX 的 OCT 影像

考虑此次心肌梗死不除外冠脉痉挛所致，故停用酒石酸美托洛尔，改为盐酸地尔硫卓 90 mg bid 口服治疗，查血栓弹力图提示 AA 抑制率 98.3%，ADP 抑制率 14.7%，ADP 的 MA 值 53.4，遂将氯吡格雷改为替格瑞洛 90 mg bid，余冠心病二级预防药物同前。住院期间，胸痛未再发作。

患者出院随访至今，未再出现明显长时间胸痛。偶有静息状态胸闷，短时间内可自行缓解，目前服用阿司匹林 100 mg qd，阿托伐他汀 20 mg、硝酸异山梨酯 60 mg qd、盐酸地尔硫卓 90 mg bid 口服。

病例分析

患者短时间内两次胸痛入院，均行冠脉造影检查，并未发现严重需干预的狭窄，第二次入院行 OCT 检查，未发现血栓及不稳定斑块，考虑胸痛事件并非粥样硬化斑块狭窄或破裂事件引起，那么冠脉造影无严重狭窄，但是心肌酶升高诊断心梗常见于哪些原因呢，可能机制如下：

1. 冠状动脉痉挛

冠状动脉持续性痉挛可以使冠状动脉急性闭塞，长时间的冠状动脉痉挛可造成血管内皮的损伤，从而继发血小板的聚集和原位血栓的形成，而在血栓形成的过程中释放缩血管的物质又进一步促进了冠脉的痉挛。

导致冠脉痉挛的因素有很多，吸烟、交感神经兴奋、某些药物作用（如甲状腺激素、麻醉药物、甲基麦角新碱、滥用可卡因等）均可导致冠脉痉挛，并有上述因素引发急性心肌梗死的报道。其中最主要的因素是长期大量吸烟，有大量研究显示，吸烟成为冠状动脉造影正常、急性心肌梗死的重要危险因素[1]。

2. 冠状动脉心肌桥

冠状动脉心肌桥是一种先天性的冠状动脉发育异常。冠状动脉主干及其分支通常行走于心脏表面的心外膜下脂肪中或心外膜深面。然而，在冠状动脉发育过程中，冠状动脉或其分支的某个节段可被浅层心肌覆盖，在心肌内走行，被心肌覆盖的冠状动脉段称壁冠状动脉，覆盖在冠状动脉上的心肌称为心肌桥（myocardialbridge，MB）。

心肌桥可能与冠心病的发病局部因素有关，近年发现，心肌桥对冠状动脉的收缩期压迫不仅导致收缩期心肌血流灌注减少，而且舒张早、中期心肌灌注也受到影响，导致心肌缺血。

有研究发现[2]，心肌桥患者中部分患者的症状类似冠心病，主要表现为胸闷、胸痛等心肌缺血、心绞痛症状，有时伴有心律失常表现为心悸，严重而持久的心肌缺血可致心肌梗死，甚至猝死。部分患者心电图呈缺血性改变，且症状发作时有 ST-T 弓背样抬高及相应的动态改变，较正常人有特异性区别。

3. 微血管病变导致心肌局灶性坏死

临床上有 10% ～ 30% 的存在心绞痛症状的患者接受冠脉造影后提示冠脉正常，被认为是微血管性心绞痛（心脏 X 综合征），多见于围绝经期女性。微血管病变的机制可能由于微血管内皮功能不良、微血管痉挛以及交感张力增强等因素，当这些因素发生时，会导致冠脉血流储备不足，从而引发心绞痛症状，严重者可能会造成局部心肌梗死。

有研究示，冠状动脉造影正常，临床上有缺血性 ST-T 改变者中有 80% 多的患者存在相应的冠脉血流储备（CFR）功能降低，提示存在冠脉微血管病变[4]。

4. 应激性心肌病

应激性心肌病（又称心尖球囊综合征）的临床特征为应激诱发的剧烈胸痛，酷似急性心肌梗死样。

心电图表现为 ST 段抬高、T 波倒置、QT 间期延长，心肌酶学可以有轻到中度升高，心脏超声表现为短暂的左室心尖 - 中段气球样改变，运动减弱伴基底段收缩力增强。冠状动脉造影未见明显狭窄，心室造影提示收缩末期可见左室心尖 - 中段的心腔扩大、基底段缩窄。病因尚不清楚，大多数患者预后良好。

5. 冠脉内急性血栓自溶或溶栓后血栓消失

有研究发现急性心肌梗死患者的动脉粥样硬化情况并不重，这部分患者冠脉造影正常，但可能心肌梗死之前血管存在一些微小斑块，在斑块的发展过程中，部分稳定斑块变得不稳定，发生破裂，由于管腔狭窄轻，没有形成充足的侧支循环，一旦破裂导致内膜损伤、内膜下胶原纤维暴露等，可促进血小板聚集，形成微血栓。

但在形成血栓的同时，纤溶系统也会启动，造成血栓的早期自溶，因此一部分急性心肌梗死患者尚存在血栓自溶的过程。加上积极抗凝溶栓治疗，冠脉造影也可能正常。

6. 其他

栓子脱落、心肌氧的供需失衡、冠状动脉血管炎、先天性冠状动脉异常、主动脉夹层动脉瘤等。非动脉粥样硬化因素同样可引起严重的冠状动脉狭窄，并可引起不稳定型心绞痛、急性心肌梗死或心脏性猝死。

此例患者胸痛入院，心肌酶升高，心电图动态改变，心梗诊断明确，但冠脉造影未见重度需干预的狭窄，且行 OCT 检查，未见血栓及不稳定斑块，造影也未见肌桥，心脏彩超未提示室壁运动的异常，我们考虑诊断冠脉痉挛的可能性最大。

早在 1845 年，Latham 提出冠状动脉痉挛（coronary artery spasm，CAS）可导致心绞痛。CAS 是一种病理生理状态，因发生痉挛的部位、严重程度以及有无侧支循环等差异而表现为不同的临床类型，包括 CAS 引起的典型变异型心绞痛、非典型 CAS 性心绞痛、急性心肌梗死（AMI）、猝死、各类心律失常、心力衰竭和无症状性心肌缺血等，统称为冠状动脉痉挛综合征（coronary artery spasm syndrome，CASS）。CASS 在我国并非少见，但我国在该领域的研究较少，缺乏临床实践的指导。

CASS 的病因和发病机制尚未明确。目前仅阐明了相关的危险因素，其中肯定的危险因素包括吸烟和血脂代谢紊乱，可分别使 CASS 风险增加 3.2 倍和 1.3 倍。所以 CASS 的治疗首先要包括戒烟酒、维持适当的体重，纠正糖、脂代谢紊乱，避免过度劳累和减轻精神压力等。然后是药物控制，常用的是 CCB，且疗效最肯定，此外还有硝酸酯类药物、钾通道开放剂、他汀类药物、抗血小板药。

总体而言，CASS 的防治应从病理机制和相关危险因素入手，以控制吸烟、调整血脂、抗血小板和 CCB 为主的综合防治方案。长效 CCB 是预防 CASS 复发的主要药物，其中地尔硫卓和贝尼地平可以作为首选，若效果欠佳或不能耐受，可换用不同的 CCB，若单一药物治疗控制不理想，可以联合应用 CCB 和硝酸酯类，若仍不理想可以换用 CCB 与尼可地尔联合，若 CASS 合并显著血管狭窄或心肌桥，在使用 CCB 及硝酸酯类无效的情况下，方可考虑 CCB 和（或）硝酸酯类与 β 阻滞剂的联合应用。注意所有 CASS 患者均不主张单用 β 受体阻滞剂治疗，抗血小板及调脂治疗应长期坚持应用。

病例点评

冠脉造影正常的心肌梗死患者的远期预后可能要比冠心病所致的心梗好，但是绝不能因为冠脉造影正常就掉以轻心。冠脉造影正常的患者，也许是更高危人群，正如此例患者短时间内反复发生急性心肌梗死，在临床上应引起我们的高度重视，OCT 检查是协助我们鉴别诊断的有效手段。

OCT（Optical Coherence Tomography）光学干涉断层成像技术，目前是分辨率最高的腔内影像学技术，轴向分辨率可达到 10 微米，是血管内超声（IVUS）的十倍。此项检查可以提供有关冠状动脉管壁更加细致和清晰的信息。在评价斑块纤维帽厚度、脂核大小、钙化以及确定血栓的存在和性质、明确病因、制定准确治疗方案、指导介入治疗和评价介入治疗的效果等方面有非常显著的优势，有人认为它是冠心病诊断的"金标准"。

本例患者在经历了急性心肌梗死，急诊做冠状动脉造影未显示明显的狭窄与血栓，不适合进一步干预治疗，但是几天之后再次发作胸痛并伴有心肌损伤标记物的升高，的确在临床诊治时比较困惑，这就是通常我们会将斑块分为稳定与不稳定型，也就是认为斑块表面的纤维帽的厚度决定斑块是否容易破裂，从而导致 ACS 事件的发生，而不仅仅是斑块狭窄的程度。

　　该例患者通过 OCT 检查，明确此次事件的病因在于冠状动脉痉挛，这为今后的治疗提供了非常客观的依据，调整用药方案以后，患者的病情得到明显的缓解。

参考文献

1.　HUNG M J，HU P，HUNG M Y. Coronary artery spasm：review and update. Int J Med Sci，2014，11（11）：1161-1171.

2.　LEE M S，CHEN C H. Myocardial Bridging：An Up-to-Date Review. J Invasive Cardiol，2015，27（11）：521–528.

3.　SESTITO A，LANZA G A，DI MONACO A，et al. Relation between cardiovascular risk factors and coronary microvascular dysfunction in cardiac syndrome X. J Cardiovasc Med（Hagerstown），2011，12（5）：322-327.

（赵灿）

病例 11　高出血风险患者急性支架内血栓形成

病历摘要

患者男性，64 岁。主因"间断胸痛 15 年，加重 3 小时"入院。15 年前患者无明显诱因出现胸痛，以心前区为主，放射到两侧肩胛区，在我院诊断为"不稳定型心绞痛"，冠脉造影后置入 1 枚支架。置入支架 3 个月后出现支架内再狭窄，行外科搭桥治疗。入院 3 小时前突发胸痛，不能自行缓解，遂来我院。以"急性心肌梗死"收住院。

既往史：40 年前因消化道溃疡出血行胃大部切除术，脑出血病史 18 年，高血压 16 年，糖尿病 15 年，吸烟 40 年。

体格检查：血压 100/68 mmHg，神志清，双肺呼吸音清晰，无湿性啰音。心界无扩大，心率 60 次 / 分，律齐，心音有力，无杂音。肝脾不大，双下肢无水肿。

辅助检查：

1. 实验室检查：血常规 WBC 8.6×10^{12}/L，CK-MB 18 U/L，TnT 1.6 ng/ml。

2. 心电图：窦性心动过缓，Ⅱ、Ⅲ、aVF、V3R、V4R、V5R 导联 ST 段抬高，Ⅰ、aVL 导联 ST 段压低（图 2-19）。

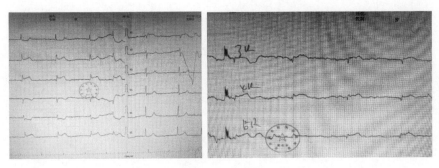

图 2-19　心电图

诊断：①冠状动脉粥样硬化性心脏病。②急性下壁、右室心肌梗死。③心脏支架术后。④冠状动脉搭桥术后。⑤心功能Ⅰ级（Killip 分级）。⑥高血压 1 级（极高危组）。⑦2 型糖尿病。⑧陈旧性脑出血。⑨消化道溃疡出血行胃大部切除术后。

诊疗方案与经过：入院后给阿司匹林 300 mg，氯吡格雷 600 mg 即刻口服，行出血评估后，决定行急诊冠脉造影及血运重建治疗。因出血风险较高，决定术中应用比伐卢定。冠脉造影显示，右冠状动脉近端 100% 闭塞。遂行冠脉内吸栓（吸栓导管），3.5/18 mm 支架置入，结果良好（图 2-20）。

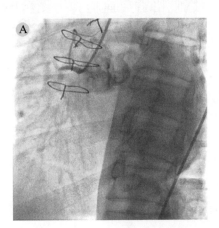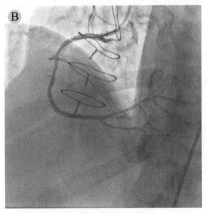

注：A：右冠脉近端 100% 闭塞；B：吸栓后置入支架一枚。

图 2-20　急诊冠脉造影

PCI 术后继续应用比伐卢定静脉点滴维持。术后 2 小时，患者再次胸痛，心电图下壁导联抬高，胸前导联 ST 段压低。考虑不排除支架内急性血栓形成。遂再次冠脉造影，显示支架远端 100% 闭塞。再次给予吸栓，支架远端置入 3.0/36 mm 支架（图 2-21）。

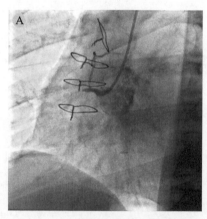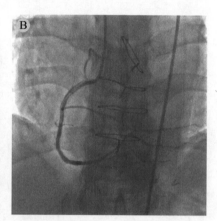

注：A：右冠脉支架急性闭塞；B：于原支架远端置入支架一枚。
图 2-21 再次胸痛后复查冠脉造影

置入后患者症状缓解，抬高的 ST 段回落。术后查找急性支架内血栓形成原因，发现应用氯吡格雷后血栓弹力图检测 ADP 抑制率为 0，考虑氯吡格雷抵抗可能是支架内血栓的主要原因。更换抗血小板药物为替格瑞洛。1 个月后复测 ADP 抑制率为 33.3%，AA 抑制率为 55.6%。患者未再出现不适。

病例分析

患者出血、血栓的风险评估及抗栓药物的选择：患者以急性心肌梗死入院，同时伴有既往的脑出血、消化道出血史，出血风险同样高。因此，选择抗栓药物时，比伐卢定为首选[1]。

研究显示，冠脉造影术中应用比伐卢定对高出血风险患者，能显著降低出血风险，轻度增加血栓风险。目前指南推荐为高出血患者首选抗栓药物（Ⅰa 类推荐）[2]。

　　患者急性支架内血栓的原因：急性支架内血栓常见原因包括：血管病变原因，如血管迂曲钙化等；与操作相关的原因，如支架膨胀不全、支架贴壁不良、血管壁夹层；抗血小板、抗栓药物效果不足；血栓高危患者等[3]。本例患者发生急性支架内血栓，首先考虑是否与应用比伐卢定有关[4]。但几经寻找，查出氯吡格雷 ADP 抑制率为 0，可能与支架内血栓关系最大，更换为替格瑞洛能减少支架内血栓[5]。因此，遇到急性支架内血栓，一方面再次急诊冠脉造影及血运重建，开通冠脉血管，避免因血管闭塞引起的心肌损伤；另一方面应积极寻找原因，查出明确原因后针对性治疗。

病例点评

　　出血与血栓形成是一对矛盾体，更能够决定药物的选择与预后，尤其是在拟行介入治疗之前，需要对患者进行风险评估，常用的方法包括：GRACE 评分和 CRUSADE 评分，目前国内外指南对出血高风险的患者在用药方面都是有具体建议的。

　　比伐卢定为凝血酶直接的、特异的、可逆性的抑制剂。它的抗凝成分是一种水蛭素衍生的 20 肽化合物。无论是处于血液循环中的凝血酶，还是与血栓结合的凝血酶，比伐卢定都可与其位点发生特异性结合，从而直接抑制凝血酶的活性，多项大型临床试验显示，比伐卢定在 ACS 患者行 PCI 中的疗效及安全性已得到了充分的评价。多国的指南均已将比伐卢定的证据级别提高至Ⅰ类推荐B类证据，而肝素为Ⅰ类推荐C类证据，比伐卢定超越肝素的主要的安全优势是比伐卢定没有血小板减少症的风险。

反之，出血风险的减小，还需警惕支架内血栓形成，本例患者PCI术后仅仅2个小时，复查冠脉造影证实为急性支架内血栓，这时需要仔细分析原因，抗凝、抗血小板聚集到底是哪个出现了问题，在通过血栓弹力图检查发现有氯吡格雷抵抗的可能后，换用替格瑞洛治疗有效，是处理及时、准确的案例。

参考文献

1. QADERDAN K，VOS G A，MCANDREW T，et al. Outcomes in elderly and young patients with ST-segment elevation myocardial infarction undergoing primary percutaneous coronary intervention with bivalirudin versus heparin：Pooled analysis from the EUROMAX and HORIZONS-AMI trials. Am Heart J，2017，194：73-82.

2. TAMEZ H，PINTO D S，KIRTANE A J，et al. Effect of Short Procedural Duration With Bivalirudin on Increased Risk of Acute Stent Thrombosis in Patients With STEMI：A Secondary Analysis of the HORIZONS-AMI Randomized Clinical Trial. JAMA Cardiol，2017，2（6）：673-677

3. 韩雅玲. 中国经皮冠状动脉介入治疗指南（2016）. 中华心血管病杂志，2016，44（5）：382-400.

4. MOTOVSKA Z，KNOT J，WIDIMSKY P. Stent thrombosis——risk assessment and prevention. Cardiovasc Ther，2010，28（5）：92-100.

5. STEG P G，HARRINGTON R A，EMANUELSSON H，et al. PLATO Study Group. Stent thrombosis with ticagrelor versus clopidogrel in patients with acute coronary syndromes：an analysis from the prospective，randomized PLATO trial. Circulation，2013，128（10）：1055-65.

（姚道阔）

病例 12 急性大面积心肌梗死合并呼吸衰竭

病历摘要

患者，男性，56 岁，主因"间断胸痛 2 天，加重 14 小时"入院。近 2 天患者每于运动后出现心前区闷痛，持续 20 分钟左右缓解，未就医。14 小时前运动后再次出现心前区闷痛，伴恶心、呕吐，呕吐物为胃内容物，胸痛持续不缓解，就诊于我院急诊，血压 85/50 mmHg，脉氧饱和度 85%，心电图显示 I，avL 导联呈 QS 型，ST 段抬高 0.1 mV；V2 ～ V6 导联呈 QS 型，ST 段抬高 0.1 ～ 0.6 mV；V7 ～ V9 导联呈 QR 型，ST 段抬高 0.1 mV，肢体导联低电压。诊断为"急性广泛前壁、后壁心肌梗死，心源性休克，I 型呼吸衰竭"。行急诊冠脉造影，其结果：LADp100% 闭塞，LCXd 100% 闭塞，RCAm 80% ～ 90% 狭窄，主动脉球囊反搏（IABP）置入，LADp 置入 2.5 mm×15 mm Partner 支架一枚，TIMI 3 级；考虑 LCX 较细小，LCXd 球囊扩张，TIMI 2 级。术后收入心内科监护室。

既往史：十二指肠溃疡史 6 年，已治愈。

体格检查：血压 82/53 mmHg，呼吸频率 25 次 / 分，BMI 26.9 kg/m^2，SiO$_2$ 90%，双肺散在湿啰音，心音低，心率 125 次 / 分，双下肢无水肿。

辅助检查：

1. 心电图（图 2-22）：I，avL 导联呈 QS 型，ST 段抬高

0.1 mV，V2 ～ V6 导联呈 QS 型，ST 段抬高 0.1 ～ 0.6 mV，
V7 ～ V9 导联呈 QR 型，ST 段抬高 0.1 mV，肢体导联低电压。
出院时心电图，较入院心电图比较，Ⅱ、Ⅲ、aVF 导联的 R 波
减低（图 2-23）。

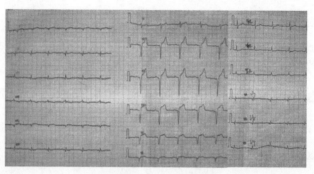

图 2-22　入院时心电图

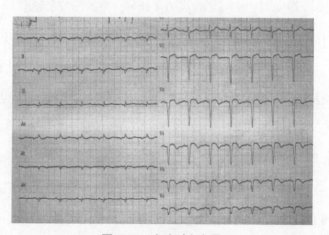

图 2-23　出院时心电图

2. 入院胸片（图 2-24）：两肺门影增浓，两肺纹理明显增
多，内中带可见片状高密度影，呈蝶翼状改变，心影增大，未
见胸腔积液。出院胸片（图 2-25）与入院时胸片比较，肺水肿
明显改善。

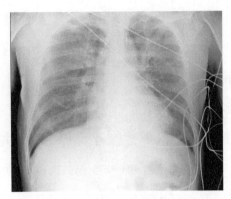

图 2-24　入院胸片

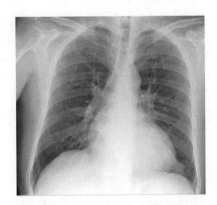

图 2-25　出院胸片

3. 入院第 2 天 UCG：左房前后径（LA）3.8 cm，左室舒张末期内径（LVEDD）6.2 cm，左室射血分数（LVEF）0.39，左室心尖室壁瘤。

4. 入院时血气 PO_2 50.5 mmHg，PCO2 36.5 mmHg，SiO_2 87%。入院当日 NT-proBNP 534 pg/mL。入院第 3 天 NT-proBNP 16 168 pg/mL。入院第 14 天 NT-proBNP 3520 pg/mL。

诊断：①冠状动脉粥样硬化性心脏病。②急性广泛前壁、后壁心肌梗死。③心功能Ⅳ级（Killip 分级）。④Ⅰ型呼吸衰竭。

诊疗方案与经过：根据冠脉造影结果发现两支主要血管

笔记

100% 闭塞，患者血压低、血氧低，病情比较危重，予以先期置入主动脉球囊反搏，之后对梗死相关血管行血运重建；BiPAP 呼吸机辅助通气；下胃管，下尿管，锁骨下静脉穿刺维持静脉通路，多巴胺持续泵入，根据血压调整剂量。

介入术后的救治过程中，患者间断喘憋，并咳出粉红色泡沫痰，伴恶心、呕吐。给予吗啡 5 mg ih；间断利尿保证出入量平衡，喘定 0.25 mg 间断 iv。阿司匹林 100 mg qd po；替格瑞洛 90 mg bid po；阿托伐他汀 40 mg qn，因转氨酶有所升高 5 天后改为 20 mg qn po。多巴胺逐渐减量至 2 周后停用，每日利尿剂使用次数和剂量逐渐减少，血压稳定，心率逐渐下降至 80 次 / 分，SiO_2 维持在 96%，无创呼吸机撤出后改为储氧面罩供氧，之后改为鼻导管吸氧，IABP 植入 12 天后撤除、随即撤除胃管、导尿管。

出院长期阿司匹林 100 mg qd po，替格瑞洛 90 mg bid 12 个月，阿托伐他汀 20 mg qd po，酒石酸美托洛尔 6.25 mg bid（血压稳定后加量至 12.5 mg bid po），螺内酯 20 mg qd，3 个月后加培哚普利 2 mg qd po。

出院后随访，未再发生再缺血事件及心力衰竭。出院后 2 年复查 UCG，左房前后径 4.71 cm，左室舒张末期内径 6.48 cm，左室射血分数 0.46，较入院时有所上升，左室前壁中段、心尖段、左室下壁运动减弱，左室心尖部室壁瘤形成。

病例分析

本例患者因急性大面积心肌梗死并发心源性休克以及呼吸

衰竭，临床表现为间断喘憋，并咳出粉红色泡沫痰，伴恶心、呕吐。胸片提示为肺水肿，这是心功能不全引起的组织器官灌注、持续低血压状态以及肺循环阻力升高所致。

心肌梗死引起的心源性休克患者临床表现为持续或复发胸痛和（或）呼吸困难、血压低、心率快、呼吸急促、神志淡漠、肢端湿冷、少尿。心电图表现为持续的心肌缺血状态，心脏超声可见室壁运动异常及左室射血分数的明显下降。此患者症状、体征、辅助检查结果均为典型的心肌梗死后心源性休克并发Ⅰ型呼吸衰竭表现。

心肌梗死后心源性休克的原因[1]，包括：①大面积心肌缺血、坏死，心脏泵血能力明显下降。②机械并发症，如急性二尖瓣关闭不全、突发大量的反流造成心脏容量负荷急剧增加，心脏破裂、血液的分流。③右室心肌梗死。本例患者查体未闻及心脏听诊区的杂音，初步除外机械并发症引起的心源性休克，心源性休克的原因与大面积心肌缺血有关。针对心源性休克病因治疗对于帮助心源性休克患者度过危险期至关重要。

近20年，即使早期的血运重建以及支持治疗能力的增加，心肌梗死并发心源性休克死亡率仍很高，可达40% ～ 50%[2]。心源性休克最常见的死因是持续器官关注不足引起的多器官功能障碍。因此，在开通梗死相关血管、恢复心肌供血、改善心脏泵功能基础上，维持组织器官灌注的支持治疗也很重要。目前，对于急性心肌梗死合并心源性休克患者在血运重建的同时行IABP治疗是否得益尚无定论[3]，一些小样本研究结果存在矛盾性。对于此例患者，IABP的置入还是有助于其心功能恢复的。

笔记

无创通气治疗能够改善肺水肿、降低肺循环阻力、减少患者自身呼吸肌做功。此患者收住 CCU 时明显低氧状态、胸片显示肺水肿，早期使用 BiPAP 呼吸机无创通气治疗有助于呼吸、循环功能的恢复。

心源性休克状态时心肌梗死二级预防受到一定限制，β 受体阻滞剂及血管紧张素转换酶抑制剂因有降压作用不适合在休克状态下使用。此外，休克状态时心率增快是人体自身在每搏量下降的情况下增加心输出量的代偿反应，β 受体阻滞剂控制心室率会打破自身代偿、不利于休克状态的改善。患者休克状态改善、血压正常情况下，可以开始小剂量 β 受体阻滞剂滴定治疗，后加用血管紧张素转换酶抑制剂及醛固酮受体拮抗剂，这有助于改善患者的长期预后。如果出现冠脉支架内血栓无疑会对此例患者造成"毁灭性"打击，因此选择替格瑞洛和阿司匹林双抗是明智之举。正性肌力药虽然不能改善患者的预后，但能够维持血压、保证一定的组织器官血流灌注，从而帮助患者度过危险期。在使用正性肌力药期间一定要密切监测患者的血流动力学状态，根据血流动力学状态时时调整正性肌力药剂量。保持患者血压处于正常低值即可，血压的稍微升高及波动都会造成心脏后负荷的增加、不利于心功能的恢复。

📋 病例点评

根据症状、体征、心电图、心肌酶学检查，此例患者的诊断并不困难。恢复心肌供血、尽量减少心肌坏死的面积是此例患者抢救成功的前提。医生在行急诊 PCI 前充分向患者家属交代了患者病情和 PCI 治疗的得益与风险，患者及其家属理解病情，充分相信、支持和配合医生的诊治方案和方法是此例患者抢救成功的保障。大面积心肌梗死、心源性休克、呼吸衰竭早期适当的稳定生命体征的支持治疗（IABP 的使用、无创呼吸机的使用、胃管内给予营养液保证能量供应）能够帮助患者度过休克状态下的心肌梗死急性期。长期随访、生活方式的改变及根据血压、心率、血脂、血生化等指标细致地调整心肌梗死二级预防治疗使得患者未发生再缺血事件和心力衰竭。

参考文献

1. J S HOCHMAN, C E BULLER, L A SLEEPER, et al. Cardiogenic shock complicating acute myocardial infarction-etiologies, management and outcome: a report from the SHOCK Trial Registry. Should we emergently revascularize Occluded Coronaries for cardiogenic shock. J Am Coll Cardiol, 2000, 36（3 Suppl A）: 1063-70.

2. SHAN M, PATNAIK S, PATEL B, et al. Trends in mechanical circulatory support use and hospital mortality among patients with acute myocardial infarction and non-infarction related cardiogenic shock in the United States. Clin Res Cardiol, 2018, 107: 287.

3. SJAUW K D, ENGSTROM A E, VIS M M, et al. A systematic review and meta-analysis of intra-aotic ballon pump therapy in ST-elevation myocardial infarction: should we change the guideline. Eur Heart J, 2009, 30: 459.

（王萍）

病例 13 急性前壁心肌梗死合并三度房室传导阻滞

病历摘要

患者男性，79 岁，主因"间断胸闷 9 年余，胸痛 3 小时"收入院。患者 9 年余前无诱因出现胸闷，持续数分钟可缓解，曾就诊我院，自诉行运动试验和冠脉 CTA 无异常，未特殊治疗，之后症状偶有发作。3 小时前，患者活动后出现胸痛，为胸骨后绞痛，向后背放射，伴出汗，含服硝酸甘油仍持续不缓解，就诊我院，行心电图检查提示：V2 ～ V5 ST-T 段抬高，以"急性前壁心肌梗死"收入院。

既往史：高血压 15 年，血压最高 180/100 mmHg，规律服用硝苯地平控释片 30 mg qd 控制血压，血压控制可，血脂代谢异常 10 年余，未服用药物治疗，心电图右束支传导阻滞多年（具体不详）。无晕厥、黑蒙病史。否认脑血管病、肾病等病史，否认肝炎、结核等传染病史，否认毒物及放射物质接触史，无输血史，无药物及食物过敏史。吸烟 20 年余，每天 5 ～ 10 支，偶饮酒，无遗传病史，无心脏疾病及猝死家族史。

体格检查：T 36.0℃，R 18 次 / 分，P 80 次 / 分，BP 116/62 mmHg。神清，精神可，结膜、巩膜无黄染，皮肤无瘀斑、瘀点。全身浅表淋巴结未触及肿大。颈静脉无怒张，胸廓对称无畸形，双肺叩诊呈清音，双肺呼吸音清，无干湿性啰音。心界不大，心率 80 次 / 分，律齐，各瓣膜听诊区未闻及病理性杂音及心包摩擦音。腹部平坦，未见腹壁静脉曲张及胃肠型、蠕动波，全腹无压痛，无反跳痛及肌紧张，肝脾无肿大，移动性浊音阴性，肠鸣音 3 次 / 分。双下肢无水肿。

辅助检查：

1. 实验室检查：谷丙转氨酶（ALT）24 U/L，谷草转氨酶（AST）26 U/L，白蛋白（ALB）43 g/L，肌酐（Cr）71 μmol/L，尿素氮（Urea）5.64 mmol/L，葡萄糖（GLU）5.80 mol/L，总胆固醇（CHO）5.12 mmol/L，甘油三酯（TG）1.56 mmol/L，低密度脂蛋白胆固醇（LDL-C）2.76 mmol/L，高密度脂蛋白胆固醇（HDL-C）1.12 mmol/L，钾（K）4.34 mmol/L，钠 141 mmol/L，血常规、尿常规、便常规均未见异常，红细胞沉降率（ESR）18 mm/h，心肌酶学：CK-MB 19 U/L，TNI 2.4 ng/mL，TNT 0.8 ng/mL。

2. 心电图如图 2-26 所示。

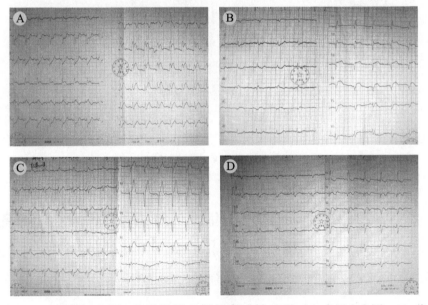

注：A：入院前心电图，胸前导联 ST 段抬高；B：急诊 PCI 术后心电图；C：临时起搏器术后，仍可见Ⅲ度房室传导阻滞；D：出院前心电图。

图 2-26　心电图

3. 超声心动图（入院后第二天）：左心房前后径（LA）38 mm，左室舒张末期内径（LVEDD）54 mm，左室射血分数（LVEF）53%，前壁及前室间隔运动减弱，未见心包积液。

4. 急诊冠脉造影和直接 PCI 如图 2-27 所示。

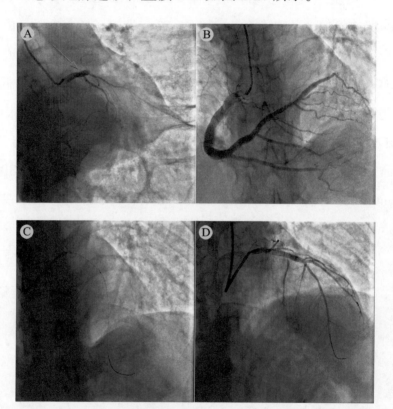

注：A：前降支近端闭塞；B：右冠无明显狭窄；C：血栓抽吸；D：植入支架后血流恢复（未达 TIMI 3 级）。

图 2-27　急诊冠脉造影和直接 PCI

诊断：①冠状动脉粥样硬化性心脏病。②急性前壁心肌梗死。③心功能Ⅰ级（Killip 分级）。④高血压病 3 级（极高危组）。⑤完全性右束支传导阻滞。⑥血脂代谢异常。

诊疗方案与经过：患者经过病史、体格检查以及心电图检查初步诊断为"急性前壁心肌梗死"，因发病在 12 小时以内，有直接 PCI 指征。即刻给予阿司匹林 300 mg、硫酸氯吡格雷 600 mg 口服，与家属沟通、签署知情同意书后行急诊冠脉造影，结果显示：单支血管病变（累及前降支），前降支近端 100% 闭塞，决定行直接 PCI 术，血栓抽吸后植入支架，术后前向血流恢复至 TIMI 2～3 级。同时继续给予阿司匹林 100 mg qd，硫酸氯吡格雷 75 mg qd，阿托伐他汀 20 mg qn、培哚普利 2 mg qd，酒石酸美托洛尔 6.25 mg bid，以及低分子肝素抗凝。

发病第 3 日患者再发胸痛，并出现血压降低 [（80～90）/（40～60）mmHg]，查体可闻及心包摩擦音，双肺湿啰音，立即复查心电图无异常，超声心动图可见：心包腔内左室心尖部可见 0.3～0.5 cm 液性暗区。给予多巴胺静脉泵入 8 μg/kg 升压。当天夜间，患者突发意识丧失，大便失禁，心电监护示高度和三度房室传导阻滞伴心脏骤停，立即胸外按压，静脉给予肾上腺素 1 mg，经抢救后患者意识恢复，恢复窦性心律，心率 62 次/分，血压 84/55 mmHg，给予多巴胺静脉泵入；10 分钟后患者再度出现三度房室传导阻滞伴心脏停搏，意识丧失，立即抢救，再次给予肾上腺素 1 mg 静脉推注，胸外按压，简易呼吸器辅助呼吸，经抢救恢复意识，但心律仍为三度房室传导阻滞，室性心律 40～50 次/分，立即送至导管室行临时起搏器植入，同时复查冠脉造影未见异常（图 2-28）。

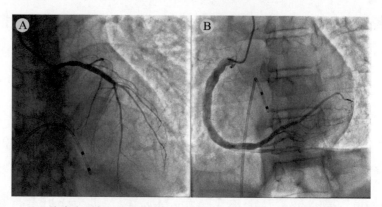

注：A：可见前降支通畅无明显狭窄，血流 TIMI 3 级；B：右冠通畅，无狭窄及闭塞。

图 2-28　PCI 术后 3 日复查冠脉造影并植入临时起搏

发病第 4 日开始出现房颤，给予可达龙静脉泵入后逐渐恢复窦律，心率 63～76 次 / 分，未再发作房室传导阻滞。血压 110/76 mmHg。发病第 5 日拔出临时起搏器。继续给予改善心功能、抗感染等治疗。入院第 9 日复查超声心动图示：左室舒张末内径：53 mm，左室射血分数 45%，室间隔、前壁运动减弱，心尖部增宽、运动减弱，未见心包积液。病情稳定，于入院第 24 天出院。

出院口服阿司匹林 100 mg qd，硫酸氯吡格雷 75 mg qd，阿托伐他汀 20 mg qn，曲美他嗪 20 mg tid，地高辛 0.125 mg qd，螺内酯 20 mg qd。随访 1 年余，未发作胸痛、心脏骤停，无再入院。

病例分析

患者老年男性，既往有高血压、血脂代谢异常病史和吸烟史等危险因素，典型的持续性胸骨后疼痛，含服硝酸甘油不缓解，同时心电图 V2 ～ V5 ST 段抬高，急性前壁心肌梗死诊断明确，发病在 12 小时以内，有直接 PCI 指征，且患者无禁忌证。入院后立即行直接 PCI，血栓抽吸后植入支架，手术成功。所以治疗策略正确，措施得当。

本例患者重点之一在于对前壁心肌梗死合并三度房室传导阻滞的原因分析。众所周知，通常前壁心肌梗死容易合并室性心律失常，而下壁心肌梗死较常合并房室传导阻滞[1]、窦性心动过缓、窦性停搏等心律失常。在心脏解剖上，房室结血供 84% 来源于 RCA，8% 为 LCX，8% 是双重血供，希氏束由 RCA 房室结支供血，小部分由 LAD 间隔支供血，故下壁心肌梗死阻滞部位多位于房室结，少数位于希氏束。右束支血供主要来自 LAD 的第一间隔支，其下 2/3 部分无双重血液供应，易发生缺血性损伤。左束支主支短而粗，由 LAD 和 RCA 双重血液供应。左前分支主要血供为 LAD 的第一间隔支，特别易受到缺血或梗死影响。左后分支近侧部分由房室结动脉和 LAD 的间隔支供血，远侧部分有来自前或后间隔支动脉双重血供[2]。可见第一间隔支对房室传导极为重要。所以前壁 AMI 阻滞部位常见于双侧束支水平。

本例患者闭塞部位为前降支近端，因此也有可能直接导致束支水平的三度房室传导阻滞。另一种可能为之前有完全性右束支阻滞，而前壁心肌梗死常合并左束支完全阻滞，因此，当出现左束支阻滞后，双束支完全阻滞，也可出现三度房室传导阻滞。本例患者发病前心电图即出现右束支阻滞，因此完全有可能是在右束支阻滞的基础上，由于大面积前壁心梗合并了左束支阻滞，进而出现三度房室传导阻滞。所以，第二种原因的可能性较大。

笔记

至于在心梗后 3 日才出现三度房室传导阻滞的原因，可能是心梗后心肌水肿，炎症明显，所以导致左束支一过性传导阻滞，随着坏死心肌的溶解吸收，炎症和水肿消退，左束支恢复传导功能，三度房室传导阻滞未再发作。对于此类患者，常常需要植入临时起搏作为过渡，通常无永久起搏的指征和必要。该患者植入临时起搏 2 天后即恢复窦性心律，拔除临时起搏器后未再发作房室传导阻滞，证实了以上机制。

本例患者的另一讨论点是发病第 3 日的病情转变。再发胸痛，血压降低。体检可闻及心包摩擦音，双肺底散在湿啰音。心电图无明显改变。此时需要警惕心肌梗死的一些并发症：室间隔穿孔、心脏游离壁破裂伴假性室壁瘤，心源性休克，梗死后综合征，以及再发心肌梗死。通过体检和床旁超声排除了心肌梗死的机械并发症，心电图及心肌酶学变化（图 2-29）均不支持再发心肌梗死，冠脉造影复查也显示冠脉通畅，无支架内血栓形成。患者心率不快，BNP 无明显升高，不支持心源性休克表现。结合患者存在心包摩擦音，两次复查超声心动图均提示少量心包积液，无明显进展和改变，需要考虑心肌梗死后综合征。

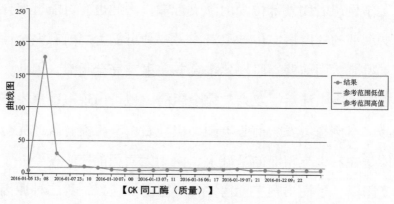

图 2-29　CK-MB 变化趋势，入院后 CK-MB 未再升高

心肌梗死后综合征（postmyocardial infarction syndrome，PMIS）也称 Dressler 综合征，是指急性心肌梗死后数日至数周出现以发热、心包炎、胸膜炎、肺炎等非特异性炎症为特征的一种综合征。1956 年由 Dressler 首次报告。心肌再灌注治疗开展之前，此病发病率占急性心肌梗死的 1%～5%，近年来，随着溶栓、急诊介入治疗以及血管紧张素转换酶抑制剂、β 受体阻滞剂和他汀类药物的广泛应用，其发病率已显著下降[3-5]。多数发生在急性心肌梗死后 2～3 周，少数患者可以出现在心梗后 24 小时内或数月以后。从发生的时间上看不太支持。所以可能性最大的是急性心肌梗死后反应性心包炎，后者多发生于心梗后 24～72 小时，且具备以下特点：①多发生在前壁心肌梗死、透壁性心肌梗死及心力衰竭患者。②临床表现为非缺血性胸痛。③心包摩擦音多在胸痛后 36 小时内出现，局限和持续时间短暂，平均 2 天左右。④心包少量积液，一般不出现心脏压塞。⑤不伴有胸膜炎，肺炎。⑥心电图无典型心包炎 ST-T 样改变。本例患者较为符合。

病例点评

该患者为一例急性前壁心肌梗死，诊断明确，发病在 12 小时以内，有直接 PCI 指征。入院后立即行急诊冠脉造影，明确了梗死相关动脉，并行介入治疗，手术成功。因此，治疗及时，措施得当。

急性前壁心肌梗死患者合并右束支传导阻滞，一定要警惕发生高度或三度房室传导阻滞的可能。单纯的前壁心梗出现了三度房室传导阻滞，通常是前降支近端闭塞，梗死面积大。一旦出现高度或三度房室传导阻滞，尤其在 PCI 术后，可考虑临时起搏。

对于急性心肌梗死 PCI 术后再发胸痛，应注意仔细了解胸痛性质，详细体检，完善相关辅助检查，注意鉴别各种原因，本例患者的胸痛符合心肌梗死后综合征的表现，以心包炎为主，这是根据体检可闻及心包摩擦音，双肺底散在湿啰音来支持诊断。急性心肌梗死后反应性心包炎，后者多发生于心梗后 24 ～ 72 小时，因此提示我们对急性心肌梗死的患者临床的每日查房和体格检查应给予高度的重视，一旦发现问题，及时分析和处理至关重要。

参考文献

1.　MANUEL RBA, EDUARDN A, ZIAD I K, et a1. Clinical implications of acute myocardial infarction complicated by hish grade atrioventricular block. Med Sci Monit，2002，8：138-147.

2.　KRUPA U. The atrioventricular nodal artery in the human heart. Folia Morphol （Warsz），1993，52：1-9.

3.　BENDJELID K, PUGIN, JÉRME. Is Dressler syndrome dead?. Chest, 2004, 126（5） 1680-1682.

4.　WELIN L, VEDIN A, WILHELMSSON C. Characteristics, prevalence, and pmgnosis of postmyocardial infarction syndrome. Br Heart J，1983，50：140-145 .

5.　WILLIAMS R K, NAGLE R E, THOMPSON R A. Postcoronary pain and the postmyocardial infarction syndrome. Br Heart J，1984，5l：327-329

（赵慧强）

病例 14　真性红细胞增多症致年轻女性急性心肌梗死

病历摘要

患者女性，33 岁，职员。主因"间断腹痛 2 天"于 2017 年 12 月 28 日入院。患者 2 天前凌晨（2017 年 12 月 26 日，3：00）无明显诱因突发全腹绞痛，无胸痛、胸闷，无心悸、大汗，无头晕、晕厥、黑蒙，无发热、咳嗽、咳痰，无恶心、呕吐，无尿频、尿急、尿痛，无腹泻等，持续约 5 小时不缓解，就诊于外院查心电图示 Ⅱ、Ⅲ、avF、V2～V6 导联 ST 段抬高 0.05～0.20 mV，T 波倒置，V7～V9 导联 ST 段抬高 0.05 mV，查肌酸激酶同工酶（CK-MB）28.4 U/L，WBC 27.1×10^9/L，HB 194 g/L，PLT 886×10^9/L，考虑"急性广泛前壁、下壁、后壁心肌梗死不除外"，行冠脉造影示左主干 70%～80% 狭窄（外院，具体不详），给予溶栓治疗及对症治疗后患者腹痛症状较前缓解，此后患者仍间断出现腹痛症状，于呼吸及翻身时加重，现为行进一步诊治收入我院 CCU。

患者近期以来，精神好，饮食、睡眠好，大、小便如常。近期体重无明显变化。

既往史：体健。否认食物、药物过敏史，否认吸烟、饮酒史。个人史、月经史、婚育史及家族史无特殊。

体格检查：体温 36 ℃，脉搏 87 次 / 分，呼吸 19 次 / 分，血压 151/89 mmHg。发育正常，营养中等，神志清楚，急性病容，自主体位，查体配合。体重 70 kg，身高 172 cm，BMI 24.0 kg/m²，腹围 86 cm。未见颈静脉怒张及颈动脉异常搏动，气管居中，甲状腺不大，颈部血管未闻及杂音。两侧胸廓对称，呼吸运动对等，节律规整，两侧胸廓扩张度对称，双侧语颤对称。双肺呼吸音粗，双肺未闻及干湿性啰音，无胸膜摩擦音。心前区无异常隆起及凹陷，心尖搏动可，心尖搏动位于胸骨左侧第五肋间锁骨中线内 0.5 cm，各瓣膜区未触及震颤，叩诊心界不大，心率 87 次/分，律齐，P2=A2，第一心音正常，各瓣膜听诊区未闻及病理性杂音及额外心音，无心包摩擦音。腹稍膨隆，无腹壁静脉曲张，腹软，左下腹肌紧张，无明显压痛、反跳痛，肝脾未触及，Murphy 氏征（–），腹部叩诊鼓音，肝肾区无叩痛，肠鸣音 3 次/分。双下肢无水肿，双足背动脉搏动可。

辅助检查：

1. 心电图（2017 年 12 月 26 日，外院，图 2-30）：窦性心律，Ⅱ、Ⅲ、avF、V2 ～ V6 导联 ST 段抬高 0.05 ～ 0.20 mV，V7-9 导联 ST 段抬高 0.05 mV。

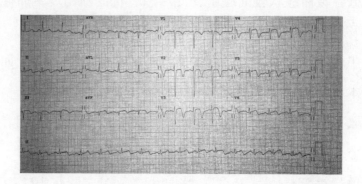

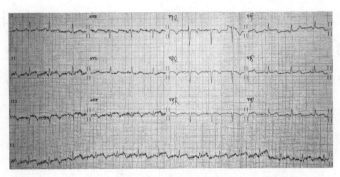

图 2-30　外院心电图

2. 血常规（2017 年 12 月 26 日，外院）；WBC 27.1×10^9/L，HB 194 g/L，PLT 886×10^9/L，RBC 6.79×10^{12}/L。

入院诊断：冠状动脉粥样硬化性心脏病，急性广泛前壁 + 下后壁心肌梗死，心功能 I 级（Killip 分级），三系升高原因待查。

诊疗方案与经过：患者入院后完善相关检查，血常规提示白细胞 19.98×10^9/L，血红蛋白 179 g/L，血小板 899×10^9/L，C- 反应蛋白 122 mg/L；心肌损伤标志物提示乳酸脱氢酶 910 U/L，肌酸激酶 42 U/L，心肌肌钙蛋白 I1.068 ng/ml，糖化血红蛋白 11.20%，腹部超声示肝大、脾大，肝内高回声结节，倾向良性，血管瘤？考虑诊断为"急性广泛前壁 + 下后壁心肌梗死"，给予阿司匹林 100 mg qd、氯吡格雷 75 mg qd 抗血小板，达肝素钠 5000 IU ih q12h 抗凝，阿托伐他汀 20 mg qn 控制血脂、稳定斑块治疗，培哚普利 4 mg qd 改善心肌重塑，酒石酸美托洛尔 25 mg bid 控制心率、降低心肌耗氧量，单硝酸异山梨酯静脉泵入扩冠等对症治疗。患者入院后血常规提示三系增高，行骨髓穿刺检查，骨髓象示碱性磷酸酶（NAP）染色阳性率为 68%，积分值 97 分，免疫分型未见异常，骨髓活检提

笔记

示造血组织容量：60VOL%（造血组织 60%，脂肪组织 40%），骨髓增生较活跃，造血组织粒、红系增生，尤以红系增生明显，粒系前体细胞可见，中、晚阶段细胞散在或成堆可见，红系原、早阶段细胞可见，以中、晚阶段细胞为主，散在或成堆可见，巨核细胞增多，20～30 个 / 高倍视野，为不规则多叶核，淋巴细胞散在可见，偶见小堆，浆细胞散在可见，未见纤维化。JAK2V617 阳性，BCR-ABL 阴性，基因测序未发现异常。诊断意见：考虑骨髓增殖性肿瘤（MPN），考虑真性红细胞增多症。血液科会诊后建议给予羟基脲 0.5 g bid，碳酸氢钠 500 mg tid，别嘌醇 0.25 g qd 治疗，患者腹痛程度较前减轻。患者入院后监测血常规，血小板多次报危急值，遵血液科会诊医嘱将羟基脲加量至 1 g bid 口服 5 天后，血象提示：白细胞 9.27×10^9/L，血红蛋白 166 g/L，血小板 498×10^9/L。患者入院后查糖化血红蛋白 11.20%，多次尿常规示酮体及尿糖阳性，考虑 2 型糖尿病，间断给予胰岛素降糖及补液治疗，后加用阿卡波糖 50 mg tid 口服血糖仍控制不佳，给予强化胰岛素治疗。病情稳定后患者于 2018 年 1 月 8 日于导管室行冠脉造影检查，冠脉造影结果提示：①冠脉供血呈右优势型，左右冠开口正常，左右冠脉走行区无钙化影。② LM 开口 30%～40% 狭窄，LADo 50% 局限性狭窄，前向血流 TIMI 3 级；粗大中间支近段 90% 局限性狭窄，前向血流 TIMI 3 级。③ LCX（－），前向血流 TIMI 3 级。④ RCA（－），前向血流 TIMI 3 级。造影诊断：冠状动脉粥样硬化性心脏病、LM+ 双支血管病变（累及 LAD、中间支）（图 2-31、图 2-32）。经讨论，对中间支进行干预，于中间支近段植入 2.75 mm × 18.00 mm Resolute Integrity

支架1枚（图2-33）。患者一般情况可，无特殊不适，后出院。

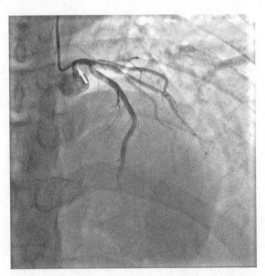

图 2-31　左冠正头位造影（箭头示 LM 开口 30% ～ 40% 局限性狭窄）

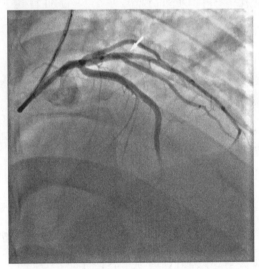

图 2-32　左冠蜘蛛位造影（箭头示粗大中间支分叉处 90% 局限性狭窄）

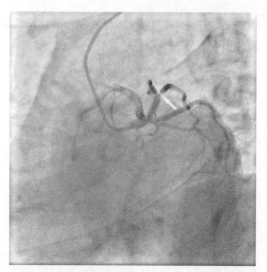

图 2-33　左冠右头位造影（箭头示中间支植入支架后血流通畅）

转归及随访：患者出院 6 个月随访，无胸痛、胸闷等发作，未再发生心绞痛、心肌梗死等不良心血管事件，门诊查血常规三系均在正常范围。

病例分析

本病例急性心肌梗死诊断明确，患者为年轻女性。虽然急性冠脉综合征发病以 60 岁以上人群为主，但现在其发病年龄的年轻化趋势越来越明显。近期研究发现，即使在目前的 PCI 时代，年轻女性急性冠脉综合征患者 30 天死亡率也明显高于男性。[1]一项纳入超过 600 000 人的注册研究发现，50 岁以下心梗住院患者中，女性院内死亡率为男性 2 倍。[2]该患者既往无心血管危险因素及心绞痛发作史，但入院后监测随机血糖最高达 17.5 mmol/L，糖化血红蛋白也高达 11.20%，可确诊 2 型糖尿病，而且提示患者血糖升高已经存在相当一段时间，这一点从患者冠脉造影结果也可以得到提示，所以糖尿病在该患者急性心肌梗死发病中是内因。前述研究还发现，在较为年轻的女性中，2 型糖尿病会显著降低性别带来的心血管保护作用。[1] 自身免疫性疾病是年轻女性发生急性冠脉综合征的易患因素之一。比如系统性红斑狼疮可导致全身血液高凝状态，继发心肌梗死或者其他静脉系统血栓或者动脉系统栓塞。研究发现，45 岁以下罹患系统性红斑狼疮女性，其发生急性冠脉综合征的风险为同年龄无自身免疫性疾病女性的 1.5 倍。[3] 也有肾病综合征年轻女性患者继发于血液高凝状态的心肌梗死的报道。[4] 该患者特殊之处在于其明显升高的血红蛋白及血小板，骨髓穿刺及基因检测证实为骨髓增殖性疾病——真性红细胞增多症。此例患者发病时心电图表现为左主干病变，经过外院成功溶栓治疗，后于我院复查冠造影时发现，左主干病变并不严重，而选择干预了中间支，只能说明左主干血栓已经被溶解。如果能在术中对左主干行血管内超声或光学相干断层显像检查，明确左主干有无破裂斑块，就更加完善了。左主干血栓的形成显然与患者的血红蛋白及血小板异常增多是分不开的，这是患者急性心肌梗死的诱发因素。

📋 病例点评

年轻女性发生急性心肌梗死并不罕见，虽然性别因素对于年轻女性心血管系统具有一定保护作用，但是合并糖尿病时这一作用被明显削弱。如果患者存在自身免疫性疾病、肾病综合征或者血液系统疾病，比如真性红细胞增多症或者原发性血小板增多症，使得血液处于高凝状态，发生急性冠脉综合征的风险更是明显增加。及时的再灌注治疗仍然是处理此类问题的关键。在急性心肌梗死血运重建治疗的同时，妥善处理导致血液高凝状态的疾病也是很重要的。

参考文献

1. CENKO E, YOON J, KEDEV S, et al. Sex differences in outcomes after STEMI: effect modification by treatment strategy and age. JAMA Intern Med, 2018, 178: 632-639.

2. VACCARINO V, PARSONS L, EVERY N R, et al. National registry of myocardial infarction 2 participants. Sex-based differences in early mortality after myocardial infarction. N Engl J Med, 1999, 341: 217–225.

3. MANZI S, MEILAHN E N, RAIRIE J E, et al. Age-specific incidence rates of myocardial infarction and angina in women with systemic lupus erythematosus: comparison with the Framingham Study. Am J Epidemiol, 1997, 145: 408-415.

4. ZHAO Y, SU W, LIU S, et al. Acute Myocardial Infarction in a Young Girl with Nephrotic Syndrome: A Case Report and Literature Review. Can J Cardiol, 2017, 33 (7): 950.

（马国栋）

病例 15　疑似心肌梗死但急诊冠状动脉造影阴性

病历摘要

患者男性，68 岁，主因胸骨后闷痛 1 周，加重 11 小时来诊。入院前 1 周行走 200～300 m 出现胸骨后闷痛，约手掌大小，无颈、肩背部放射痛，休息 5～7 分钟自行缓解，未诊治。11 小时前（11-19 8：15）晨起突发胸骨后闷痛，伴气短，持续不缓解，9 小时前（11-19 10：24）就诊于社区医院，查心电图Ⅲ导联 Q 波，Ⅲ、avF 导联 ST 段抬高 0.05 mV（图 2-34），考虑"冠心病，急性下壁心肌梗死"，5 小时前（11-19 14：31）转至当地医院，查心肌酶阴性，心电图Ⅲ导联 Q 波，Ⅱ、Ⅲ、avF 导联 ST 段抬高 0.05～0.10 mV（图 2-35），给予阿司匹林、波立维抗血小板，瑞舒伐他汀调脂，低分子肝素抗凝治疗后 20 分钟胸痛好转。1 小时前（11-19 18：03）就诊于我院急诊，查心肌酶仍为阴性，心电图提示Ⅱ、Ⅲ、avF 导联 ST 段抬高 0.05～0.10 mV，Ⅲ、avF 导联小 Q 波（图 2-36），考虑"胸痛待查，急性下壁心肌梗死不除外"，进一步收入 CCU。患者自发病以来，睡眠、精神、大小便如常，近半年体重下降 5 kg。

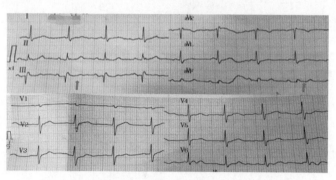

图 2-34 社区医院心电图（胸痛症状发作 2 小时）

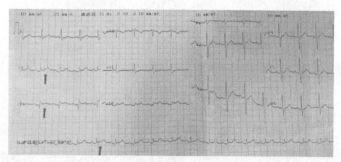

图 2-35 外院心电图（距胸痛症状发作 6 小时，血钾 4.0 mmol/L）

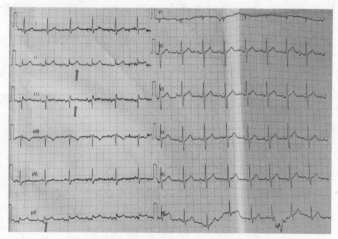

图 2-36 我院急诊心电图（距胸痛发作 10 小时，血钾 3.57 mmol/L）

既往史：高脂血症病史 10 年，服用瑞舒伐他汀 10 mg qn 治疗，间断出现肌肉疼痛停药。否认高血压，糖尿病，脑血管病，否认食物、药物过敏。吸烟 40 年，每天 20 支，现未戒烟。偶饮酒。

查体：T 36℃，R 18 次 / 分，P 90 次 / 分，BP 112/70 mmHg（左上肢）；108/63 mmHg（右上肢），体重 80 kg，身高 164 cm，BMI 29.7 kg/m²，腹围 100 cm。神清，双肺呼吸音粗，左下肺可闻及湿啰音。叩诊心界不大，心率 90 次 / 分，律齐，第一心音正常，各瓣膜听诊区未闻及杂音，无心包摩擦音。腹软，无压痛、反跳痛、肌紧张，双下肢无水肿。

辅助检查：

1. 实验室检查：①血气分析：pH 7.36，PO_2 92.3 mmHg，PCO2 41.2 mmHg，HCO3- 22.8 mmol/L，未见酸碱平衡紊乱。② NT-proBNP 正常（2017-11-19）：66.1 pg/ml，D- 二聚体正常：0.5 mg/L。③ 血 常 规：WBC：7.25×10^9/L（11-19）→ 5.36×10^9/L（11-20），GR%：69.9%（11-19）→ 60.1%（11-20），HGB：155 g/L（11-19）→ 138 g/L（11-20），PLT：133×10^9/L（11-19）→ 116×10^9/L（11-20），尿常规、便常规 + 潜血、肝功能、肿瘤标志物、甲状腺功能均正常。肾功能：Urea：4.46 mmol/L，Cr：89.6 μmol/L，白蛋白偏低：33.2 g/L，eGFR：76.1 ml/（min · 1.73 m²），血钾：3.57 → 3.62 → 3.93 mmol/L。④ 血 脂：TG：2.78 mmol/L，CHOL：4.04 mmol/L，LDL-C：2.07 mmol/L。⑤血糖：空腹 9.31 mmol/L，OGTT 实验：空腹 5.5 mmol/L，2h：17.6 mmol/L，HbA_{1c}：6.4%。⑥尿酸轻度升高：422.7 μmol/L（178 ~ 416 μmol/L）。⑦感染相关：血细胞沉降 14 mm/h，病毒七项，肺炎支原体抗体，结核抗体试验，结核感染 T 均阴性。⑧ PPD 试验：阴性。⑨心肌酶：CK-MB，

笔记

TnI，TnT 均阴性。

2. 心电图：①ECG（胸痛 2 小时，社区医院）：Ⅲ、avF 导联 ST 段抬高 0.05 mV，Ⅲ 导联 Q 波（图 2-34）。②ECG（胸痛 6 小时，外院）：Ⅱ、Ⅲ、avF 导联 ST 段抬高 0.05 ~ 0.1 mV，Ⅲ 导联 Q 波（图 2-35）。③ECG（入院前 1 小时，我院急诊）：Ⅱ、Ⅲ、avF 导联 ST 段抬高 0.05 ~ 0.1 mV，Ⅲ，AVF 导联 Q 波（图 2-36）。④ECG（入 CCU 及转普通病房）：Ⅱ、Ⅲ、avF 导联 ST 段抬高 0.05 mV，Ⅲ，avF Q 波，吸气后 Q 波变小 − 消失（图 2-37、图 2-38）。⑤动态心电图（11-24）：窦性心律，23 小时 48 分总心搏数 107 968 次，房性早搏 320 次，室性早搏 7 次，未见明显 ST-T 改变。⑥运动心电图（11-24）：患者因喘憋不能耐受终止运动，运动实验阴性。

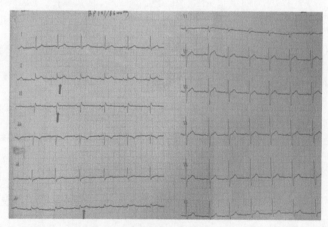

图 2-37 入 CCU 心电图

笔记

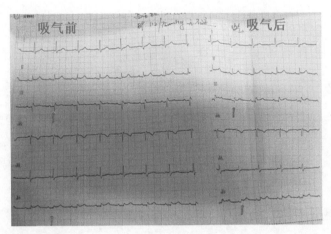

图 2-38　吸气心电图对比，吸气后下壁导联 Q 波变小、消失（血钾 3.57 mmol/L）

3. 影像学检查：①超声心动图：（2011-9-21）：LA 内径 3.3 cm，EDD 4.9 cm，EF 82%。（2017-11-21）：LA 内径 3.76 cm，EDD 5.02 cm，EF 68%，左房增大，未见节段性室壁运动异常。②腹部超声（11-21）：脂肪肝，肝囊肿伴分隔，右肾囊肿。③床旁胸片（11-19）：双肺病变 炎症？水肿？心影增大，双侧胸腔积液。④胸部 CT 平扫 + 高分辨（11-21）：右肺上叶小结节，双肺索条，陈旧病变可能，双侧胸膜增厚，心脏大小、形态正常（图 2-39）。

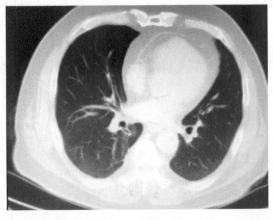

图 2-39　胸部 CT

4. 心肌核素（2017-11-22）：左室心尖部、侧壁近心尖呈心肌缺血表现，负荷状态下左室 EF 59%，静息状态下左室 EF 62%（图 2-40）。

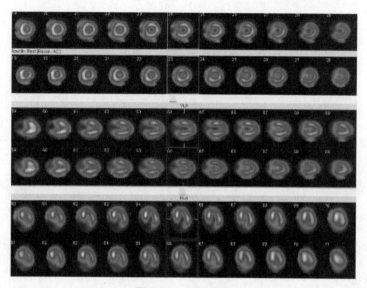

图 2-40　心肌核素

诊断：①胸痛原因待查（冠状动脉痉挛？冠脉微血管病变？）。②高脂血症。③ 2 型糖尿病高尿酸血症。④双侧胸腔积液。⑤脂肪肝。⑥右肾囊肿。⑦肝囊肿。

诊疗经过：患者持续胸痛，有高血脂、吸烟冠心病危险因素，下壁导联 ST 段抬高，发病 12 小时内，行急诊冠脉造影：冠状动脉未见明显狭窄（图 2-41），左心室造影左室壁运动协调，未见室壁运动减弱，未见跨瓣压差及明显的瓣膜反流，LVEF 72.3%（图 2-42）。胸痛原因从临床角度考虑可能与冠脉痉挛或冠脉微血管病变有关，但无确切的证据支持。入院后未在发作胸痛，给予阿司匹林抗血小板，瑞舒伐他汀调节血脂，地尔硫卓抗冠脉痉挛，补钾治疗。患者病情平稳出院，随访期间无类似症状再次发作。

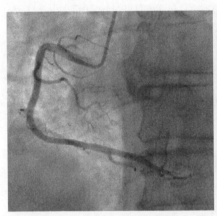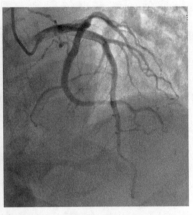

图 2-41　急诊冠状动脉造影：左图左冠脉头位，右图右冠脉右前斜位

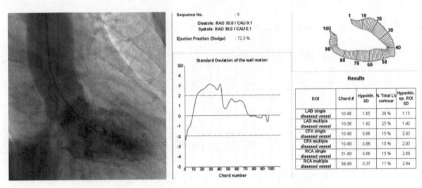

图 2-42　左心室造影及左室分析图

病例分析

随着心血管诊疗技术发展，尤其是冠脉介入治疗水平的提高，患者对于冠心病认知的提高，越来越多的胸痛待查高度疑诊急性冠脉病变的患者，进行了急诊冠脉造影检查，同时也发现了部分患者造影结果阴性，这给我们更多的反思，准确快速识别高危急性冠脉事件，同时明确造影阴性结果的原因，其背

后存在的疾病可能性，对于临床诊疗水平的提高至关重要。结合该病例，患者老年男性，具有高血脂、吸烟的冠心病危险因素，胸痛、下壁导联 ST 段抬高，提示存在急性心肌缺血的可能，但急诊冠脉造影及左室造影未见异常。难点在于患者胸痛症状及心电图变化的原因：冠脉痉挛、微血管病变、一过性冠脉血栓、心包炎？

首先，诊断心肌梗死方面，心肌酶学发挥至关重要作用，心肌梗死酶学演变：急性心肌梗死 CK-MB 一般在急性心梗发病后 3～6 小时增高，16～20 小时达高峰，3～4 天恢复正常，且增高程度与梗死面积大小基本一致。TnI、TnT 为更具有心脏特异性的标记物，在发病 3～4 小时即可升高，11～24 小时达高峰，7～10 天恢复正常，对心梗的早期诊断和发病后较晚就诊的患者均有意义。结合该患者入我院急诊时胸痛症状已发作 10 小时，心肌酶学仍为阴性，单从心肌酶的角度考虑急性冠脉病变可能性不大。同时，患者无发热，感染相关的生化指标（细菌，病毒，结核）阴性，心脏超声未见心包积液表现，心包炎的依据也不足。

其次，冠脉病变机制方面，冠状动脉内急性血栓形成是导致急性心肌梗死的最常见原因，通常急性心肌梗死的发生与冠状动脉狭窄程度密切相关。但研究发现，急性心肌梗死有时易发生于冠状动脉狭窄并不十分严重患者身上，血管内超声进一步发现此类患者的梗死相关血管内存在较多松软、易破裂斑块，斑块破裂是启动急性血栓形成的原因，通常并无严重而固定的狭窄。研究显示临床明确诊断为冠心病的患者中约有 10%～30% 冠脉造影阴性，明确诊断为急性心梗的患者中也约有 1% ～ 12% 的患者冠脉造影阴性[1]，2016 年欧洲心脏病协会定义这种情况为冠状动脉非阻塞性心肌梗死[2]，诊断标准如下：急性心肌梗死标准，冠脉造影显示非阻塞性冠状动脉疾病，并排除引起心肌梗死临床表现的特殊疾病（如心肌炎、肺栓塞）；其存在的可能原因有：①冠状动脉痉挛；②冠脉解剖异常：冠脉开口异常或心肌桥；③血液高凝状态；④栓子脱落、血栓自溶；⑤ Takotsubo 心肌病（应激性心肌病）。在冠状动脉非阻塞性心肌梗死发生机制方面，越来越多研究认为内皮细胞功能障碍发挥着重要作用[3]。

缺血伴非阻塞性冠状动脉疾病患者的心血管事件（包括急性冠脉综合征、心衰住院、卒中和重复心血管手术）风险会升高，而且发展为射血分数保留型心衰的风险较高。诊疗方面：可以利用冠脉压力导丝技术评估微血管病变程度及冠脉血流速度，药物方面除了常规冠心病二级预防药物之外，其余可用的药物有伊伐布雷定、Rho 激酶抑制剂、内皮素受体阻断剂等；非药物干预措施有运动、认知行为疗法、经皮神经电刺激等[4]。

另外，许多非动脉粥样硬化因素同样可引起严重的冠状动脉狭窄，并可引起不稳定型心绞痛、急性心肌梗死或心脏性猝死。因其冠脉痉挛、斑块破裂、血栓形成及心脏性猝死的发生无法预估性，冠脉造影正常的急性心肌梗死患者其实是一种更高危的人群。冠脉造影广泛用于评价冠状动脉狭窄的存在与否及其严重程度，而对冠状动脉壁的变化所提供的信息较少。临床上有胸闷胸痛症状，心电图有类似心肌梗死表现，但冠脉造影"正常"的患者，也许是更高危人群，如存在冠脉痉挛，

一过性血栓，微血管病变可能性，在临床上应引起我们的高度
重视。

 病例点评

患者老年男性，有高血脂、吸烟的冠心病危险因素，胸
痛，下壁导联 ST 段抬高，首诊考虑冠心病，但急诊冠脉造影
及左室造影未见异常。患者胸痛症状、心电图变化的原因值得
进一步探讨。

本病例的亮点及经验：①当基础病史、临床症状、心电
图、特别是心肌酶学变化，高度怀疑心肌梗死，但冠脉造影并
未发现明显冠状动脉狭窄，引起我们思考，加深对冠状动脉非
阻塞性疾病的认知。②高度疑诊心肌梗死，造影阴性时原因：
一过性血栓、冠脉痉挛、缺氧状态、心肌桥等。③诊疗非阻塞
性冠状动脉疾病时，利用血管内超声、光学断层扫描等技术，
能够增加对这种病变的认识，诊疗过程中需要打开多个思路，
不能仅仅局限于冠脉血管本身。

参考文献

1. VASSANELLI C, MENEGATTI G, ZANOTTO G, et al. Myocardial infarct and angiographically normal coronary arteries. Cardiologia (Rome, Italy), 1991, 36 (12 Suppl 1): 161-170.

2. AGEWALL S, BELTRAME J F, REYNOLDS H R, et al. ESC working group position paper on myocardial infarction with non-obstructive coronary arteries. European heart journal, 2017, 38 (3): 143-153.

3. SHAW J, ANDERSON T. Coronary endothelial dysfunction in non-obstructive coronary artery disease: Risk, pathogenesis, diagnosis and therapy. Vascular

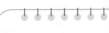
medicine，2016，21（2）：146-155.

4.　BAIREY MERZ C N，PEPINE C J，WALSH M N，et al. Ischemia and No Obstructive Coronary Artery Disease （INOCA）：Developing Evidence-Based Therapies and Research Agenda for the Next Decade. Circulation，2017，135（11）：1075-1092.

（公绪合）

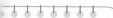

病例 16　进展的 De Winter 综合征

病历摘要

患者男性，68 岁，主诉：活动后胸痛 3 天，加重 3 小时。患者入院前 3 天开始反复于活动后出现胸痛，为胸骨后压榨性疼痛，向后背部放射，伴胸闷、出汗，无心悸、头晕，无恶心、呕吐，快速行走 30 ～ 40 m 即可出现上述症状，休息后 5 ～ 10 分钟可缓解，未至医院进一步明确诊治。就诊当日晨 6 点许于排便时再次出现胸痛，性质较前加重，伴头痛、头晕、大汗，症状持续不缓解，由家人送来我院急诊。患者自发病以来，睡眠、精神尚可，食欲正常，大便如常，自前列腺电切术后出现尿色发红，伴尿痛、尿不尽，近期体重无明显变化。

既往史：高脂血症 5 年，未正规服药治疗。9 个月前因前列腺增生行前列腺电切术治疗。否认冠心病、高血压、糖尿病等病史。吸烟 30 余年，5 ～ 10 支 / 天。

体格检查：T 36.0℃，R 18 次 / 分，P 69 次 / 分，BP 110/70 mmHg。神清，精神可，双侧颈动脉未闻及杂音。胸廓对称无压痛，双肺触觉语颤正常且对称，双肺叩诊呈清音，双肺呼吸音粗，双肺底可闻及少许湿啰音。心率 69 次 / 分，律齐，各瓣膜听诊区未闻及病理性杂音及心包摩擦音。腹平软，全腹无压痛，无反跳痛及肌紧张，肝脾肋下未触及，肠鸣音 4 次 / 分。双下肢无水肿。

辅助检查：

1. 实验室检查：血常规：白细胞 $12.28 \times 10^9/L$，中性粒细胞百分比 85.4%，血红蛋白 142 g/L，血小板 $226 \times 10^9/L$。心肌酶：肌酸激酶 139 U/L，CK 同工酶 7.40 ng/mL，肌钙蛋白 I 0.281 ng/mL，肌钙蛋白 T 0.061 ng/mL。DIC 初筛：凝血酶原时间 11.6 s，D- 二聚体 0.6 mg/L。生化：谷丙转氨酶 24 U/L，谷草转氨酶（AST）26.9 U/L，肌酐 91.1 μmol/L，尿素氮 4.18 mmol/L，葡萄糖 8.23 mmol/L。

2. 心电图检查：急诊首次心电图（图 2-43）：窦性心律，V2 ～ V6 导联 ST 段上斜型压低 0.1 ～ 0.3 mV，T 波略高耸，胸前导联 R 波递增不良，Ⅱ、Ⅲ、avF 导联 ST 段水平型压低 0.05 ～ 0.1 mV，avR 导联 ST 段抬高 0.1mV。3 小时后复查心电图（图 2-44）：窦性心律，Ⅰ、aVL、V2 ～ V6 导联 ST 段抬高 0.1 ～ 0.3 mV，Ⅱ、Ⅲ、avF 导联 ST 段压低 0.2 mV。

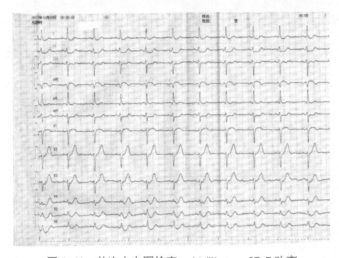

图 2-43　首次心电图检查：de Winter ST-T 改变

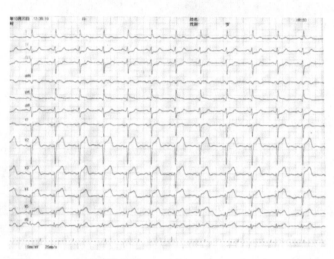

图 2-44　3 小时后心电图：I、aVL、V2 ～ V6 导联 ST 段抬高

入院诊断：①冠状动脉粥样硬化性心脏病 [急性广泛前壁心肌梗死、心功能 Ⅱ 级（Killip 分级）]。②血脂异常。③前列腺增生。④前列腺电切术后。

诊疗经过：患者因胸痛就诊，急诊查心电图可见多导联 ST 段压低，前壁导联 T 波略高耸，化验 TnT、TnI 轻度升高，当时考虑诊断急性非 ST 段抬高型心肌梗死。当时给予硝酸异山梨酯静脉泵入扩张冠状动脉治疗，患者胸痛症状未见明显缓解。3 小时后复查心电图发现 I、aVL、V2 ～ V6 导联 ST 段抬高，修改诊断为急性广泛前壁心肌梗死。患者发病时间 < 12 小时，持续胸痛不缓解，伴血压下降（最低至 80/60 mmHg），立即启动绿色通道，送至心内科导管室完成急诊冠状动脉造影检查。冠状动脉造影结果显示：左主干（LM）未见明显狭窄。前降支（LAD）近段 100% 闭塞（图 2-45），前向血流 TIMI 0 级。左回旋支（LCX）近段弥漫性狭窄 70% ～ 90%，右冠状动脉（RCA）中段 60% ～ 70% 节段性狭窄，

前向血流 TIMI 3 级。考虑梗死相关血管为 LAD，且合并心源性休克，在主动脉内球囊反搏（IABP）支持下开通 LAD，于 LAD 近中段置入 1 枚支架（图 2-46）。手术过程顺利，LAD 前向血流恢复 TIMI 3 级。术后患者胸痛症状缓解，复查心电图 I、aVL、V2 ～ V6 导联 ST 段回落，T 波双向或倒置（图 2-47）。患者冠脉介入（percutaneous coronary intervention，PCI）术后监测血压仍较低，给予多巴胺静脉泵入维持血压，并继续 IABP 辅助循环治疗。此后患者生命体征逐渐恢复平稳，于术后第 5 天停用多巴胺，同日拔除 IABP。入院第 8 天进行了择期 PCI 干预 LCX，并于 LCX 置入 2 枚支架。患者病情好转，复查心肌酶学指标明显下降，于第 12 天出院。

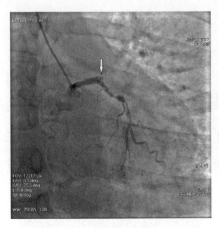

图 2-45　急诊冠脉造影示 LAD 近段
100% 闭塞

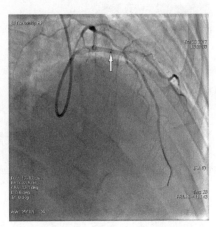

图 2-46　LAD 近中段成功植入一个
支架

笔记

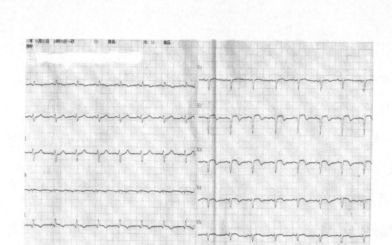

图 2-47　PCI 术后心电图：ST 段回落，T 波双向、倒置

病例分析

治疗难点及注意事项：

有相当一部分急性心肌梗死患者的心电图表现不典型，临床上很容易被漏诊或误诊。由于未能及时做出准确的判断，往往会导致病情恶化，错过最佳的治疗时机。De Winter 综合征就是其中一种比较凶险的类型。2008 年 De Winter 等在《新英格兰医学杂志》首先描述了这种心肌梗死的特殊心电图改变，其主要心电图特征表现为：①胸前导联 V1 ～ V6 ST 段 J 点下移，上斜型下移≥ 0.1mV。②胸前导联 T 波高尖而对称。③多伴 aVR 导联轻度抬高，并可以出现下壁导联 ST 段压低，QRS 波时限可以正常或者轻度延长。De Winter ST-T 改变往往提示了 LAD 近段完全闭塞或者次全闭塞（有个案报道高位对角支闭塞也可出现 De Winter ST-T 改变），病情通常比较危重，需

将其等同于急性前壁心肌梗死处理。此后 De Winter 等提出应当把心电图上这一特异性改变作为 ST 段抬高型心肌梗死的等危症进行管理。典型胸痛患者，如果心电图上出现 De Winter ST-T 改变，应当积极进行急诊冠脉造影检查，尽快完成血运重建。

最初的观点认为心电图上这种 De Winter ST-T 改变是静止不变的，不会进展成 ST 段抬高型心肌梗死，直到再灌注治疗以后心电图才会出现动态演变。但是随着 De Winter 综合征相关报道的增多，可以看到有相当一部分患者的心电图早期表现为 De Winter ST-T 改变，由于没有及时干预，在后期都出现了前壁导联 ST 段抬高或者 T 波倒置，本例患者也是如此。这种特征性的心电图变化到底是暂时的还是持续存在的，目前仍然存在争议。有分析认为部分 De Winter 综合征不发生透壁性心肌梗死，与 LAD 有良好的侧支循环有关，主要表现为严重的内膜下缺血。而进展成前壁心肌梗死的患者，多数侧支循环建立不佳。本例患者冠脉造影时 LAD 近段完全闭塞，而无明显侧支循环，可能是后期出现 ST 段抬高的原因。由于急诊医生对该病的认识不足，只是按一般的急性非 ST 段抬高型心肌梗死处理，未能尽早进行急诊 CAG 检查及 PCI 治疗，最终进展成透壁的急性广泛前壁心肌梗死。

当接诊急性胸痛的患者时，我们应当对每一项检查结果进行仔细分析，尤其是心电图，不要遗漏任何一个细节。对于怀疑心肌梗死的患者，应重视心电图上不典型的改变，警惕一些少见的临床情况如 De Winter 综合征、Wellens 综合征等。此外还应当密切监测患者病情变化，及时复查心电图，尽快明确诊断和采取有效的治疗措施。

📋 病例点评

De Winter 综合征是一种少见的急性心肌梗死心电图改变。与急性心肌梗死超急性期短暂的 T 波高尖不同，这种特征性的心电图 ST-T 改变可以维持很长时间甚至静止不变。其电生理机制目前仍未明确，有学者认为与浦肯野纤维的解剖变异及细胞膜 ATP 敏感性钾通道失活有关。De Winter 综合征提示 LAD 近段严重狭窄或急性闭塞，病情凶险，应加强重视，一旦发现这种心电图变化，建议立即行急诊冠脉造影检查及再灌注治疗。

参考文献

1. DE WINTER R J，VEROUDEN N J，WELLENS H J，et al. A new ECG sign of proximal LAD occlusion. N Engl J Med，2008，359（19）：2071-2073.

2. MONTERO CABEZAS J M，KARALIS I，SCHALIJ M J. De Winter Electrocardiographic Pattern Related with a Non-Left Anterior Descending Coronary Artery Occlusion. Ann Noninvasive Electrocardiol，2016，21（5）：526-528.

3. DE WINTER R W，ADAMS R，VEROUDEN N J，et al. Precordial junctional ST-segment depression with tall symmetric T-waves signifying proximal LAD occlusion，case reports of STEMI equivalence. J Electrocardiol，2016，49（1）：76-80.

4. 林荣. 容易忽略的急性心肌梗死心电图. 心电图杂志（电子版），2012，2：75-79.

（梁思文）

心肌病变

病例 17　酒精性心肌病合并中毒性肌病

病历摘要

患者男性，50岁，商人。因"间断活动后胸闷2周，加重4天"入院。患者2周前无明显诱因出现活动后胸闷、呼吸困难，伴心悸，咳嗽、咳白痰，多于平地快走300～500 m，或上4层楼后出现。无胸痛、大汗，无头晕、晕厥、黑蒙，无发热，无恶心、呕吐，无双下肢水肿，无肌痛，休息7～10分钟后可缓解，患者间断出现上述症状，偶有夜间憋醒，2～3天发作1次，未予诊治。4天前患者轻度活动（平地走300 m左右）即出现胸闷、呼吸困难，伴心悸，休息10分钟后可缓解，夜间不能平卧入睡，每晚憋醒 2 ～ 4 次。1 天前就诊于我院急诊，查心电图提示房颤心律，完全性左束支传导阻滞，频发室性期前收缩，V1 ～ V4 ST 段抬高 2 ～ 3 mm，查心肌酶及肌钙蛋白显著升高（11-25 15：00 CK 962 U/L，CK-Mbmass 18.60 ng/mL，TnI 0.055 ng/mL，TnT 0.056 ng/mL；11-25 18：00 CK 931 U/L，CK-Mbmass 22.70 ng/mL，TnI 0.072 ng/mL，TnT 0.066 ng/mL；11-25 22：00 CK 912 U/L，CK-Mbmass 19.40 ng/mL，TnI 0.088 ng/mL，TnT 0.066 ng/mL；11-26 6：00 CK 766 U/L，CK-Mbmass 11.50 ng/mL，TnI 0.084 ng/mL，TnT 0.074 ng/mL），考虑"急性非 ST 段抬高型心肌梗死"，为行进一步诊治收入我院 CCU。患者近期以来，精神、饮食、睡眠可，近 4 年体重下降 15 ～ 20 kg。

既往史：6 年前体检发现心肌酶升高，无不适症状，未进行进一步检查。高血压病史 5 年，最高 168/118 mmHg，口服硝苯地平控释片降压治疗，自诉血压控制在 130 ～ 140/90 ～ 100 mmHg。高脂血症 5 年，未治疗。反流性食管炎 1 个月。荨麻疹 7 年，间断口服盐酸西替利嗪（仙特明）治疗。便秘 1 年。否认糖尿病、脑血管病、精神疾病史。否认肝炎史、结核史、疟疾史。否认手术、外伤、输血史，否认食物过敏史，自诉对青霉素、头孢过敏，预防接种史不详。否认疫水、疫区接触史，否认其他放射性物质及毒物接触史。免疫接种史不详。吸烟 20 年，每天 40 支；饮酒 20 年，每天白酒约 500 g，诉近 4 年饮酒量较前减少。20 岁结婚，育有 1 儿 1 女，妻子儿女均体健。父亲已逝，死于高血压脑出血；母亲健在，有高血压、糖尿病，兄弟姐妹 3 人，均有高血压。

体格检查：体温 36℃，脉搏 69 次 / 分，呼吸 17 次 / 分，血压：左上 131/91mmHg，右上 126/89 mmHg，体重 65 kg，身高 169 cm，BMI 22.8 kg/m2，腹围 89 cm。双肺呼吸音粗，双下肺未闻及明显干湿性啰音。心前区无隆起及凹陷，心尖搏动位于胸骨左侧第五肋间锁骨中线处，各瓣膜区未触及震颤，叩诊心界向左扩大，心率 88 次 / 分，心律不齐，第一心音强弱不等，P2 > A2，可闻及 P2 分裂，各瓣膜区未闻及杂音，无心包摩擦音。腹平软，未见腹壁静脉曲张，无压痛、反跳痛及肌紧张，肝肋下 3 cm，Murphy's 征（－），双下肢无水肿。

辅助检查：

1. 血常规：WBC 8.34×10⁹/L，GR% 53.1%，HGB 148 g/L，PLT 325×10⁹/L，血沉：ESR 22 mm/1h。

2. 心肌酶：CK 891 U/L ↑，CK-Mbmass 18.40 ng/mL ↑，TnI 0.117 ng/mL ↑，TnT 0.082 ng/mL ↑。复查心肌酶（入院 2 天）：CK 595 U/L ↑，CK-Mbmass 8.50 ng/mL ↑，TnI 0.084 ng/mL ↑，TnT 0.070 ng/mL。心肌酶（入院 3 天）：CK 405 U/L ↑，CK-Mbmass 6.80 ng/mL ↑，TnI 0.077ng/mL ↑。

3.DIC 初筛：PT（s）11.90 s，PT（A）93.00%，APTT 29.00 s，FDP 2.50 mg/L，Fbg 5.12 g/L，D-Dimer 0.60 mg/L。

4. NT-proBNP：1670 pg/mL。入院 2 天 NT-proBNP：1582 pg/mL ↑；入院 3 天 NT-proBNP：854 pg/mL ↑。

5. 生化：ALT 52 U/L，ALP 60 U/L，GGT 558 U/L ↑，AST 37.0 U/L，ALB 36.8 g/L，T-BIL 15.91μmol/L ↑，Cr 66.3μmol/L，UA 408.0μmol/L，CHOL 4.30 mmol/L，TG

1.45 mmol/L，HDL-C 1.05 mmol/L，LDL-C 2.48 mmol/L，钾 4.87 mmol/L。甲状腺系列：TSH 2.17 μIU/mL，FT_3 3.04 pg/mL，FT_4 0.92 ng/dl，HbA_{1c} 5.60%，ANA 1 ∶ 160（+）↑，免疫印迹法抗 SSA 抗体（+）↑。

6. 血气分析：pH 7.394，PCO_2 43.80 mmHg，PO_2 81.80 mmHg，SO_2 96.30%，Lac 1.40 mmol/L，$AaDpO_2$ 18.90 mmHg，HCO_3^- 26.10 mmol/L，SBE 1.20 mmol/L。

7. 尿便常规：BLD（－），PRO（+，0.3g/L），尿蛋白 4 项：微量白蛋白 55.80 mg/dL，转铁蛋白 3.16 mg/dL，免疫球蛋白 IgG 2.82 mg/dL，a1- 微球蛋白 1.11 mg/dL，便常规 + 潜血（病房）：潜血阴性。

8. 心电图：入院时，房颤，完全性左束支传导阻滞，频发室性期前收缩，V1 ～ V4 ST 段抬高 2 ～ 3 mm（图 3-1）。

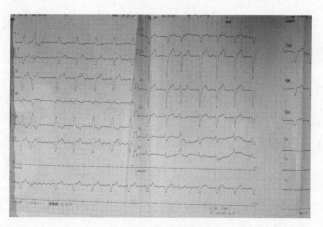

图 3-1　心电图

9. 胸部 X 线片（图 3-2）：图 A 正位，心影增大，心尖变圆；图 B 侧位，Hoffman-Rigler 征：侧位片上左心室边缘至下腔静脉后壁之间的距离超过 1.9 cm

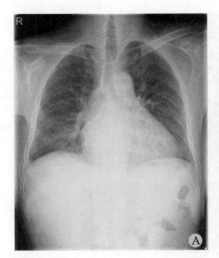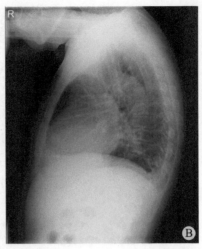

图 3-2　胸部 X 线片

10. 胸部 CT：双下肺间质病变。

11. 超声心动图：双房、左室内径增大，左房内径 4.98 cm，EDD 5.96 cm，ESD 4.82 cm，右房上下径 × 左右径：5.85 cm × 3.70 cm，右室内径正常，左室射血分数 39%，各瓣膜无异常，室壁不厚，左室整体室壁运动减弱，以左室下壁、后壁基底段为著。肺动脉内径正常。彩色多普勒：二尖瓣、主动脉瓣轻度反流流束，三尖瓣轻度反流流束，轻度肺动脉高压（SPAP 48.69 mmHg）。

12. 心肌核素显像（图 3-3）：静息心肌显像示左心室心腔扩大，左室放射性分布欠均匀，呈轻度花斑样改变。

诊断：①酒精性心肌病。②酒精中毒性肌病。③心功能 IV 级（NYHA 分级）。④心律失常、心房颤动、完全性左束支传导阻滞。⑤高血压 3 级（很高危）。⑥高脂血症。

诊疗方案与经过：入院后给予阿司匹林、氯吡格雷抗血小板，低分子肝素抗凝，他汀控制血脂、稳定斑块治疗，ACEI

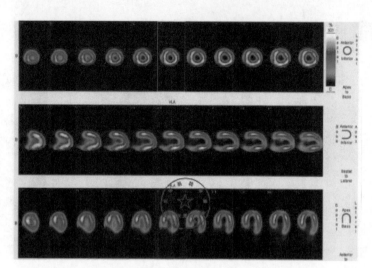

图 3-3 静息心肌显像

降压，美托洛尔（倍他乐克）减慢心率等治疗。患者住院期间仍有喘憋，夜间憋醒等症状，间断给予毛花苷 C 及呋塞米对症治疗，喘憋症状逐渐消失，病情稳定后于 2017-11-28 行冠脉造影检查，结果显示：①冠脉供血呈右优势型，左右冠开口正常，左右冠脉走行区无钙化影。② LM（－），LAD（－），前向血流 TIMI3 级。③ LCX（－），前向血流 TIMI3 级。④ RCA（－），前向血流 TIMI3 级。结论：冠状动脉造影未见明显异常。患者心脏扩大，肌酶持续增高，24 小时动态心电图示阵发房颤，但心电图无动态变化，且冠脉造影正常，排除了缺血性心肌病，考虑其他引起心肌受损伤的因素。

结合患者有长期大量饮酒史，首先考虑为酒精性心肌病，但抗核抗体（ANA）1：160，抗 SSA 抗体（＋），尿蛋白（＋），不能除外免疫性疾病导致肌炎可能，如多发性肌炎或皮肌炎。进一步行肌电图示肌原性改变。左肱二头肌组织活检：提示部分横纹肌纤维轻度萎缩，未见明显变性，肌间散在少量炎细胞浸润，肌间小血管未见变性及炎性细胞浸润。风湿免疫科会诊意见：患者虽然抗核抗体（ANA）1：160，抗 SSA 抗体（+），但病理检查没有典型的肌炎表现，诊断多发肌炎及皮肌炎依据不足，建议观察，不需要药物治疗。追问病史，患者近四年体重下降明显，同时有四肢变细，疲乏无力，结合长期大量饮酒史，考虑诊断为酒精性心肌病、酒精性中毒性肌病，建议患者戒酒。

病例分析

本患者以心力衰竭症状就诊，超声心电图显示心脏扩大，射血分数降低，排除了心肌缺血导致的心肌损害。患者有 5 年的高血压病史，但血压控制较平稳，超声心动图未见心肌肥厚表现，高血压性心脏病心脏结构改变往往为先肥厚再扩张，同本患者的检查结果不符，可排除高血压性心肌损害。患者此次因心衰症状入院，伴心肌酶增高，还应考虑急性心肌炎，但患者无相关感染病史，也不考虑此诊断。结合长期饮酒史，最终诊断酒精性心肌病。

酒精性心肌病是由于长期饮酒，导致心肌变性，从而心脏扩大，表现为心功能不全的一类继发性心肌病。本病没有确切有效的诊断标准，往往是排除其他疾病后结合饮酒史而诊断。诊断条件包括：①长期大量饮酒史：一般指纯酒精 125 mL/d，或白酒约 150 mL/d、啤酒约 4 瓶 / 日以上，持续 6 ～ 10 年。②出现心脏扩大和心衰的临床表现：实验室检查示心室扩大、心功能减低、肺淤血征。③排除了其他心脏病病史。④酒精性心肌病的早期患者戒酒后（6 个月），心肌病的临床表现可以逆转。本例患者除第四条有待继续追踪观察外，其余均符合。

在长期饮酒的人群中，酒精性心肌病发病率为 30%，发病年龄 50 岁左右。酒精性心肌病的病理生理机制包括长期大量饮酒可以引起心肌细胞产生坏死和凋亡，心肌细胞内线粒体结构和功能发生了改变，肌浆网对钙离子地摄取和释放产生影响，导致钙离子转运失调，钙内流减少，导致心肌收缩力下降。另一方面，长期大量的酒精摄入导致神经内分泌系统紊乱，交感神经系统及肾素－血管紧张素系统激活，引起心脏结构和功能发生变化，最终发展至心力衰竭。

本患者肌酶增高多年，近 4 年有体重明显下降，伴四肢变细，乏力等症状，但无明显肌酸肌痛。除了酒精性心肌损害因素外，还应该考虑有四肢骨骼肌的损伤。慢性酒精中毒性肌病肌肉活检主要表现为小区域的陈旧性坏死与萎缩，少有炎性细胞浸润，肌电图以肌源性损害为主，与本患者病理结果基本相符。肌无力、肌肉萎缩等骨骼肌损害症状在长期嗜酒人群中常见，有些还表现有肌痛、肌肉痉挛症状。这些肌肉症状以往认为是饮酒导致营养物质吸收不良所致，或是继发于酒精中毒性周围神经损害。但现在观点认为，酒精中毒性骨骼肌损害是与酒精中毒有关的常见的和独立的疾病，在慢性过量饮酒（即每日饮酒中乙醇含量＞ 100 g，连续饮酒超过 24 个月）人群中，40% ～ 60% 罹患酒精中毒性肌病。乙醇及其代谢产物（包括乙醛、乙酸等）都是肌肉毒素，可通过多环节造成肌细胞损害。乙醇本身的毒性作用是最重要的。致病机制为乙醇通过对细胞膜的损害，对骨骼肌收缩性的影响及通过对骨骼肌细胞蛋白质合成、糖代谢活动的影响而造成肌细胞的功能障碍[5-8]。

在排除其他病因后，结合相关长期大量饮酒史，存在肌无力、肌肉萎缩等骨骼肌损害症状时因考虑有慢性酒精中毒性肌病，有些还表现有肌痛、肌肉痉挛症状。肌无力和肌肉疼痛症状主要累及上、下肢近端肌肉；肌肉痉挛主要累及下肢小腿后肌群；肌无力症状多为持续性，肌肉疼痛和痉挛主要表现为间断发作。

本患者肌酸激酶增高多年，应与多发性肌炎相鉴别，多发性肌炎发病与饮酒无关，血清学检查见肌酶升高明显，光镜下见肌纤维变性和坏死，可同时存在肌纤维的再生，大量炎细胞浸润和小血管增生，萎缩的肌纤维以圆形为主。慢性酒精中毒性肌病患者肌酶谱正常或轻度升高，肌纤维也有萎缩变性和坏死，但一般无再生的肌纤维，多无炎细胞浸润，萎缩的肌纤维呈角型、条形或不规则形，可与多发生肌炎鉴别。本患者肌肉活检病理表现符合慢性酒精中毒性肌病。

UrbanO-marguez 等的研究发现慢性酒精中毒性肌病患者合并心脏损害较常见。可能与二者同属横纹肌、有较高代谢率有关。临床医师接诊酒精性心脏病患者时，应注意有无其他器官受累，包括肝脏、肌肉及神经系统情况，以及时发现相关损害并采取积极的治疗措施，防止发生严重不良后果。酒精性心肌病及酒精中毒性肌病的患者大部分为酒精依赖，酒精依赖是造成患者长期过量饮酒的主要原因，进而导致酒精中毒相关疾病的发生，强调嗜酒的危害性、加强相关的健康宣教并采取一些有效措施戒酒才能改善这些患者预后。

病例点评

　　饮酒到底对心脏好不好？本例患者清楚地表明酒精对人体的心脏和肌肉都能够造成损害。但是，目前各国家指南对饮酒都是口径一致地建议"限制"而不是"戒断"，因此很多人会提出多个问题：饮哪类酒？饮多少适合？

　　本例患者提示长期大量的饮酒是不适宜的，看看长期大量饮酒的定义：一般指纯酒精 125 mL/d，或白酒约 150 mL/d、啤酒约 4 瓶 / 日以上，持续 6 ～ 10 年。可见无论哪种酒，都是以酒精的含量来决定的，度数高的要量少，度数低的也需要限量。

　　一旦发生酒精性心脏、肝脏、大脑和肌肉损伤，戒酒是最好的治疗方法，一般而言，戒酒后半年就可以看到明显的效果，如超声心动图提示的心脏扩大可以恢复。

　　对酒精依赖的患者戒酒是有一定难度的，需要对他们进行耐心、反复的宣教，需要家人的支持、监督和鼓励。要让患者建立信心，通过戒酒来缓解包括心力衰竭等脏器的损伤。

参考文献

1. 马爱群，胡大一，牛小麟，等 . 心血管病学 . 北京：人民卫生出版社，2005.

2. MARIANN R PIANO. Alcoholic cardiomyopathy：incidence clinical characteristics and pathophysiology. Chest，2002，121（5）：1638.

3. GUILLO P，MANSOURATI J，MAHEU B，et al. Long-term prognosis in patients with alcoholic CM and severe heart failure after total abstinence. The American Journal of Cardiology，1997，79（9）：1276.

4. 刘勇，郑健. 酒精中毒性肌病. 中风与神经疾病杂志，2001，18（2）：126-128.

5. YADAV R B，BURGOS P，PARKER A W，et al. mTOR direct interactions with Rheb-GTPase and raptor：sub-cellular localization using fluore scence lifetime imaging. BMC Cell Biol，2013，14：3.

6. FEMANDEZ-SOLA J，PREEDY V R，LANG C H，et al. Molecular and cellular events in ethanol-induce muscle disease. Ethanol Clin Exp Res，2007，31（12）：1953-1962.

7. GONZÁLEZ-REIMERS E，SANTOLARIA-FERNÁNDEZ F，MARTÍN-GONZÁLEZ M C，et al. Alcoholism：a systemic proinflammatory condition. World J Gastroenterol，2014，20（40）：14660-14671。

8. FERNFNDEZ-SOIF J，SACANE Ⅱ A E，ESTRUCH R，et al. Singnificance of type Ⅱ fiber atrophy in chronic aIcohoIic myopathy. J NeuroI Sci，1995，130（1）：69.

9. URBANO-MARGUEZ A，ESTRUCH R，NAVARRO-LOPEZ F，et al. The effects of aIcohoIism on skeIetaI and cardiac muscIe. N EngI J Med，1989，320：409.

（沈爱东）

病例 18　左室心肌致密化不全的诊治

病历摘要

　　患者男性，59 岁，退伍军人。因"心电图异常 10 年、劳累后胸闷、喘憋 1 年"于 2017 年 3 月入院。10 年前（2007 年 10 月），患者体检心电图示室性期前收缩二联律，Ⅱ、V5、V6 导联 T 波低平、双向。此后每年均体检，心电图均上述表现。2012 年 9 月患者再次因体检心电图异常就诊于某医院，超声心动图：左心增大（左房前后径 40 mm、左室舒张末径 58 mm），右心正常，室间隔及左、右室壁厚度正常，室壁运动弥漫性减低，各瓣膜形态结构正常，左室射血分数减低（LVEF 33%），二尖瓣少量反流，考虑心肌受累疾患。运动平板试验（−）。Holter：窦性心律不齐，偶发房性、室性期前收缩，ST-T 改变，诊断为"扩张型心肌病"，开始口服阿司匹林、卡维地洛、曲美他嗪、地高辛、芪苈强心、培哚普利等药物。1 年来（2016 年至今），患者间断出现劳累后胸闷、喘憋，无胸痛，无肩、背部不适，无头晕、黑蒙，每次持续约 3 ～ 5 分钟，休息可缓解，未服用药物。为求诊治来我院。

　　既往史：高脂血症病史 8 年余。前列腺肥大病史 8 年。脂肪肝病史 7 年。2017 年 2 月结肠息肉切除术。吸烟史 20 余年，平均 10 余支 / 天，戒烟 2 个月，无饮酒史。父母否认心脏病，死因不详，有妹妹 1 人，超声心动检查正常，育有 1 女，女儿超声心动图结果正常。

体格检查：体重 71 kg，身高 164 cm，BMI 26.4 kg/m²，腹围 90 cm。无颈静脉怒张。叩诊左心界向左下扩大，心率 73 次 / 分，律齐，第一心音正常，未闻及心音分裂，余各瓣膜听诊区未闻及杂音，未闻及心音分裂，未闻及额外心音及心包摩擦音。腹稍膨隆，腹软，无腹壁静脉曲张，无压痛及反跳痛，肝脾肋下未触及，移动性浊音（－），腹部叩诊鼓音，肝、脾、肾区无叩痛，肠鸣音约 4 次 / 分。双下肢无水肿。

辅助检查：

1. 入院后心电图（图 3-4）：可见偶发室性期前收缩，Ⅰ、avL、V5 ~ V6 导联 ST-T 改变。

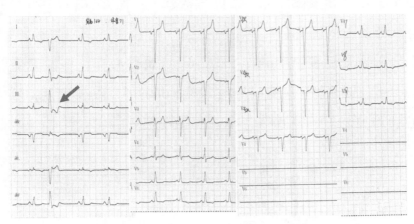

图 3-4　入院时 18 导联体表心电图（红色箭头为室性期前收缩）

2. 冠脉 CTA（图 3-5）：①冠状动脉呈右优势型；②冠状动脉粥样硬化斑块形成，前降支近段（狭窄程度约 40%）、回旋支近段（狭窄程度约 40%）、右冠状动脉近段、中段管腔轻度狭窄。

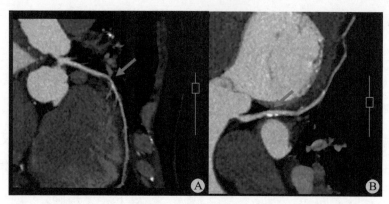

图 3-5　冠脉 CTA（A 为前降支，B 为左回旋支，红色箭头为狭窄部位）

3. 心肌核素结果：①左室部分前壁、心尖、部分侧壁血流灌注减低。②左室部分后壁呈轻度缺血表现。③左室增大，左室室壁运动弥漫性减低。④负荷状态下左室 EF 值约 24%，静息状态下左室 EF 值约 29%。

4. 入院后复查 Holter（图 3-6）：窦性心律，房性期前收缩，室性期前收缩（有时成对出现）6803 次，短阵室速，可见 ST-T 改变。

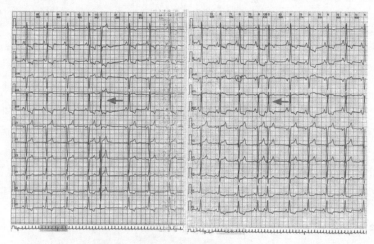

图 3-6　入院 Holter（红色箭头为房性期前收缩，可见 I、II、III、aVF 导联，V5，V6 导联 ST-T 改变）

5. 入院后复查超声心动图：左房、左室内径增大（左房前后径 37.8 mm、左室舒张末径 61.5 mm），余房室内径正常，左室射血分数 30%，左室整体室壁运动减弱，左室侧壁、后室间隔中下段肌小梁丰富，可见隐窝，其内有血流充填，收缩期心肌致密层似变薄，各瓣膜无异常，二尖瓣轻中度反流，三尖瓣轻度反流（图 3-7）。与 2012 年相比患者新出现明显粗大肌小梁，左心室内径较前增大，左房内径变化不大，射血分数仍较低（患者自觉活动耐量下降）（表 3-1）。

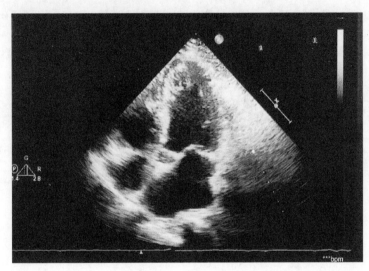

图 3-7　入院后超声心动图，心尖四腔图，红色箭头为粗大肌小梁

表 3-1　2012 年与 2017 年超声心动图比较

日期	左房前后径（mm）	左室舒张末期内径（mm）	EF	有无肌小梁及隐窝
2012 年	40	58	33%	无
2017 年	37.8	61.5	30%	有

6. 鉴于患者超声心动图表现，高度怀疑左心室致密化不

全，然超声心动图所见同一室壁部位非致密化心肌与致密化心肌厚度之比值尚不足 2.0。遂完善心脏核磁，结果回报：左室增大（舒张末期左房前后径 38 mm，左室横径 71 mm）；左心室疏松组织与致密心肌的厚度比为 3.6；LVEF 22%。考虑左心室致密化不全可能。心脏核磁示非致密化心肌和致密心肌在舒张末期的最大比值大于 2.3，最终确诊左心室致密化不全（图 3-8 ）。

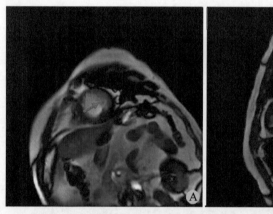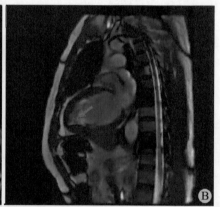

注：A 为左室短轴，B 为左室长轴，红色箭头处为致密化不全心肌。

图 3-8　入院后心脏核磁

诊断：①左心室致密化不全；②心功能 Ⅱ 级（NYHA 分级）；③冠状动脉粥样硬化④高脂血症。

诊疗方案与经过：①口服酒石酸美托洛尔 12.5 mg bid 降低心肌耗氧量。②培哚普利 2 mg qd。③螺内酯 20 mg qd 抑制心室重构。④阿托伐他汀钙 20 mg qn 降脂稳定斑块。⑤阿司匹林 100 mg qd 抗血小板聚集。

病例分析

心室肌致密化不全（non-compaction of the ventricular myocardium，NVM）是以心室内异常粗大的肌小梁和交错的深隐窝为特征的一种与基因相关的遗传性心肌病。发病率较低。由于主要累及左心室，亦称左室心肌致密化不全（left ventricular non-compaction cardiomyopathy，LVNC）。既往超声心动图是其首选的诊断方法，误诊率及漏诊率均较高，近年来，心脏核磁对于其诊断的价值逐渐被认可。本次分享以心脏核磁为主要诊断依据的 LVNC 一例，探讨本病的临床特点。

1.本病发病率较低，NVM 人群年发病率为 0.05% ～ 0.24%，男性多于女性。我国 LVNC 患者男性约占 76%，女性约占 24%。LVNC 为非单一遗传背景，有散发和家族性两种，散发性为基因突变所致，家族性发病的致病基因中 X 连锁隐性遗传（XR），多以婴幼儿或儿童病例居多，而在成人病例为常染色体显性遗传（AD）。依据本患者病史，可能先天性即存在基因遗传学异常，随着年龄的增长，病情逐渐加重，心肌致密化不全逐渐演变，肌小梁逐渐粗大、明显，直至影响生活质量后发现患病。鉴于患者直系亲属无患本病的相关依据，考虑散发可能性大。

2.超声心动图仍为诊断 LVNC 的首选检查，然其误诊率及漏诊率均较高，受人为的主观因素影响较大。目前对 LVNC 诊断应用最广泛仍是 2006 年 Jenni 等的标准，即同时符合以下标准的第一至第四条。

（1）受累的心室腔内多发异常粗大的肌小梁和交错深陷的

笔记

隐窝，交错形成网状结构，突起的肌小梁呈较规则的锯齿状改变，主要分布于左心室心尖部及前侧壁，可波及心室壁中段及后外侧游离壁，很少累及室间隔及基底段室壁。如果同一室壁部位非致密化心肌与致密化心肌厚度之比值大于2.0，幼儿大于1.4（心脏收缩末期胸骨旁短轴）可以确诊此病。

（2）病变区域心室壁外层的致密心肌明显变薄，呈中低回声，局部呈低运动状态。而内层强回声的心肌疏松增厚，肌小梁组织丰富。

（3）彩色多普勒显示小梁间隙内可见血液充盈、流速减低并与心室腔相通，而不与冠脉循环相通。

（4）由于病变多累及左心室外侧乳头肌及右心室前乳头肌，造成乳头肌基底疏松，从而导致房室瓣脱垂，可引起不同程度二尖瓣和（或）三尖瓣反流。

（5）晚期可见受累心室不同程度扩大，舒张与收缩功能减低。

（6）少数患者在受累心腔内可发现附壁血栓。

近年来，心脏核磁的推广应用，对 LVNC 的诊断和发现起到了重大的促进作用。磁共振检查对 NVM 诊断有较好的敏感性（86%）和特异性（99%），可提供更清晰的形态结构和更高的空间分辨率，常用于超声心动图不能诊断明确时。磁共振检查可见心肌增厚并分层，非致密化心肌和致密化心肌在舒张末期的最大比值大于 2.3，即可诊断。本患者即为以心脏核磁作为主要诊断依据的典型案例。

3.LVNC 的预后与病变范围的大小及发病时的心功能状态有关。若心功能正常，患者可有一段长时间的无症状期。若心肌病变范围较大且伴有严重心功能不全，则预后较差。Mayo诊所报道的一组 17 例 18～71 岁的心肌致密化不全患者，随访 6 年，期间 8 例死亡，2 例进行心脏移植。Oechslin 等对 34 例有症状成人 NVM 患者随访（44±39）个月，18 例（53%）因心力衰竭住院，16 例（47%）死亡或进行了心脏移植（心力衰竭死亡和猝死各 6 例），14 例（41%）出现室性心律失常，8 例（24%）发生血栓栓塞事件。本患者虽 EF 值已经明显下降，然临床症状尚不明显，其预后相对较好，目前口服药物治疗，需长期观察、随访，评价疗效。

病例点评

　　心室肌致密化不全归属于遗传类心肌病，其病理改变是疏松的肌小梁构成心室肌结构的最内层，将部分心室腔隔成多个小的相互沟通的腔隙，主要临床表现是心力衰竭、心律失常及心内膜血栓伴栓塞。病变可分别或同时累及左、右心室，本例患者是以左心室受累为主，伴发心力衰竭与心律失常。

　　该病的诊断其实随着现代检测技术的发展已经不难，关键是在心力衰竭的病因鉴别诊断时要考虑这种可能，尤其是没有相关的家族病史支持的时候。某些患儿可出现特异性面容，如前额突出，斜视，眼球震颤，低耳垂，小脸面，腭裂，上腭弓高，生殖器小等。

　　本病症状出现早晚不一，轻重不同，到目前为止还没有特殊的治疗方法，对症治疗可以改善相应的临床表现，明显的心脏扩大伴重度心功能不全，可以考虑行心脏移植术。

参考文献

1. RICHARDSON P, MCKENNA W, BRISTOW M, et al. Report of the 1995 World Health Organization/International Society and Federation of Cardiology Task Force on the Definition and Classification of cardiomyopathies. Circulation, 1996, 93: 841-842.

2. STOLLBERGER C, FINSTERER J, BLAZEK G. Left ventricular hypertrabeculation/noncompaction and association with additional cardiac abnomalities and neuromuscular disorders. AM J CARDIOL, 2002, 90: 899-902.

3. 侯翠红, 楚建民, 浦介麟, 等. 心肌致密化不全患者的临床特点及预后. 中国循环杂志, 2007, 22 (2): 114-117.

4. 马文君, 张慧敏, 赵广智, 等. 成人心肌致密化不全 25 例临床特点分析. 中国循环杂志, 2008, 23 (4): 286-289.

5. ICHIDA F, TSUBATA S, BOWLES KR, et al. Novel gene mutations in patients with left ventricular noncompaction or Barth syndrome. Circulation, 2001, 103: 1256-1263.

6. JENNI R, OECHSLIN E, SCHNEIDER J, et al. Echocardiographic and pathoanatomical characteristics of isolated left ventricular non- compaction: a step towards classification as a distinct cardiomyopathy. Heart, 2001, 86: 666-671.

（孙志军）

病例 19 少年扩张型心肌病

病历摘要

患者男性，14 岁，因"活动后喘憋半月"入院。半月前患者突发活动后喘憋，无胸闷、胸痛，休息 10 ～ 20 分钟后可缓解，夜间入眠有喘憋、打鼾，可平卧。伴有纳差、恶心，进食后腹胀，无发热，无咳嗽、咳痰，无心悸、大汗，无头晕、黑蒙，无关节疼痛，无腹泻、黑便。就诊于当地医院，行超声心动检查示左心及右房扩大，左心功能减低（EF 35%），二尖瓣反流（中量），肺动脉高压。胸片示：①心影增大。②右下肺纤维灶。给予患者利尿、改善心功能、改善心肌重塑、降低心肌氧耗、改善心肌能量代谢、抑酸护胃等对症治疗后症状较前减轻。现患者为进一步诊治收入我科。患者自发病以来，睡眠可，食欲差，二便如常，体重未见明显变化。

既往史：否认近期病毒感染发热史。否认高血压、心脏病史，否认糖尿病、脑血管病、精神疾病史。否认肝炎史、结核史、疟疾史。否认手术、外伤、输血史，否认食物、药物过敏史，预防接种史不详。父亲、母亲、弟弟体健。否认心脏病等家族史。否认传染病史、遗传病史及肿瘤病史。

查体：神清，BP 92/59 mmHg，双肺呼音粗，未闻及干湿啰音。心界扩大，心率 98 次 / 分，律齐，第一心音减弱，P2 > A2，可闻及奔马律。腹软，肝脾肋下无水肿。下肢无水肿。

辅助检查：

1.实验室检查：谷丙转氨酶 63 U/L，谷草转氨酶 27 U/L，白蛋白 42.4 g/L，肌酐 82.4 μmol/L，尿素氮 2.70 mmol/L，葡萄糖 4.12 mmol/L，钾 4.21 mmol/L；总胆固醇 4.20 mmol/L，甘油三酯 1.71 mmol/L，高密度脂蛋白胆固醇 0.75 mmol/L 低密度脂蛋白胆固醇 2.75 mmol/L，NT-proBNP 4920 pg/mL，CK-MB（−），TNT（−），TNI（−），病毒九项阴性，抗链 O+C- 反应蛋白（++），类风湿因子阴性。免疫球蛋白＋补体阴性；抗中性粒细胞胞浆抗体阴性，抗髓过氧化物酶 IgG 抗体（抗蛋白酶 3IgG 抗体正常。抗 ENA 抗体（Sm、RNP、SSA、SSB、Jo-1、ScL-71 核糖体抗）阴性；ENA 抗体谱：间接免疫荧光法抗核抗体 +1 ：80（斑点），间接免疫荧光法双链 DNA 阴性，酶免法双链 DNA22.33 IU/mL，免疫斑点法抗 Sm 抗体、免疫斑点法抗 RNP 抗体、免疫斑点法抗 SSA 抗体、免疫斑点法抗 SSB 抗体、免疫斑点法抗 SCL-70 抗体、免疫斑点法抗 Jo-1 抗体、免疫斑点法抗核糖体抗体阴性。

2.超声心动图检查（图 3-9）：左房、左室增大（左房前后径 4.13 cm，左室内径 7.8 cm），右房增大（右房上下径 × 左右径 5.57×4.44 cm），左室射血分数减低（EF 0.19），左室整体室壁运动减弱，肺动脉高压（轻度 - 中度，sPAP 50.45 mmHg）。

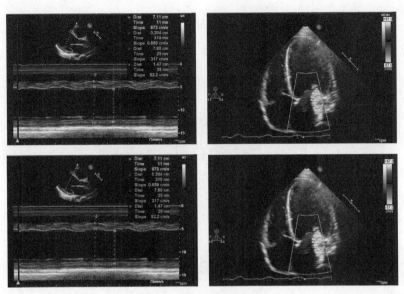

图 3-9　超声心动图检查

3. 静息心肌核素检查（图 3-10）：心肌显影清晰，心肌显像剂分布呈不规则稀疏，呈"花斑样"改变，伴有左室心腔明显扩大，形态失常，心肌壁厚度变薄，左室壁运动广泛减弱。左室 EF 值约 11%。

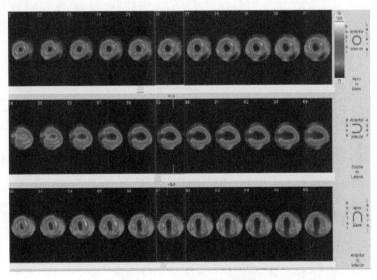

图 3-10　静息心肌核素检

3. 心脏核磁（图 3-11）：①左心室明显扩张，左室壁运动减弱，EF 值减低 16%，扩张性心肌病？请结合临床。②心包少量积液，双侧胸腔极少量积液。

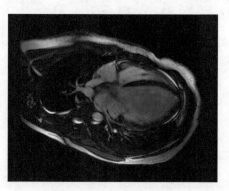

图 3-11　心脏核磁显像

4. Holter 示：窦性心律，平均心率 78 bpm，最慢心率 51 bpm，最快心率 117 bpm，房性期前收缩（12 个），室性期前收缩（多形，454 个），可见 ST-T 改变。

诊断：①扩张型心肌病。②双房、左室增大。③心功能 Ⅲ级（NYHA 分级）。④心律失常、房性期前收缩、室性期前收缩。

诊疗方案与经过：入院后完善生化、心肌酶、TNT、NT-proBNP、病毒抗体、自身免疫抗体、超声心动、心肌核素、心脏核磁、Holter 等相关检查，给予美托洛尔缓释片、患者血压偏低，逐渐滴定剂量，效果不理想，加用伊伐布雷定控制心室率来减少心肌氧，氯沙坦抑制心室重构，螺内酯抑制醛固酮逃逸，呋塞米利尿减轻心脏负荷，曲美他嗪营养心肌，地高辛改善心功能等治疗。建议患者行基因检测，协助诊断，由于经济原因，患者家属拒绝。住院期间给予患者父亲及母亲行心电图及超声心动检查，心脏结构和功能均正常。此后患者间断因心功能不全急性发作于我科治疗，期间给予沙库巴曲缬沙坦、冻干重组人脑利钠肽等治疗，效果欠佳。反复向患者家属交代病情，并请心外科会诊，建议行心脏移植术。

病例分析

　　患者少年男性，因活动后喘憋、纳差、恶心、腹胀入院。既往体健，否认近期上呼吸道感染病史。查体双肺呼吸音粗，心界扩大，心律齐，可闻及奔马律，肝脾不大，下肢不肿。超声心动示双房、左室增大，射血分数显著降低，整体室壁运动减弱，肺动脉高压。静息心肌核素示显像剂分布不规则稀疏，呈"花斑样"改变，左室心腔明显扩大，形态失常，心肌壁厚度变薄，左室壁运动广泛减弱。心脏核磁示左心室明显扩张，左室壁运动减弱，射血分数显著减低。根据目前病史、体征、辅助检查，诊断为"扩张型心肌病"。

　　因为扩张型心肌病是排他性诊断，病因大多数仍不明确，故需与以下疾病鉴别诊断：①心肌炎：心肌炎患者典型表现为发热后出现胸痛和呼吸困难的症状，隐匿进展型为病毒感染后有一过性心肌炎表现，数年后心脏逐渐增大，表现为扩张型心肌病。患者无前驱感染发热病史，病毒抗体阴性，暂不支持该诊断。②心肌致密化不全：是由于心肌先天发育不全所致心室肌结构异常，以心室内异常粗大的肌小梁和交错的深隐窝为特征的一种与基因相关的遗传性心肌病，主要累及左心室。主要表现包括心力衰竭、心律失常，快速型室性心律失常多见、心内膜血栓伴体循环栓塞。诊断主要以超声心动为首选，可见许多突起的心肌小梁以及与心室腔交通的肌小梁间隙有血流与心腔相通。心电图可见 T 波倒置和 ST 段下移，传导阻滞，心脏肥大，心律失常。患者超声心动检查及心脏核磁均不支持此诊断。③自身免疫性心肌病：系统性红斑狼疮、胶原血管病、白塞氏病等自身免疫性疾病累及心脏时，可以表现为心脏扩大，室壁运动减弱。患者无关节疼痛、溃疡、过敏等症状，免疫指标阴性，不支持该诊断。

扩张型心肌病是一种异质性心肌病，以心室扩大和心肌收缩功能降低为特征，发病时除外高血压、心脏瓣膜病、先天性心脏病或缺血性心脏病等。2002 年我国的一项抽样调查研究显示扩张型心肌病的患病率约为 19/10 万。2019 年 AHA 发布的儿童心肌病分类和诊断的科学声明中指出，在小于 20 岁的人群中心肌病的患病率约为 1/10 万，扩张型心肌病约占 50%，其中 10% ~ 25% 是由于急性心肌炎引起[2]。扩张型心肌病的临床表现为：心脏逐渐扩大、心室收缩功能降低、心衰、室性和室上性心律失常、传导系统异常、血栓栓塞和猝死。2018 年 4 月我国发布的《中国扩张型心肌病诊断和治疗指南》，将扩张型心肌病分为原发性和继发性，原发性包括家族性（常染色体遗传）、获得性（遗传易感与环境因素共同作用引起）和特发性心肌病。继发性扩张型心肌病是指全身系统性疾病累及心肌，心肌病只是疾病的一部分。

指南强调了病因诊断的重要性。通过生物标志物、遗传标志物基因检测和免疫标志物来协助明确病因。对于扩心病的治疗强调的是神经激素拮抗剂治疗，在早期阶段（NYHA I 级），

积极应用 β 受体阻滞剂和 ACEI/ARB，抑制心室重构，减少心肌损伤和延缓病变发展，改善预后。中期阶段（NYHA Ⅱ～Ⅲ级），针对心衰病理生理交感神经系统、肾素－血管紧张素－醛固酮系统、利钠肽系统的异常激活，应用拮抗剂来降低患病率和死亡率。对于 β 受体阻滞剂治疗后心率＞ 70 次 / 分的患者，可使用伊伐布雷定。晚期阶段（NYHA Ⅳ级），针对顽固性终末期心衰，可考虑应用正性肌力药物和血管扩张剂。药物仍未能改善者，推荐非药物治疗。对于免疫性扩张型心肌病，研究证实可通过阻止抗体治病、免疫吸附和免疫调节治疗来发挥作用，但还需要进一步的探索。扩张型心肌病患者对常规内科或介入治疗无效，出现难治性心衰时，心脏移植是目前唯一已确立的外科治疗方法。

病例点评

患者为青少年发病，病程短，但治疗效果并不满意，因心力衰竭而反复住院，未发现明确的家族史，从诊治经过而言，有两点缺憾：一是没有身高、体重（或体重指数）的描述，目前青少年中肥胖导致的心力衰竭也不少见，临床中值得关注；二是患者未能行基因检测，扩张性心肌病的病因复杂，必须首先排除炎症性心肌病、心动过速性心脏病及各种继发性（系统性疾病）因素。近年随着研究的进展发现遗传因素是其重要病因之一。目前的连锁分析已定位了 26 个连锁染色体区段，发现了 30 多个致病基因，主要包括心肌肌节蛋白基因、z 盘蛋白基因、细胞骨（支）架蛋白基因、钙调控蛋白基因及其他基因。

临床上给予β受体阻滞剂、氯沙坦、醛固酮受体拮抗剂以及洋地黄类多种药物治疗效果并不理想，患者单用美托洛尔缓释片心率控制欠佳，这时加用伊伐布雷定，通过抑制窦房结的 If 通道减慢心率，而不降低血压和不影响心肌收缩力。但是患者联合在应用沙库巴曲缬沙坦、冻干重组人脑利钠肽等治疗以后，效果仍欠佳。这时根据指南建议可能选择心脏移植术可能更有意义。

参考文献

1. 王志民，邹玉宝，宋雷，等 . 超声心动图检查调查 8080 例成人肥厚型心肌病患病率 . 中华心血管病杂志，2004，32（12）：1090-1094.

2. LIPSHULTZ S E，LAW Y M，ASANTE-KORANG A，et al. Cardiomyopathy in Children：Classification and Diagnosis. A Scientific Statement From the American Heart Association . Circulation，2019，140：e9-e68.

3. 杨杰孚，廖玉华，袁璟，等 . 中国扩张型心肌病诊断和治疗指南 . 临床心血管病杂志，2018，34（5）：421-434.

（武星）

病例20 扩张型心肌病合并快速房性扑动

病历摘要

患者，男性，58岁。主因"心慌、气短、腹胀1周"入院。近1周患者自觉持续性心慌，活动加重，步行500米左右后气短，休息可缓解，伴腹胀，恶心。就诊于社区医院，测血压100/80 mmHg，听诊心率140次/分，给予抗生素和助消化药，症状无缓解。就诊于我院急诊，心电图示心房扑动，心肌酶略升高，遂收入心内科。

既往史：高血压史20余年，血压最高150/90 mmHg，未治疗；糖尿病史4年，未治疗。饮酒20年，5两/日。

体格检查：入院BP146/76 mmHg，R 25次/分，脉率100次/分，BMI 24.2 kg/m²，双肺未闻及啰音，心音低，心界向左下扩大，心率110次/分，律不齐，双下肢无水肿。

辅助检查：

1.心电图：①入院心电图（图3-12）：P波消失，代之以锯齿型F波，RR间期不等，为4：1～2：1传导的房扑，伴差异性传导。②射频消融术后心电图（图3-13）：窦性心律，伴ST-T改变。

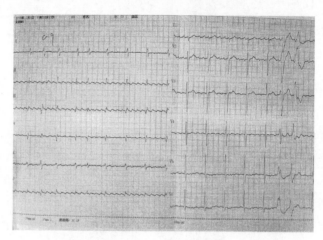

图 3-12 入院时心电图

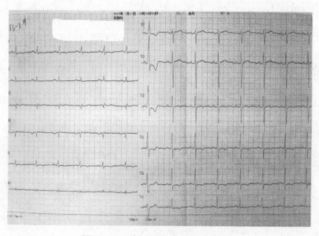

图 3-13 射频消融术后心电图

2.入院胸片（图 3-14）：正位胸片，左心室增大，心胸比率>1：2。

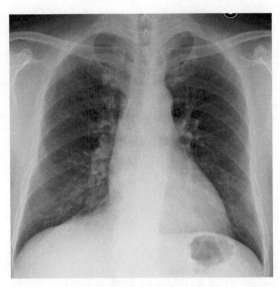

图 3-14　正位胸片

3. 入院第 2 天 UCG：LA 4.08 cm，LVEDD 6.78 cm，EF 0.34，左室整体运动减弱。

4. 冠脉 CTA：未见冠脉狭窄。

5. 心肌核素显像：考虑为扩张型心肌病。

6. 入院即刻检查：ALT 104 U/L，TnI 0.059 ng/mL，入院 NT-proBNP 3172 pg/mL。

诊断：①扩张型心肌病。②心律失常、心房扑动。③心功能Ⅲ级（NYHA 分级）。④高血压病Ⅰ级（很高危）。

诊疗方案与经过：嘱患者戒酒，阿司匹林 100 mg qd po 抑制血小板聚集，贝那普利 10 mg qd po 降压，螺内酯 20 mg bid po。入院后 1 周行腔内电生理检查，显示三尖瓣峡部存在缓慢传导和双向激动，证实患者心律失常为峡部依赖性心房扑动，折返环为沿三尖瓣环顺钟向折返。在三尖瓣环及下腔静脉之间峡部进行线性消融，术后标测证实峡部出现双向阻滞，消融术成功。长期服用阿司匹林 100 mg qd po，贝那普利 10 mg qd po 降压，螺内酯 20 mg bid po，美托洛尔 25 mg bid po，胺碘酮 200 mg qd。

出院后随访至今 4 年，未再发生急性心力衰竭和心律失常。4 年后复查 UCG：LA4.08 cm，EDD6.6 cm，LVEF0.34，心脏无进一步扩大。

病例分析

左心扩大的主要原因如下：特发性扩张型心肌病、缺血性心肌病、心脏瓣膜病、甲亢性心脏病、贫血性心脏病、酒精性心脏病、病毒感染、应激因素等，其中，特发性扩张型心肌病占 50%[1]。特发性扩张性心肌病是通过病史、体格检查、实验室检查、冠脉造影、超声心动图甚至心肌活检评估后，排除原发性和继发性病因，左心室或双心室扩大、收缩功能减退的心肌病[2]。此例患者长期饮酒史，心脏扩大，心房扑动，不除外酒精引起心脏扩大。但是如果仅是酒精引起的心脏扩大，患者戒酒后心脏会有明显缩小。随访患者 5 年，患者心脏超声显示左室内径虽然较入院时有所缩小，但仍明显大于正常值。因此，对于该患者来说酒精可能是扩张型心肌病基础上进一步促发心脏扩大的因素。此例患者老年男性，存在高血压、糖尿病、吸烟等多个冠心病危险因素。但是患者无胸闷、胸痛症状、无心肌缺血依据，冠脉 CTA 未见冠脉狭窄，心肌核素显像未见节段性心肌灌注降低的表现，故除外缺血性心肌病。患者平素血压控制尚可，胸片未见明显的"靴型心"表现，因此考虑高血压只是心脏扩大的促进因素。综合以上分析，诊断为扩张型心肌病。

左心扩大和收缩受损常常因为传导异常、房性和／或室性心律失常、猝死就诊。而左心扩大、心力衰竭与心房扑动往往无法判断孰因孰果。左心衰合并房扑的患者中25%～50%有一定程度的心律失常性心肌病[3]。有研究显示，57%心肌病患者射频消融术后左室射血分数明显改善[4]。心房扑动是一种有规律扑动波的房性心动过速，心电图上表现为双向锯齿型F波，在下壁导联最清楚。典型房扑右房内存在大折返环路，常常在三尖瓣后方呈逆钟向或顺钟向旋转，下腔静脉－三尖瓣环部是环路关键区域。对于左心扩大、左心功能不全合并的心律失常应该首先治疗心脏原发病。此例患者心电图表现较典型，为4∶1、2∶1传导的房扑。此外，根据此例患者的长期随访结果来看这例患者的房扑与心脏扩大、心功能不全关系不大，但快速型心律失常会加重心功能的恶化，因此控制快速型心律失常对患者心功能的改善有益。此例患者行房扑射频消融术后未再次发生房扑，左室内径有所减小、心功能有所改善。

病例点评

心脏扩大、心力衰竭的患者就诊，首先应该明确病因，针对病因治疗才能改善患者症状和预后。扩张型心肌病的诊断是排他性诊断，除外心脏基础疾病及继发因素引起的心脏扩大后，才能确定扩张型心肌病诊断。

笔记

拍胸片可以协助心脏扩大的诊断，左心室增大的 X 线征象有：①在后前位像上心胸比率超过 1 ：2，左心室占比多于 2 ～ 3 个肋间。②左前斜位上心影大致呈圆形，如果前后两部分很不对称，后下部突出很显著，则提示左心室增大。心脏扩大导致的心律失常，治疗原发病也是治疗之根本，必要时可以药物治疗同时给予心脏再同步化治疗或心脏自动除颤器植入。快速性心律失常加重心肌耗氧导致心力衰竭恶化，考虑本例患者存在此情况，因此采取射频消融术治疗，根据随访结果证实治疗措施选择得当。

参考文献

1. FELLKER G M, THOMPSON R E, HARE J M, et al. Underlying causes and long-term survival in patients with initially unexplained in patients with initially unexplained cardiomyopathy. N Engl J Med, 2000, 342：1077-1084.

2. RICHADSON P, MCKENNA W, BRISTOW M, et al. Report of the 1995 World Health Organization/international Society and Federation of Cardiaology Task Force on the Definition and Classification of cardiomyopathies. Circulation, 1996, 93：841-842.

3. GOPINATHANNAIR R, ETHERIDGE S P, MARCHLINSKI F E, et al. Arrhythmia-Induced Cardiomyopathies：Mechanisms, Recognition, and Management. J Am Coll Cardiol, 2015, 66：1714-1728.

4. PIZZALE S, LEMERY R, GREEN M S, et al. Frequency and predictors of tachycardia-induced cardiomyopathy in patients with persistent artrial flutter. Can J Cardiol, 2009, 25：469-472.

（王萍）

病例 21 心尖肥厚型心肌病

病历摘要

患者女性，55 岁。主因"反复胸闷痛半年余，加重 1 周"收入院。患者半年前无明显诱因出现胸闷痛，向左上肢、左肩背部放散，每次持续时间不等，未含服任何药物，无恶心、呕吐及黑蒙、晕厥等症状，未正规诊治。近一周患者因胸痛症状较前加重，遂来我院门诊就诊，行心电图检查显示广泛 T 波倒置，V3 ～ V6 导联呈冠状 T 波，急查心肌酶未见异常，为进一步诊治收入心内科。患者自发病以来，精神好，睡眠、食欲好，大小便正常，近期体重无明显变化。

既往史：高血压病史 2 年余，血压最高达 164/90 mmHg，未行规律治疗。否认结核、肝炎等传染病病史，无手术史及输血史，无药食过敏史，预防接种史不详。否认吸烟史。20 岁左右开始饮酒，每日无固定饮酒量。女儿及两个姐姐均健康。

体格检查：P 76 次 / 分，BP 160/90 mmHg，BMI 24 kg/m^2。一般状态尚可，神清语明，无颈静脉怒张，颈部未闻及杂音，双肺未闻及干湿啰音，心界无扩大，心率 76 次 / 分，律齐，各瓣膜区未闻及病理性杂音，腹软，肝脾肋下未触及，双下肢未发现水肿。

辅助检查：

1.实验室检查：心肌酶学正常。TNT < 0.010 ng/mL。血脂均正常。

2. 心电图（图 3-15）：广泛 T 波改变，V3 ～ V6 导联呈冠状 T 波。

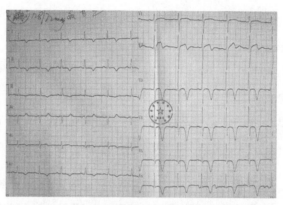

图 3-15 急诊就诊时心电图

3. 超声心动图（图 3-16）：左房内径增大，余房室内径正常，左室射血分数正常，各瓣膜无异常，左室心尖部增厚：室间隔 1.50 cm，侧壁 1.34 cm，前壁 1.47 cm，下壁 1.35 cm，室壁运动协调，肺动脉内经正常。

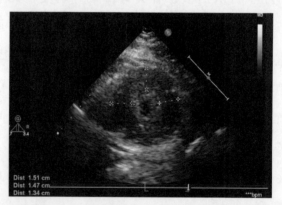

注：心尖四腔观可见心尖部肥厚，心尖短轴观可见心尖部均增厚。

图 3-16 超声心动图

4. 冠脉 CTA：冠状动脉呈右优势型。左主干显影好，管壁可见钙化斑，管腔未见狭窄；前降支及第一对角支显影好，未见斑块及狭窄；回旋支及钝缘支显影好，未见斑块及狭窄；右冠状动脉、后降支和左室后支显影好，管壁未见斑块及狭窄。

诊断：①心尖肥厚型心肌病。②心功能Ⅰ级（NYHA 分级）。③高血压病Ⅰ级（很高危）。

诊疗方案与经过：患者入院后首先除外急性冠脉综合征，给予冠脉 CTA 检查：各支冠状动脉血管未见斑块及狭窄。随后通过超声心动图检查排除了心脏瓣膜病。

治疗：酒石酸美托洛尔缓释片 47.5 mg 1 次 / 日 口服。

随访：患者目前血压控制尚可，偶会有胸闷不适症状。

病例分析

心尖肥厚型心肌病（apical hypertrophic cardiomyopathy，AHCM）属于原发性肥厚型心肌病中的特殊类型，1976 年，日本学者 Yamaguchi 等 [1] 首先提出心尖肥厚型心肌病。它与经典的肥厚型心肌病不同，肥厚局限于心尖部，前侧壁心尖部尤其明显，最厚处可达 14 ～ 32 mm，经常不伴有左心室流出道动力性梗阻和压力阶差。大多发生于男性，常有家族史，目前认为是常染色体显性遗传病，肌节收缩蛋白基因突变是主要致病因素 [2]。心尖肥厚型心肌病患者的预后相对较好。近年来由于超声心动图尤其是二维超声心动图的广泛应用，发现本病并非少见。

本病的发患者群集中在 30 ～ 50 岁男性，起病隐匿，发病缓慢。患者可能无症状，也可有胸闷、头晕、心前区疼痛、心悸、乏力等症状。也有些患者出现心绞痛的症状延续时间比较长，而且即使服用了硝酸甘油依然难以缓解。患者经常是在体检时发现心电图异常而就诊。

本例患者为女性，有高血压病史，未规律服降压药，超声心动图显示心尖部肥厚，但室间隔和左室后壁不厚，不支持高血压造成左心室弥漫性增厚。考虑诊断为心尖肥厚型心肌病。

超声心动图是诊断心尖肥厚型心肌病的重要方法[3]。超声心动图能够准确地探测室壁肥厚的部位，肥厚程度及肥厚类型。文献报道的标准为：心尖部室壁厚度大于 1.3 cm，当心室收缩时，心尖部室腔暗区消失。然而，尽管该病超声心动图有特征性改变，但没有经验的医师经常忽略左室心尖部，如不显示左室心尖部也容易漏诊。因此左室短轴切面的显示十分重要。由心底部开始，顺序显示左室基底段、乳头肌水平和心尖部左室短轴切面，就能显示左室心尖部明显肥厚的心肌。

本例患者于急诊就诊时心电图显示胸前导联 ST 段明显压低，T 波深倒。但胸痛症状并不典型，胸痛症状与心电图的变化并不呈平行关系。这种显著的 ST-T 改变极易误诊为冠心病，但该患者的心电图表现为广泛的 ST-T 变化，并无明确定位。临床工作中心电图 ST-T 异常极为常见，影响 ST-T 改变的因素很多，如：冠心病，急性冠脉综合征，高血压、主动脉瓣狭窄等引起的左室肥厚劳损，肥厚型心肌病，颅脑疾病及非特异性 ST-T 改变等。但该患者冠脉 CTA 显示无有意义狭窄，因此可以判断不是因为冠脉狭窄引起的缺血性心电图改变。

目前一致认为，心脏核磁检查对心尖肥厚型心肌病的诊断最有价值，阳性率可达 100%，因此，对怀疑心尖肥厚型心肌病而超声检查又不能确诊者应做磁共振检查[4]。左室造影特征性改变为行右前斜 30° 体位下可见舒张期左心室呈"黑桃样"改变，心尖部心肌明显增厚。

治疗及预后：本病发展缓慢，无严重并发症，心功能较好，预后佳，建议对患者出现不典型心绞痛症状、伴胸前导联明显 ST 段下移，T 波深倒时，既要考虑冠心病，也要考虑心尖肥厚型心肌病的可能，行心脏超声检查、冠状动脉造影及左室造影可以明确诊断。

病例点评

（1）心电图 ST-T 异常通常是非特异性表现，既可见于冠状动脉疾病，也可见于心肌肥厚的患者。不能仅凭心电图就进行"冠心病、心肌缺血"的诊断，还要结合心脏超声及冠脉 CTA 或冠状动脉造影综合考虑。

（2）心尖肥厚型心肌病多发生于男性，但也可发生于女性。心尖肥厚型疾病属遗传性疾病，要对家族成员进行调查，尽早发现并确诊该疾病，对预防潜在并发症进展及治疗非常重要。

（3）部分临床医生对本病缺乏足够的认识，心尖肥厚型心肌病仅表现在心尖部心肌肥厚，尤其以前侧壁心尖部肥厚明显，临床症状较轻，心电图表现严重，临床症状与心电图改变不呈平行关系。

（4）临床医生对怀疑有心尖肥厚型心肌病的患者，一定要提醒超声医生注意测量心尖厚度，对于没有经验的超声医生有时会忽略心尖厚度的检查，从而造成误诊。

参考文献

1. 杨承健，叶新和，徐欣，等. 心尖肥厚型心肌病超声诊断特点及随访. 中华内科杂志，2010，49（2）：119-121.

2. 陈灏珠. 实用内科学. 12 版. 北京：人民卫生出版社，2005.

3. 程国伟，郑宗锷. 现代心脏内科学. 长沙：湖南科学技术出版社，2002.

4. 袁思殊，李志伟，夏黎明. 心尖肥厚型心肌病的 MRI 与超声心动图对比研究. 磁共振成像，2015，03：187-193.

（张鹤萍）

病例 22　不容忽视的心律失常性心肌病

病历摘要

　　患者男性,62岁,主因"活动后胸闷、喘憋2年,加重1个月"收入院。患者2年前于活动后出现胸闷、喘憋,持续2～3分钟,休息数分钟后可缓解,未服用硝酸甘油等药物,夜间可平卧入睡,无明显胸痛、乏力、黑蒙、晕厥等症状。此后上述症状间断发作,活动耐量逐渐下降,曾住我院,心肌核素显像结果显示:前间壁心尖及前壁近心尖呈轻度缺血表现。超声心动图示心脏扩大,射血分数减低,诊断为"慢性心功能不全急性加重、冠状动脉粥样硬化性心脏病、慢性阻塞性肺疾病、肺栓塞",给予强心、利尿、平喘、化痰及冠心病二级预防治疗好转后出院。1年前患者无明显诱因再次出现喘憋症状,伴心悸、咳嗽、咳痰,为白色黏痰,伴夜间憋醒、端坐呼吸,无发热,无双下肢水肿,来我院门诊检查心电图示心房扑动,为进一步诊治收入我院。患者自发病以来,精神、食欲尚可,睡眠欠佳,大小便正常。

　　既往史: 过敏性鼻炎病史3年,肺气肿病史2年余,慢性阻塞性肺疾病半年,肺栓塞半年,规律口服华法林,但未规律监测INR。I型糖尿病病史10年余。否认结核、肝炎等传染病病史,无手术史及输血史,无药物、食物过敏史,预防接种史不详。吸烟40余年,约40支/天。饮酒40余年,3两/天,已戒酒半年余。

体格检查：P 86次/分，BP 124/80 mmHg，BMI 24.78 kg/m²。一般状态尚可，神清语明，无颈静脉怒张，颈部未闻及杂音，双肺未闻及干湿啰音，心界轻度扩大，心率86次/分，律不齐，各瓣膜区未闻及病理性杂音。腹软，肝脾肋下未触及，双下肢轻度水肿。

辅助检查：

1. 实验室检查：心肌酶学：正常，TNT < 0.010 ng/mL，BNP 24711 pg/mL。血糖、血脂水平均正常，血钾 4.12 mmol/L。

2. 心电图：入院显示心房扑动（图 3-17），消融术后窦性心律，ST-T 改变（图 3-18）。

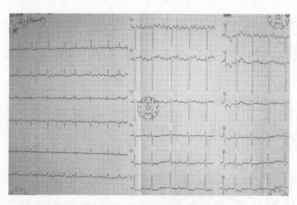

图 3-17　入院心电图显示心房扑动

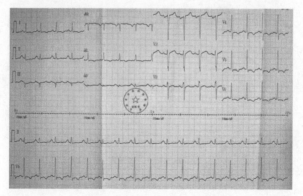

图 3-18　射频消融术后窦性心律，ST-T 改变

3. 心肌核素显像（图 3-19）：前间壁心尖及前壁近心尖放射性分布稀疏缺损，呈轻度缺血表现。

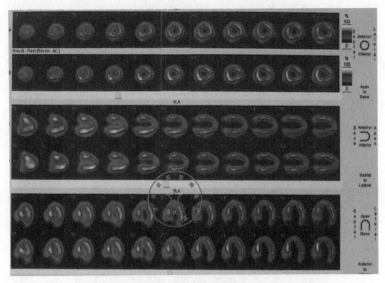

图 3-19　心肌核素显影

4. 超声心动图：2016 年 8 月（图 3-20）左房、左室内径增大，左房内径（LA）：4.5 cm，左室舒张末期内径（left ventricular end diastolic diameter，LVEDD）：6.11 cm，左室射血分数（LVEF）减低（0.36），左室整体室壁运动减弱。2017 年 2 月射频消融术前超声心动图：左房、左室内径增大，LA 4.13 cm，LVEDD 6.45 cm，LVEF 0.28，左室整体室壁运动减弱（图 3-21）。2017 年 10 月射频消融术前超声心动图：左房、左室内径增大，LA 3.68 cm，LVEDD 5.83 cm，LVEF 0.40，左室整体室壁运动减弱（图 3-22）。

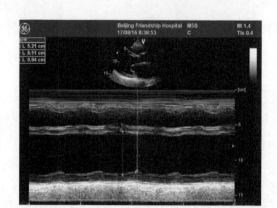

图 3-20　2016 年 8 月超声心动图

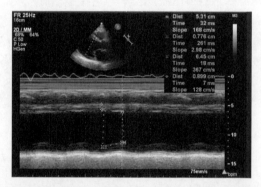

图 3-21　射频消融术前超声心动图（2017 年 2 月）

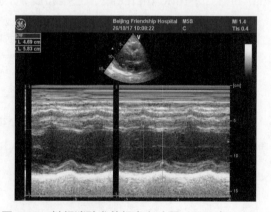

图 3-22　射频消融术前超声心动图（2017 年 10 月）

　　5. 射频消融术（图 3-23）：CARTO 三维标测系统激动标测显示沿三尖瓣环逆钟向折返，诊断为典型房扑。

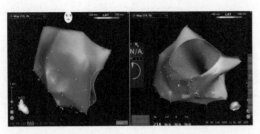

图 3-23　CARTO 三维标测系统激动标测检查

诊断：①心律失常性心肌病。②心律失常、心房扑动。③冠状动脉粥样硬化性心脏病。④心功能Ⅲ - Ⅳ级（NYHA 分级）。⑤慢性阻塞性肺疾病、肺栓塞。

诊疗方案与经过：入院后给予强心、利尿等治疗症状缓解，择期行房扑射频消融手术治疗，成功转复为窦性心律。患者出院后胸闷、气短等症状较前减轻，行射频消融手术后 8 个月随访（2017 年 10 月）复查超声心动图示心脏较前明显缩小，心脏收缩功能改善。

📋 病例分析

心律失常性心肌病（arrhythmia induced cardiomyopathy, AIC）又称心动过速性心肌病，是因快速心律失常引起的一种少见的、可逆性的，以左室扩大和射血分数显著降低为特征，心力衰竭为主要表现的心肌病。AIC 是获得性心肌病的一种类型，其最明显特征是在心律失常控制后，心功能可以部分或者完全恢复正常。这一概念是由 Brugada 于 1991 年最早提出[1]，其病理生理机制主要是由于持续性心室率加快，心肌能量耗竭，能量利用障碍、心肌组织血流量和储备能力下降，从而导致左室舒张末期容积增加。此外，心率增快和心肌能量耗竭激活 RAS 系统，心脏交感神经反应能力下降，进一步导致心肌结构和细胞外基质重构，心肌收缩储备能力下降，最终导致心脏扩大、泵功能下降。

AIC 的基本类型是根据有无器质性心脏病将 AIC 分为单纯型和不纯型。单纯型 AIC 指患者无基础心脏病，在心脏扩大、心功能不全的发展过程中，心律失常是心肌损害的唯一因素。不纯型 AIC 患者存在器质性心脏病，在心脏扩大和心功能不全的发展过程中，基础心脏病和心律失常过两种因素同为致病因素。目前尚无统一的诊断标准及特异指标确诊 AIC，需进行排除性诊断。

（1）单纯型 AIC 易诊断，不纯型 AIC 诊断较困难。

（2）需结合病史、心律失常类型、心室率、心律失常持续时间、临床特征及治疗反应综合诊断 AIC。

（3）AIC 确诊依据：心室率控制和消除后心脏功能和形态显著改善或恢复正常。

（4）单纯型 AIC 诊断要点：无基础心脏病，存在持续性或无休止性心律失常，出现继发性或进展性的心脏扩大，同时伴有心功能不全（多为轻中度症状），心律失常去除后心脏部分或完全恢复（表现为症状和运动耐量改善，LVEF 增加，左室收缩末和舒张末容积减小）。此类患者的治疗主要：①药物治疗：控制心室率，但需要考虑药物的副作用、有效性和耐受性。②导管消融：可根治心律失常的同时改善心功能。③起搏治疗：部分心律失常消融失败患者，可选择房室结阻断＋心脏起搏器植入。

AIC 的发生高度依赖于心室率，心率越快，AIC 出现越早，其出现的时间有明显差异，可发生于心动过速后几周至 20 年不等；心律失常控制或终止后需数周至数年，心脏形态和功能恢复。因此对于伴有持续快速心律失常的心脏扩大和心衰要警惕 AIC。AIC 为良性疾病，但需及时和有效治疗，部分有猝死风险。

本例患者有器质性心脏病病史（冠心病、慢性阻塞性肺疾病），发生心房扑动后心脏进一步增大，属于不纯型心律失常心肌病，行射频消融手术后心脏较前明显缩小，明显改善了患者预后。

目前许多临床医生对 AIC 没有足够的认识，使许多患者失去了最佳治疗时期，影响了患者的远期预后。因此呼吁广大临床医生对本病应该引起足够的重视。

病例点评

本例患者数次因活动后胸闷、憋气住院，经强心、利尿、平喘化痰等治疗后能够好转出院。而近 1 年，患者出现心悸，心电图发现房扑，同时复查超声心动图提示心脏较前扩大明显，择期行房扑射频消融手术治疗，成功转复为窦性心律。8 个月后随访心脏较前明显缩小，心脏收缩功能改善。这种快速恢复的病程不符合冠心病以及慢性肺病的发展变化，故考虑心律失常性心肌病的诊断。

不纯型 AIC 患者存在器质性心脏病，在心脏扩大和心功能不全的发展过程中，基础心脏病和心律失常这两种因素同为致病因素，而且原有的器质性心脏病也是导致快速心律失常（如房扑）的主要原因，这需要提醒我们对 AIC 给予足够的认识，否则会使许多患者失去了最佳治疗时期，影响其远期预后。

射频消融治疗快速心律失常具有创伤小、治愈率高的优势，除了根治或解除心律失常外，还对患者的心功能改善具有重要意义。

参考文献

1. BRUGADA P. CHAGA' disease and tachycardiomyopathy. Arq Bras Cardiol, 1991, 56（1）：5-7.

2. AHMADI A, ZOLFI-GOL A, ARASTEH M. Tachycardia-induced cardiomyopathy. ARYA Atheroscler, 2014, 10（3）：175-178.

3. GUPTA S, FIGUEREDO V M. Tachycardia mediated cardiomyopathy: pathophysiology, mechanisms, clinical features and management. Int J Cardiol, 2014, 172（1）：40-46.

（张鹤萍）

病例 23 心尖球囊样综合征

病历摘要

患者女性，69 岁，退休。主因"突发咽痛伴胸痛 3.5 小时"于 2017 年 7 月 27 日入院。患者入院 3.5 小时前于早饭后突发咽部烧灼痛，疼痛剧烈，患者自行含服 2 粒速效救心丸，持续约 30 分钟未见缓解，遂至我院急诊，于就诊途中突发胸骨后疼痛，为烧灼痛，疼痛剧烈，伴大汗，无左颈、额面部及左肩臂部放射痛，无胸闷、心悸，无头晕、晕厥、黑蒙，无发热、咳嗽、咳痰，无恶心、呕吐，至急诊查心电图示：窦性心律，室性早搏二联律，V1 ～ V4 导联 ST 段弓背向上抬高 0.1 ～ 0.4 mV，伴 R 波递增不良及 T 波高尖，急诊给予吸氧，吗啡 5 mg ih 镇静止痛，单硝酸异山梨酯静脉泵入扩冠等治疗后，患者胸痛及咽部疼痛症状无明显缓解，现为行进一步诊治收入我院 CCU。患者近期以来，精神可，饮食、睡眠可，大小便如常，体重无明显变化。

既往史：高血压史 20 年，最高 160/100 mmHg，近半年开始服用降压药（具体不详），目前血压维持在 110 ～ 120/60 ～ 70 mmHg。糖尿病史 20 年，长期服用二甲双胍，血糖控制情况不详。高脂血症 5 年，未服用降血脂药物。胃溃疡 4 年，药物（具体不详）治疗后好转，近期未再发作。38 年前行剖腹产手术。自诉曾有链霉素过敏史，于输液中出现头晕，不适。否认其他病史。出生于北京，48 年前离京，先后于甘肃、青海、陕西等地工作，17 年前退休后返京。否认吸烟、饮酒史。月经史无特殊。24 岁结婚，育有 1 儿，患"高血压""糖尿病"。父母已逝，父亲死于"糖尿病"，母亲生前患有"高血压""冠心病"，死于"结肠癌"。1 兄 2 弟，均体健。

体格检查：体温 36.5 ℃，脉搏 78 次 / 分，呼吸 20 次 / 分，血压 117/61 mmHg（右上肢），121/65 mmHg（左上肢）。发育正常，营养中等，神志清楚，表情痛苦，自主体位，查体配合。体重 65 kg，身高 156 cm，BMI 26.7 kg/m²，腹围 86 cm。未见颈静脉怒张及颈动脉异常搏动，气管居中，甲状腺不大，颈部血管未闻及杂音。两侧胸廓对称，呼吸运动对等，双肺呼吸音粗，双肺未闻及干湿性啰音，无胸膜摩擦音。心前区无异常隆起及凹陷，心尖搏动可，心尖搏动位于胸骨左侧第五肋间锁骨中线内 0.5 cm，各瓣膜区未触及震颤，叩诊心界不大，心率 78 次 / 分，律齐，P2 = A2，第一心音正常，各瓣膜听诊区未闻及病理性杂音及额外心音，无心包摩擦音。腹膨隆，无明显压痛、反跳痛及肌紧张，肝脾未触及，Murphy's征（−），双下肢无水肿，双足背动脉搏动可。

辅助检查：

1. 心电图（2017-7-27，我院）（图 3-24）：窦性心律，V1 ～ V4 导联 ST 段抬高 0.1 ～ 0.4 mV，R 波递增不良，T 波高尖，室性早搏二联律。

2. 血常规、DIC 初筛、肝肾功、电解质均正常。

3. 心肌损伤标志物：肌酸激酶同工酶（CK-MB）正常 5.10 ng/mL，肌钙蛋白 I 升高 0.477 ng/mL，肌钙蛋白 T 升高 0.130 ng/mL。

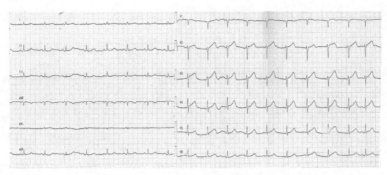

图 3-24 心电图

入院诊断：冠状动脉粥样硬化性心脏病，急性前壁心肌梗死，心功能 I 级（Killip 分级），高血压病 2 级（很高危组），2 型糖尿病，血脂代谢异常，胃溃疡，剖宫产术后。

诊治及病情演变经过：患者入 CCU 后完善相关检查，于入院当日（2017-7-27）行急诊冠脉造影检查，结果示：①冠脉供血呈右优势型，左右冠开口正常，左右冠脉走行区无钙化影。② LM（−），LADm20% ～ 30% 节段性狭窄（图 3-25），LADm-d 肌桥，前向血流 TIMI3 级。③ LCX（−），前向血流 TIMI3 级。④ RCA（−），前向血流 TIMI3 级。⑤左室造影示左室心尖部收缩期膨隆、运动消失（图 3-26）。未见二尖瓣反流及压力阶差，LVEF65.6%。⑥对 LAD 行 OCT 检查，结果未见破裂斑块或血栓。超声心动图检查提示左房增大，左室心尖部圆隆、无运动，室间隔基底段增厚，升主动脉增宽。再次追问患者，发病前有情绪应激史，根据患者病史、症状、体征及辅助检查，考虑患者诊断为"心尖球囊样综合征、冠状动脉粥样硬化"，给予依诺肝素钠 0.6 ml ih q12h 抗凝，瑞舒伐他汀 10 mg qn 调脂、稳定斑块，氨氯地平 5 mg qd 降压，及二甲双胍 500 mg tid 降糖等冠心病二级预防治疗。入院次日复查心电

笔记

图提示 V1 ～ V6 导联 R 波正常，T 波倒置。患者病情稳定后于 2017-07-31 转入普通病房完善相关检查，监测心肌损伤标记物降至正常，肾上腺 B 超提示双侧肾上腺区未见明显占位（图 3-27）。Holter 提示窦性心律，房性早搏，可见 ST-T 改变。心脏核磁：左心室心尖部室壁瘤形成，并心尖部心肌水肿可能，结合病史及临床考虑应激性心肌病可能。入院 10 天后超声心动图提示左室各壁运动良好，患者病情好转出院（图 3-28）。

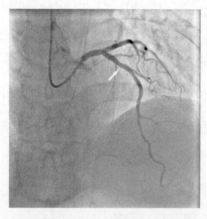

图 3-25　正头位左冠造影（箭头示 LADm 轻度狭窄）

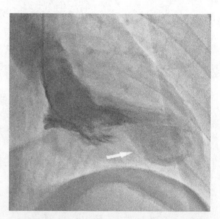

图 3-26　右前斜位左室造影（箭头示左室心尖部收缩期膨隆、运动消失）

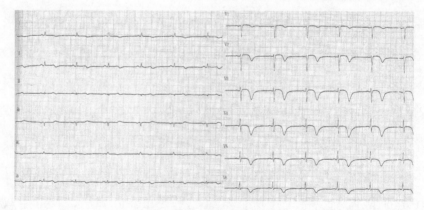

图 3-27　入院次日心电图

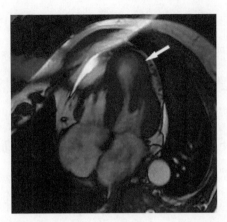

图 3-28 心脏核磁四腔心切面（箭头示左心室心尖部收缩期膨隆、运动消失）

转归及随访：患者出院 3 月随访，一般情况良好。

病例分析

心尖部球囊样综合征（Tako-tsubo syndrome，TTS）最初由日本学者 Sato 等于 1990 年报道，直到 2005 年 Wittstein 等于新英格兰医学杂志报道后才在世界范围内被大家所认识。[1] 在所有表现为可疑急性冠脉综合征的患者中约占 2%～3%。[2] 在 TTS 的众多诊断标准中，以梅奥诊所 2008 年修订的诊断标准被最为广泛接受，而最新的 2018 年欧洲心脏病学会 TTS 国际专家共识则进一步完善了此综合征的诊断标准：①患者表现为一过性左室功能异常（运动减弱、无运动或者反向运动），心尖部球囊样或者心室中部，或者局部运动异常，右心室可以受累。除了这些局部运动异常，各型之间可以相互转化。通常运动障碍的心室壁超过单一冠状动脉供血范围，但少见的情况下运动障碍的室壁可以是单一冠状动脉供血。②发病前可有情绪或者躯体应激，但并非必须。③神经系统疾病（比如蛛网膜下出血、一过性脑缺血发作／卒中、癫痫）以及嗜铬细胞瘤都可以是 TTS 发作诱因。④存在新发心电图异常（ST 段抬高、ST 段压低、T 波倒置以及 QTc 延长），少见的情况下可以没有心电图异常。⑤大多数病例心肌损伤标志物（肌钙蛋白 T、肌酸激酶）中度升高，经常可见脑钠肽明显升高。⑥ TTS 可以并存显著的冠状动脉狭窄。⑦没有感染性心肌炎的证据。⑧主要患者群为绝经后女性。TTS 绝大多数都为女性。这也十分容易理解，因为女性的生理和心理特点使得她们对应激更敏感，反应更明显。此例患者经详细询问病史，确认其在发病前 1 天因为家庭矛盾产生较剧烈的情绪波动。TTS 发病精确的病理生理机制仍未完全阐明，但交感神经系统的刺激是其发病的核心机制。TTS 发病与儿茶酚胺过多的情况相关，研究发现静脉内给予儿茶酚胺或 β- 受体激动剂可以造成与 TTS 类似的临床表现和心室壁运动异常。[4] 交感神经系统的异常兴奋可以导致心肌顿抑及室壁运动异常，其致病机理有如下几个假设：①冠脉斑块破裂形成血栓导致心肌缺血及钝抑，随之血栓迅速自溶。②儿茶酚胺过多造成多支冠脉同时痉挛，心肌缺血继而产生心肌顿抑。③儿茶酚胺过多导致冠脉微循环障碍。④儿茶酚胺本身对心肌细胞的毒性作用。因为 TTS 无论是在心电图表现还是心肌损伤标志物的升高方面，都很类似于急性 ST 段抬高型心肌梗死，如果医师经验不足则很容易误诊。比如我们这例患者开始也是被诊断为急性前壁心梗而进行了急诊冠脉造影，但如果在临床遇到此类患者，尽快明确冠脉情况排除急性 ST 段抬高型心肌梗死仍然是对患者最有利的选择。TTS 心室壁运动障碍通常都会在短期内恢复，不会对心功能产生长期损害。少数患者存在复发倾向。

病例点评

随着人们的认识越来越深入，心尖部球囊样综合征在临床并不少见。大多数患者在发病前存在情绪或躯体应激史，发病时表现很类似于急性 ST 段抬高型心肌梗死，需要仔细鉴别，冠脉造影是早期诊断的有力武器。心尖部球囊样综合征预后大多良好，心室壁运动异常通常都会在短期内恢复，一般不会产生永久性心脏损害。

参考文献

1. WITTSTEIN I S, THIEMANN D R, LIMA J A, et al. Neurohumoral features of myocardial stunning due to sudden emotional stress. N Engl J Med, 2005, 352: 539-548.

2. REDFORS B, VEDAD R, ANGERÄS O, et al. Mortality in takotsubo syndrome is similar to mortality in myocardial infarctio-A report from the SWEDE-HEART registry. Int J Cardiol, 2015, 185: 282-289.

3. GHADRI J R, WITTSTEIN I S, PRASAD A, et al. International Expert Consensus Document on Takotsubo Syndrome（Part I）: Clinical Characteristics, Diagnostic Criteria, and Pathophysiology. Eur Heart J, 2018, 39（22）: 2032-2046.

4. ABRAHAM J, MUDD J O, KAPUR N K, et al. Stress cardiomyopathy after intravenous administration of catecholamines and betareceptor agonists. J Am Coll Cardiol, 2009, 53: 1320-1325.

（马国栋）

病例 24   缺血性心肌病

病历摘要

患者男性，59 岁，因"间断胸痛、胸闷 10 余天，加重伴喘憋 3 天"于 2016 年 11 月入院。患者入院前 10 余天饭后出现胸部紧缩样疼痛，伴胸闷，症状持续约 1 小时缓解，之后间断咳嗽及咳少量白痰，未予重视，无发热及咯血。3 天前患者夜间睡眠中发作喘憋，半卧位后自觉症状略有缓解，无明显胸痛。就诊于我院急诊，行心电图示：窦性心律、心率 98 次 / 分，V1 ～ V3 导联呈 QS 型，V3 至 V6 导联 ST 段压低伴 T 波倒置（图 3-29A）。床旁胸片示：心影增大、双肺纹理粗，考虑心衰、肺水肿。双肺斑片影，不除外合并炎症，右侧胸腔积液、右侧叶间积液（图 3-29C）。心肌酶学：CK-MB 31.10 ng/mL，TNI 9.068 ng/mL，TNT 1.3 ng/mL。动脉血气：PO_2 56.2 mmHg，SO_2 91.4%，pH、二氧化碳分压及碱剩余正常，考虑急性非 ST 段抬高型心肌梗死、急性左心功能不全、左心扩大，为进一步诊治收入心内科重症监护室。患者自发病以来，睡眠、精神、食欲欠佳，大小便如常，体重较前增加无明显变化。

既往史：发现糖尿病数年（具体不详），未服药及监测血糖。否认高血压病、脑血管病、肾脏病及风湿免疫性疾病等病史，否认肝炎、结核等传染病史，否认毒物及放射物质接触史。否认手术及输血史。否认药物及食物过敏史。

个人及家族史：吸烟史 40 年，平均 30 ～ 40 支 / 日，否认饮酒史。父亲 70 余岁患心肌梗死并接受冠脉支架植入治疗，母亲患糖尿病。

体格检查：T 36.5 ℃，R 23 次 / 分，P 113 次 / 分，BP 135/95 mmHg。身高 180 cm，体重 100 kg，BMI 30.9 kg/m²，腹围 122 cm。神清，精神可。双侧颈动脉未及血管杂音。双肺叩诊呈清音，双肺呼吸音粗，双肺满布哮鸣音、双下肺可闻及湿啰音。心率 113 次 / 分，心音低钝，心律齐，各瓣膜听诊区未闻及杂音及心包摩擦音。腹部平坦，未见腹壁静脉曲张及胃肠型、蠕动波，全腹无压痛，无反跳痛及肌紧张，麦氏点无压痛，肝脾肋下未触及，肝脾区无叩痛，移动性浊音阴性，肠鸣音 3 次 / 分。双下肢轻度可凹性水肿。

辅助检查：

1. 实验室检查：白细胞 9.81×10⁹/L，中性粒细胞百分比 79.6%，超敏 C- 反应蛋白 114 mg/L。急查生化（P2+P3）：谷丙转氨酶 66 U/L，谷草转氨酶 62.7 U/L，白蛋白 32.6 g/L，肌酐 95.3 μmol/L，尿素氮 6.41 mmol/L，葡萄糖 22.4 mmol/L，钾 3.67 mmol/L。肾小球滤过率 72.03 mL/（min · 1.73 m²）。尿常规及便常规未见异常。肌钙蛋白 I 9.07 ng /mL，肌钙蛋白 T 1.3 ng/mL，肌酸激酶同工酶 31.1 ng/mL。N 末端脑钠肽前体 15394 pg/mL。动脉血气分析未见异常。D– 二聚体 1.4 mg/L。甲状腺系列大致正常范围。

2. 入院心电图及胸片（2016-11-27，图 3-29）：A 为急诊心电图，窦性心律、心率 98 次 / 分，V1 ～ V3 导联呈 QS 型，

V3 ～ V6 导联 ST 段压低伴 T 波倒置；B 为入院心电图：窦性心律、心率 102 次 / 分，V1 ～ V3 导联呈 QS 型，Ⅱ、Ⅲ 及 AVF 导联 ST 段较急诊压低 0.1 ～ 0.15 mV；C 为急诊床旁胸片，心影增大、双肺纹理粗，考虑心衰、肺水肿；双肺斑片影，不除外合并炎症，右侧胸腔积液、右侧叶间积液；D 为入院治疗 2 周后床旁胸片，双肺斑片影较前吸收；右侧胸腔积液，较前减少。患者历次超声心动图数值如表 3-2 所示。

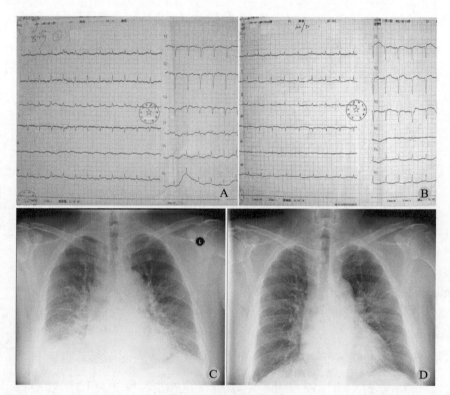

图 3-29　心电图及胸片

表 3-2　患者历次超声心动图数值

时间	LA (mm)	LVEDD (mm)	IVS (mm)	LVEF (%)	SPAP (mmHg)	室壁运动情况
2016-11-25	40.0	69.0	9.0	35	41.7	左室整体室壁运动减弱，室间隔、左室前壁及心尖部为著
2016-12-8	43.5	73.6	6.4	28	39.8	左室整体室壁运动减弱，室间隔、左室前壁略变薄，运动明显减弱
2017-1-17	42.3	73.4	7.6	37	32.0	左室整体室壁运动减弱
2017-7-6	40	70.7	9.4	47	44.4	左室整体室壁运动减弱

注：LA，左房内径；LVEDD，左室舒张末期内经；IVS，室间隔厚度；LVEF，左室射血分数；SPAP，肺动脉收缩压。

诊断：①急性左心衰竭。②冠状动脉粥样硬化性心脏病。③急性非 ST 段抬高型心肌梗死。④心功能Ⅲ级（Killip 分级）。⑤左心扩大。⑥双肺炎。⑦右侧胸腔积液。⑧Ⅰ型呼吸衰竭。⑨2 型糖尿病。⑩肝功能异常，肥胖症。

诊疗经过：入院后完善相关检查：考虑急性心肌梗死并发急性左心衰竭，给予卧床、鼻导管吸氧，阿司匹林及氯吡格雷抗血小板、达肝素抗凝、阿托伐他汀钙片调节血脂及稳定斑块、皮下注射胰岛素控制血糖、培哚普利改善心室重塑等冠心病相关治疗，给予吗啡皮下注射镇静、解痉，托拉塞米静脉推注利尿、硝酸甘油静脉泵入降低心脏前后负荷等改善急性左心衰竭治疗，间断西地兰静脉推注强心，给予重组人脑利钠肽静脉泵入利尿、减轻心脏负荷，给予左西孟旦注射液静脉泵入增强心肌收缩力治疗，螺内酯保钾、抑制 RASS 系统，同时给予拉氧头孢抗感染、氨溴索化痰、二羟丙茶碱静脉推注平喘等抗感染治疗，并维持水电解平衡。患者心功能有所好转后加用美托洛尔片降压、抑制交感神经活性治疗。患者本次住院急性心肌梗死诊断成立，但心电图仅有下壁导联一过性 ST 轻度抬高且无病理性 Q 波形成，前壁 V1～V3 导联有病理性 Q 波，但就诊后监测无 ST-T 的动态变化且 T 波持续直立，不能解释患者心肌酶学显著上升、心脏显著扩大及急性左心衰竭的临床表现。为进一步明确患者心脏扩大及心功能不全原因，同时评估心肌及心功能情况，住院期间完善静息心肌核素显像（single photon emission computed tomography，SPECT）及心脏磁共振（magnetic resonance imaging，MRI）检查。

　　静息 SPECT 显示：左侧心腔扩张，左心室运动弥漫减低，前壁近心尖、心尖及部分前间壁可见放射性分布稀疏缺损区，部分前间壁及后间壁可见放射性分布稀疏区，部分下后壁放射性分布稀疏；左室 EF 值约 18%（图 3-30）。心脏 MRI 显示：心包无增厚，左房前后径 48 mm，左室横径 72 mm，右房右室不大；左心室各节段室壁厚度 6.5 mm（正常 7～9 mm），左心室收缩、舒张运动减弱；心肌首过灌注于心肌前间隔基底部、中远段间隔壁及前壁、中段下壁心内膜下减低、呈低信号，延迟增强呈中度强化，左心室射血分数 23%，双侧胸腔积液。核磁共振检查结果如图 3-31 所示。

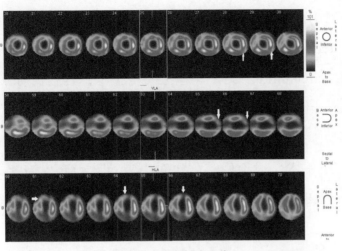

图 3-30　心肌核素显像

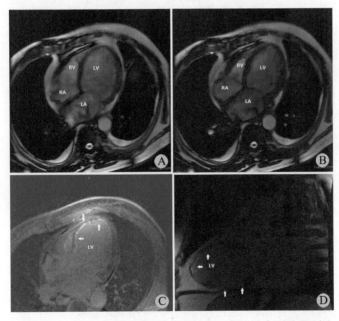

注：A，心尖四腔显示左心室舒张期末内径增大；B，心尖四腔显示左心室收缩
末内径；C，心尖四腔心显示心肌延迟增强见左室前壁、中远段间隔强化信号
（白色箭头）；D，心尖两腔心显示心肌延迟增强见左室前壁、下壁中段及基底
　　　　　　部强化信号（白色箭头）。

图 3-31　心脏磁共振

由于患者急性心肌梗死诊断明确，为进一步明确冠脉病变

情况于 2016-12-8 行冠状动脉造影检查，结果显示：左前降支（left anterior descending ar-tery，LAD）近段 99% 狭窄，左回旋支（left circumflex，LCX）远段 90% 狭窄，右冠状动脉（right coronary artery，RCA）中段 95% 偏心性狭窄；患者多支病变合并糖尿病及心功能不全，首选冠脉旁路移植术治疗，但患者拒绝搭桥手术。讨论后，分次对患者冠脉行介入治疗。12 月 8 日于 LAD 及 LCX 各植入一枚支架，2018-12-12 于 RCA 植入两枚支架后（图 3-32）。

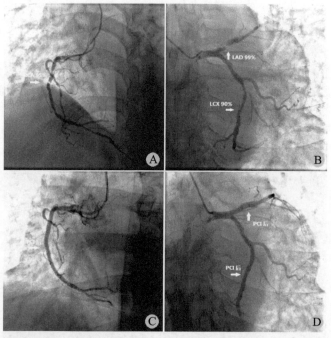

注：A，左前斜 + 头位显示右冠状动脉中段 95% 偏心性狭窄（白色箭头）；B，右前斜 + 足位显示左前降支近段 99% 狭窄，左回旋支远段 90% 狭窄；C，RCA 植入两枚支架后；D，LAD 及 LCX 各植入一枚支架后。

图 3-32　冠状动脉造影

经冠心病二级预防治疗及改善心功能治疗后，患者喘憋症状缓解，无明显胸痛及胸闷症状后出院。出院后规律服用阿司匹林及替格瑞洛（1年后停用）、氯沙坦、螺内酯、美托洛尔、阿托伐他汀、二甲双胍等药物治疗，随访至今近两年，未再发作明显喘憋。期间监测 UCG 显示 LVEF 逐渐上升，左心大小无明显变化，2017-7-6 复查 UCG：LVEF 47%（表3-2）。

病例分析

病例特点及注意事项：患者中年男性，既往有糖尿病、吸烟及肥胖症，有冠心病家族史，无高血压病、饮酒史，临床表现主要为左心扩大伴急性左心衰竭。患者无近期发热、上呼吸道感染及腹泻病史，心电图及心肌酶学变化符合心肌梗死表现，心脏磁共振未见心肌细胞水肿等异常，除外病毒性心肌炎。患者无扩张型心肌病家族史，结合心脏磁共振检查及病情转归，不符合扩张型心肌病。患者无长期饮酒史，除外酒精性心肌病。患者无高血压及尿毒症病史，故此类疾病依据。结合患者病史、临床表现及疾病诊治转归，考虑心脏扩大、急性左心衰竭为缺血性心肌病（ischemic heart disease，IHD）所致。诊断缺血性心肌病应结合患者具体病史、特别有心肌梗死病史，冠脉有严重狭窄，存在左心扩大及 LVEF 下降，除外其他引起心脏扩大和心功能不全原因。本病的心脏影像学检查包括病史、包括冠脉造影在内的心脏影像学，心脏 SPECT 和 MRI 检查对于心肌病变及心功能评估非常重要。对于患者的规范二级预防治疗和冠脉血运重建是决定预后的关键。

目前对于缺血性心肌病的诊断标准并不一致，是指急性心肌梗死4周后在严重的冠脉狭窄病变伴有左室射血分数下降

笔记

（较为公认是≤ 35%）[1]。过去的十几年，由于急性心肌梗死生存率的提高引起缺血性心力衰竭患者明显增加。经皮冠脉介入术和冠脉旁路移植术在缺血性心肌病的治疗中发挥着极为重要的作用。缺血性心肌病的病理生理学并不相同，从主要是冬眠心肌到不可逆的瘢痕形成。有证据表明，冬眠心肌的患者最大的获益于血运重建治疗[2]。心肌组织因缺氧受损后主要会出现 3 种结果：第 1 种是顿挫心肌，在大多数情况下，可以恢复成正常心肌。第 2 种是休眠心肌，使用干扰措施可使其恢复正常。第 3 种是坏死心肌，不能恢复至具有正常功能的心肌。

对于 IHD 患者，鉴别缺血、坏死心肌并评估其程度对于确定治疗方案及预后的判断极为重要。与其他非创性检查相比，MRI 具有无电离辐射、较高的软组织分辨能力的特点，能比较准确鉴别存活心肌和梗死心肌[3]。缺血区及有瘢痕组织的室壁节段比有活性的心肌节段变薄，且运动减弱、消失或矛盾运动。非透壁心肌梗死中梗死心肌失去收缩能力，收缩功能主要靠残存的活性心肌来承担，主要变化有运动减弱，经过治疗后功能恢复或改善透壁心肌梗死表现为运动消失或矛盾运动，治疗后功能没有改善。

病例点评

此患者典型病例讨论依据：IHD 已成为目前高病死率、高致残率的疾病之一。IHD 的明确诊断及心肌活性的准确评估对于患者的治疗与预后有非常重要的作用。目前评价 IHD 的常用影像学方法包括超声心动图、SPECT、PET 和 MRI，特别是

MRI 已经成为临床一种安全可靠诊断心脏疾病成像方法。此患者最后临床确诊为缺血性心肌病，病例典型、检查方法完善可靠、给予完全血运重建及规范的冠心病、心力衰竭药物治疗，随访 1 年时 UCG 显示 LVEF 明显提高，随访近 2 年临床症状改善明显。

诊断典型理由及亮点：①缺血性心肌病为冠心病常见的一种临床表现形式。②此类患者为临床危重症，及时准确的诊治意义较大。③本例患者诊断方法全面、合理，诊断依据充分，病例具有一定代表性。④临床随访较长，转归变化具有客观依据。明确诊断后，并给予以积极血运重建及抗心衰治疗，患者预后良好。

参考文献

1. PANZA J A, ELLIS A M, AL-KHALIDI H R, et al. Myocardial Viability and Long-Term Outcomes in Ischemic Cardiomyopathy. N Engl J Med, 2019, 381（8）: 739-748.

2. MYTSYK M, ISU G, CERINO G, et al. Paracrine potential of adipose stromal vascular fraction cells to recover hypoxia-induced loss of cardiomyocyte function. Biotechnol Bioeng, 2019, 116（1）: 132-142.

3. NORDLUND D, KLUG G, Heiberg E, et al. Multi-vendor, multicentre comparison of contrast-enhanced SSFP and T2-STIR CMR for determining myocardium at risk in ST-elevation myocardial infarction. Eur Heart J Cardiovasc Imaging, 2016, 17（7）: 744-753.

（高翔宇）

病例 25 左室心肌致密化不全伴心内膜下心肌梗死

病历摘要

患者女性，61 岁，因"间断胸闷 31 年，加重 1 周"于 2016 年 4 月入院。患者 31 年前妊娠 38 周起出现胸闷、乏力，伴双下肢水肿，夜间可平卧，无咳嗽、咳痰、流涕、胸痛、放射痛。后于我院妇产科住院，自然分娩 1 男婴。此后患者劳累或受凉感冒后胸闷，平素日常活动不受限，未规律诊治。入院前 4 年患者无明显诱因喘憋、双下肢水肿，伴咳嗽、咳痰，于我院呼吸内科住院治疗，行超声心动图示 LA 50.5 mm，LVEDD 67.5 mm，LVESD 54.2 mm，LVEF 39%，左室整体室壁运动减弱，左室侧壁及后壁心尖部可见较多粗大肌小梁及较深隐窝回声，诊断为扩张型心肌病，给予地高辛强心，呋塞米片利尿等治疗后好转。出院后规律服用地高辛、福辛普利、美托洛尔、螺内酯、呋塞米等治疗，日常活动无明显胸闷、喘憋。入院 1 周前患者受凉感冒后再次出现上述症状，伴胸痛，伴双下肢轻度水肿，无肩背部放射痛，为进一步诊治收入我院。

既往史：既往脑膜瘤切除术后 17 年，左乳腺癌切除术后 15 年。否认高血压病、糖尿病及冠心病史。否认家族中类似疾病史。否认毒物及放射物质接触史。否认及输血史。既往青霉素皮试阳性，无食物过敏史。

个人史：否认吸烟及饮酒嗜好。

体格检查：T 36.0℃，R 18 次 / 分，P 81 次 / 分，BP 119/48 mmHg。BMI 23 kg/m²，腹围 83 cm。神清，精神可。双侧颈动脉未及血管杂音，双侧颈静脉无怒张。胸壁无压痛，双肺呼吸音清，双侧肺底未闻及干湿啰音。心界无扩大，心音低，心率 81 bpm，心律齐，心尖部可闻及 2/6 级收缩期吹风样杂音。腹软，肝脾未触及肿大。双下肢轻度水肿。

辅助检查：

1. 实验室检查：心肌损伤标志物：阴性。NT-proBNP 634 pg/ml。

2. 入院心电图（图 3-33）：图 A 为 31 年前心电图，窦性心律，多个导联 ST-T 压低、T 波倒置；图 B 为本次入院心电图，窦性心律，多个导联 ST-T 改变、T 波倒置，频发室性期前收缩。

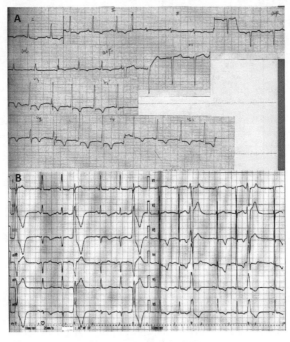

图 3-33　患者心电图

3. 入院超声心动图（图 3-34）：LA 38.4 mm，LVEDD 62.5 mm，左室收缩末内径（left ventricular end-systolic dimension, LVESD） 49.8 mm，LVEF 41%，左室整体室壁运动减弱，左室侧壁及后壁心尖部可见较多粗大肌小梁。

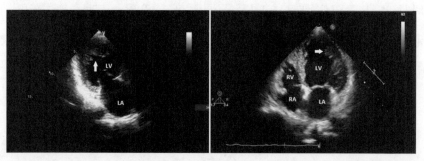

注：A：2012 年时超声心动图显示左心室侧壁及后壁部分见过度肌小梁化（白色箭头）；B：2016 年超声心动图见侧壁过度肌小梁化（白色箭头）。

图 3-34　超声心动

诊断：慢性心功能不全急性加重，扩张型心肌病？心肌致密化不全？心功能Ⅲ级（NYHA 分级），脑膜瘤切除术后，左乳腺癌切除术后。

诊疗经过：入院后治疗策略包括以下几方面：①心功能不全的药物治疗，包括呋塞米及地高辛缓解症状治疗，螺内酯、美托洛尔及福辛普利等改善预后，抗血小板使用阿司匹林 100 mg/d。②积极寻找病因及病情评估：完善心脏磁共振、动静态心肌单光子发射计算机断层成像（SPECT）检查及冠状动脉计算机断层扫描（computed tomography，CT）检查。③病情监测：检测出入量、体重、电解质、心电图及生命体征变化。

入院后监测患者病情变化，患者住院后经上述对症治疗，呼吸困难及胸闷症状逐渐好转。结合患者病史、既往及本次超声心动图改变，高度怀疑左室心肌致密化不全（left ventricular noncompaction，LVNC）。为进一步明确诊断及评估心脏结构改变，完善了心脏磁共振检查。结果显示左室侧壁及心尖部过度肌小梁化，疏松心肌厚度大于致密心肌厚度的 2 ～ 3 倍，左心室整体收缩功能减弱，并见心尖部心内膜下钆延迟增强（图3-35）。之后患者完善了冠脉 CT 及动静态心肌 SPECT 检查。冠脉 CT 示：左前降支近段 30% ～ 50% 狭窄，其余心外膜冠状动脉未见明显病变，同时可见到从心尖至侧壁的显著肌小梁化（图 3-36）。患者 SPECT 回报：运动相左室显影清晰，左心扩大、部分下壁近心尖处见放射性缺损区，LVEF 值 36%；静息相与运动相比较，部分下壁近心尖处未见明显填充，呈不可逆性缺损，LVEF 值 35%（图 3-37）。

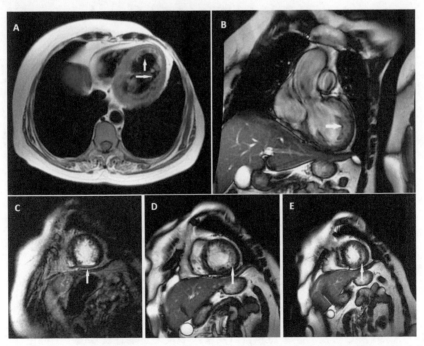

注：A、B、D 及 E 显示从左室侧壁至心尖可见过度肌小梁化的非致密心肌（白色箭头示非致密心肌）；C 示左室下壁近心尖可见延迟增强。

图 3-35　心脏磁共振

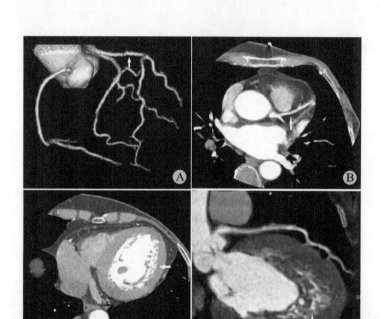

注：A 和 B：左前降支近段轻度狭窄，箭头示病变；C 和 D：左心室侧壁及心尖部过度肌小梁化（白色箭头）。

图 3-36　冠脉 CT 结果

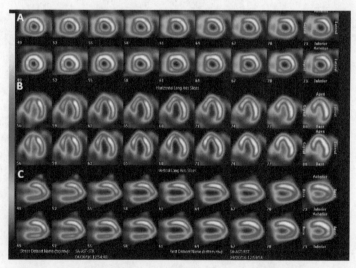

注：A、B 及 C 分别为左室短轴位、左室水平长轴及垂直长轴位；上列位运动相、下列为静息相；运动相左室显影清晰，左心扩大、部分下壁近心尖处见放射性缺损区；静息相与运动相比较，部分下壁近心尖处未见明显填充，呈不可逆性缺损。

图 3-37　单光子发射计算机断层成像术

结合冠脉 CT 结果，患者左心室室壁运动减弱除外由冠状动脉阻塞后心肌缺血所致，而患者冠脉 CT 显示三支主要冠状动脉未见显著狭窄，因此基本除外由于冠心病导致的陈旧下壁心尖部心肌梗死。由于临床和影像学检查未见明显冠状动脉狭窄或缺血性变化，综合考虑支持患者心功能不全与 LVNC 相关，所以患者继续接受慢性心功能不全的常规治疗。患者住院期间胸闷及呼吸困难逐渐好转，住院第 9 天出院。

　　患者出院随访至今 2 年，日常活动无明显胸闷及呼吸困难发作，一般状况良好。目前治疗药物为：阿司匹林 100 mg qd（半年前因牙龈出血自行停用），酒石酸美托洛尔片 12.5 mg bid，培哚普利 4 mg qd，螺内酯 20 mg bid，呋塞米 10 mg qd，地高辛 0.125 mg qd。

病例分析

　　病例特点及注意事项：

　　患者老年女性，慢性病程，间断劳累后或受凉感冒后出现胸闷，既往无高血压、糖尿病、高脂血症及冠心病史，无吸烟及饮酒史。患者心血管危险因素较少，心电图及心肌酶学无动态变化；超声心动图示左心室壁整体运动减弱，左室侧壁及后壁心尖部可见较多粗大肌小梁；冠状动脉 CT 左前降支近段轻度狭窄；心脏磁共振检查显示从左室侧壁至心尖可见过度肌小梁化的非致密心肌，左室下壁近心尖可见延迟增强。SPECT 显示：左心扩大、部分下壁近心尖处见放射性缺损区；静息相与运动相比较，部分下壁近心尖处未见明显填充，呈不可逆性

笔记

缺损。患者无扩张型心肌病家族史，结合心脏磁共振检查及SPECT，不符合扩张型心肌病。患者无长期饮酒史，除外酒精性心肌病。结合患者病史、临床表现及较为全面综合的辅助检查，考虑患者为左室致密化不全。

LVNC 是最近认识的一种罕见的充血性心衰的原因，它是正常心肌致密过程中的停滞，导致与心室腔连通的许多深的小梁的持续存在[1]。LVNC 的大多数病例是在超声心动图检查或心功能不全患者的治疗过程中偶然发现。在对所有类型的原发性心肌病儿童的研究中，LVNC 发生率约占 9.2%。在成人系列病例研究中，报告 LVNC 的发生率为 0.014% ～ 1.3%，心衰患者的预期发病率约为 3 ～ 4%[2]。心肌的发育过程对 LVNC 的形态学表现至关重要。在妊娠第 4 周末肌小梁的出现和妊娠第 8 周随着室间隔形成后肌小梁的重塑，而后者伴随着人类冠状动脉循环的发展，这是了理解 LVNC 发育的关键步骤[3]。心肌致密过程或小梁重建从心外膜逐渐到心内膜，从基底部到心尖部，从室间隔到左室游离壁。

LVNC 可能发生在任何年龄，大多数患者在诊断本病时无症状。然而，与这种疾病有关的临床表现并不一致，从无症状到心力衰竭（50%）、心律失常（41%，包括心房颤动，室性心动过速，分支阻滞或心动过缓和心源性猝死）或全身栓塞（24%）。心室功能障碍可能是收缩期或舒张期。也有报告由于体循环栓塞引起的急性心肌梗死。尽管 LVNC 的许多患者无症状或没有出现任何并发症，但是必须针对每位患者采取适应治疗方法[4]。目前国内外并没有关于 LVNC 患者管理的正式指南。建议在左心收缩功能下降，如左室射血分数小于 40%，血栓栓塞或心房颤动史的患者长期口服抗凝治疗。对左室收缩功能正常的患者推荐使用阿司匹林。LVNC 患者的心功能不全治疗应遵循治疗一般的心功能不全原则，包括使用 β 阻滞剂和血管紧张素转化酶抑制剂。

在本例患者中，非常有趣的是，通过心脏 MRI 延迟增强和 SPECT，在下壁近心尖段心肌检测到血流灌注缺失，但冠脉 CT 显示整个冠状动脉特别是右冠状动脉没有明显的阻塞性病变，而左前降支有轻度狭窄病变。结合冠状动脉分流分布及供应心肌的范围，我们推测本例患者是由于 LVNC 引起心肌梗死或心肌纤维化。此外，结合 SPECT 确定的上述部位心肌细胞在运动及静息相同时灌注确实，表明存在基本上不可逆的缺血也支持存在坏死的心肌可能。

病例点评

此患者典型病例讨论依据：此患者最后临床诊断为 LVNC，属于慢性心功能不全、心脏扩大的一种较少见病因，病例典型、相关检查完善，包括诊断价值较高的心脏磁共振检查、评估冠脉病变的 CT 检查以及 SPECT 检查，综合多种影像学检查提示该患者存在心内膜下陈旧心肌梗死，病例较为少见，该患者经过规范的治疗随访 2 年预后良好。

诊断典型理由及亮点：① LVNC 是一种罕见的先天性心肌病，具有特征的影像学表现，及时准确的诊治意义较大。② 慢性左心衰竭为 LVNC 常见的临床表现之一。③本例患者诊断方法全面、合理，诊断依据充分；心脏 MRI 目前被认为是心脏形态和功能评估的参考标准；然而，它对于冠状动脉评估是有限的。在这些患者中，心脏 CT 可能会补充 LVNC 的无创诊断并补偿 MRI 的缺陷，从而突出了该成像检查在心力衰竭发作时明确罕见和意想不到的病因以及协助治疗方案的潜在效用。心脏 MRI，CT 和 SPECT 成像的综合运用，能够同时评估复杂的心脏病理生理以及冠状动脉形态。④ 由于 LVNC 可能并发心内膜梗死，所以诊断或治疗这种并存情况有助于取得更好的治疗效果。⑤临床随访较长，转归变化具有客观依据。明确诊断后，并给予以积极抗心衰治疗，患者预后良好。

参考文献

1. PETERS S. Focal form of left ventricular non-compaction cardiomyopathy with congestive form of heart failure. Int J Cardiol，2016，202：879.

2. WILHELM J，HEINROTH K STOEVESANDT D，et al. Non-compaction cardiomyopathy with diffuse left coronary artery fistulae as a rare cause of congestive heart failure. Eur Heart J，2013，34（1）：12.

3. LORIA V，COLIZZI C，VACCARELLA M，et al. Left ventricular noncompaction：cause or consequence of myocardial disease? A Case Report and Literature Review. Cardiology，2019，143（3-4）：100-104.

4. KIDO K，GUGLIN M. Anticoagulation therapy in specific cardiomyopathies：isolated left ventricular noncompaction and peripartum cardiomyopathy. J Cardiovasc Pharmacol Ther，2019，24（1）：31-36.

（高翔宇）

病例 26　病毒性心肌炎

病历摘要

　　患者男性，54 岁。主因间断发热 8 天，胸闷、憋气 7 天入院。患者 8 天前受凉后出现发热，体温最高 39.5℃，伴畏寒，无咳嗽、咳痰。口服泰诺及头孢类抗生素后体温可降至 37.5℃，此后体温仍间断升高至 39.5℃。7 天前患者爬 2 层楼后出现胸闷、憋气，伴胸骨下针刺样疼痛及乏力、心悸、出汗，每次持续约 1 小时左右，休息后可缓解。此后活动耐量逐渐下降。3 天前患者平卧时出现胸闷、憋气，就诊于我院急诊，查 WBC 6.79×10^9/L，CK-MB 24.9 ng/mL，TNT 1.6 ng/mL，TNI 7.904 ng/mL，心电图示窦性心动过速，V1、V3 ～ V5 导联 ST 段压低，考虑"心肌炎可能性大"，给予抗感染、万爽力改善心肌代谢等治疗，为进一步诊治收入院。患者自发病以来，精神、睡眠、食欲欠佳，入院前一天腹泻 4 次，为稀便。

　　既往史：高血压病史 1 年，血压最高 150/90 mmHg，未服药治疗，未监测血压。吸烟 30 年，40 支 / 天。

　　体格检查：脉搏 103 次 / 分，血压 108/84 mmHg。双肺呼吸音粗，双肺未闻及干湿性啰音，无胸膜摩擦音。心前区无异常隆起及凹陷，心尖搏动可，心尖搏动位于胸骨左侧第五肋间锁骨中线外 0.5 cm，各瓣膜区未触及震颤，叩诊心界扩大，心率 103 次 / 分，律齐，P2=A2，各瓣膜听诊区未闻及病理性杂音及额外心音，无心包摩擦音。双下肢无水肿，双足背动脉搏动可。

辅助检查：

1. 自身免疫抗体、补体系统、甲状腺系列未见明显异常，病毒七项未见异常。心肌损伤标记物：CK-MB 25.5 ng/mL（参考值：0 ～ 4.99 ng/mL），cTnI 2.78 ng/mL（参考值：0 ～ 0.02 ng/mL），MYO（－）。NT-ProBNP：9196 pg/mL（参考值：< 125 pg/mL）。

2. 心电图（图 3-38）：窦性心律，加速性交界性自主心律，完全性右束支传导阻滞，ST-T 改变。

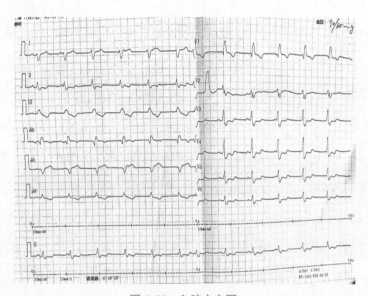

图 3-38 入院心电图

3. 超声心动图：左房（前后径 4.1 cm）、左室内径增大（EDD 5.9 cm），左室整体室壁运动减弱，心包积液（少量），LVEF 55%。

4. 动态心电图：窦性心律，房性期前收缩（有时成对出现），室性期前收缩（1415 次，有时成对出现），完全性右束支传导阻滞，可见 ST-T 改变。

5. 冠状动脉 CTA：左前降支、第一对角支、左回旋支及钝缘支动脉粥样硬化改变，管腔未见明显狭窄，心包积液。

6. 胸部 CT：双肺多发病变，考虑肺水肿可能，右肺中叶内侧段、左舌段慢性炎症，心脏增大，心包积液，双侧少量胸腔积液。

7. 心肌核素显像（图 3-39）：门控心肌显像示：左室前壁、前壁近心尖及部分后壁呈花斑样改变，符合心肌炎表现。负荷状态下左室 EF 值约 57%，静息状态下左室 EF 值约 59%。

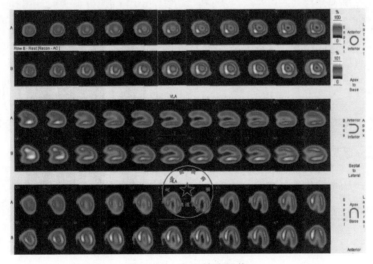

图 3-39　心肌核素显像

入院诊断：急性心肌炎，心功能Ⅲ级（NYHA 分级）；心律失常，加速性交界自主心律，完全性右束支传导阻滞，房性、室性期前收缩；心包积液（少量），双侧胸腔积液，高血压病 1 级（中危）。

治疗：入院后针对心功能不全给予处理，平衡出入量，通过减轻心脏负荷等纠正心力衰竭的治疗。病情稳定后，培哚普利 2 mg qd，倍他乐克 12.5 mg bid，辅酶 Q10 10 mg tid，曲美他嗪 20 mg tid。

随访：半年后复诊，患者无不适症状，活动耐量良好，心功能 I 级（NYHA 分级），复查超声心动图左心室大小正常，LVEF 65%，无心包积液。心肌损伤标记物及 NT-ProBNP 均正常范围。

病例分析

患者中年男性，急性病程，诊治过程相对简单，确是一例典型的急性心肌炎的发病过程。入院前患者有受凉、发热史，伴活动后胸闷憋气，休息后可缓解，且活动耐量逐渐下降。辅助检查提示白细胞正常范围，心肌损伤标记物升高，心电图示窦性心律，加速性交界性自主心律，V1、V3 ～ V5 导联 ST 段压低，超声心动图提示左房、左室增大，左室整体室壁运动减弱，心包积液（少量）。首先需明确心肌损伤标志物升高和心功能不全的原因。行冠脉 CTA 检查，未见明显的血管狭窄征象。进一步心肌核素显像检查提示左室前壁、前壁近心尖及部分后壁呈花斑样改变。结合患者发热伴随胸闷憋气症状，影像学检查排除冠心病，心肌损伤标记物升高及心肌核素特征性改变符合心肌炎诊断表现。

心肌炎常见的病因包括感染、自身免疫疾病和药物 / 毒性等三类，其中感染是最主要的致病原因。感染的病原体以病毒最为常见，包括柯萨奇 B 病毒、腺病毒和流感病毒等[1]。病毒性心肌炎患者多有前驱病毒感染症状，后出现胸闷胸痛、心功能不全等临床表现，伴心电图、心肌损伤标记物、超声心动图等非特异性改变，常需与急性冠脉综合征、肺炎、脓毒血症伴心肌损伤以及应激性心肌病等鉴别。该患者具有前驱感染、发热病史，虽然病毒学检测未发现明确的病毒感染，但从患者的血常规检查发现白细胞无升高，而心肌核素扫描出现左室前壁、前壁近心尖及部分后壁呈花斑样改变，表明心肌受损不均匀分布，故有助于病毒性心肌炎的诊断。

心脏磁共振检查能够发现心肌组织中的炎症、水肿、坏死和纤维化，具有较高的诊断价值。但目前心肌炎诊断推荐的金标准是心肌活检，有助于明确病毒性或自身免疫性等病因[2]。但由于患者本身原因未能接受心脏磁共振和心肌活检的检查，给确定诊断留有遗憾。

各种原因引起的心肌炎性损伤均可导致心脏功能受损，包括收缩、舒张功能减低和心律失常。本例患者活动耐量明显下降，NT-ProBNP 明显升高，胸部 CT 提示肺水肿符合急性左心衰诊断。入院后给予平衡出入量，通过减轻心脏负荷等纠正心衰的治疗，患者症状得以明显的改善。

针对病毒性心肌炎的治疗主要是对症支持治疗，目前尚无研究表明抗病毒与改善预后相关，静脉注射免疫球蛋白（intravenous immunoglobulin，IVIG）是一种有效的免疫调节疗法，对于全身性、抗体介导的自身免疫性疾病，包括巨细胞性心肌炎有效[3]。部分急骤发作且伴有严重血流动力学障碍的心肌炎症性疾病定义为爆发性心肌炎，是心肌炎最为严重的一种临床类型，以发病迅速、病情危重为特点，快速进展为严重心力衰竭、循环衰竭（低血压或心源性休克），以及各种恶性心律失常，可伴有呼吸衰竭和肝肾功能衰竭，通常需要早期

笔记

IABP 或 ECMO 等机械循环和呼吸辅助治疗，并针对休克、急性左心衰和心律失常等给予积极药物治疗。爆发性心肌炎病情进展快，治疗难度大，预后差[4]。本例患者虽然合并急性左心衰以及心律失常，但尚属轻症，给予抗心衰及改善心肌代谢，ACEI 及小剂量 β 受体阻滞剂等治疗后症状缓解，长期坚持治疗改善心肌重构，后随访症状改善，病情稳定。

病例点评

心肌炎最常见的病因是病毒感染，通过直接感染心肌细胞或诱发免疫反应导致心脏功能障碍，临床表现差异较大。心肌损伤标记物、心电图和超声心动图等是临床诊断心肌炎常用的手段。然而心肌炎的诊断具有挑战性，国外研究显示心源性猝死的年轻患者尸检结果中，心肌炎的占比为 2%～42%，另外在 9%～16% 的原因不明的非缺血性扩张型心肌病的成年患者中，经心肌活检证实为心肌炎迁延而来。

心肌活检是目前心肌炎诊断的金标准，并且心肌组织的免疫组化和分子生物学分析对确定病因及治疗方案很重要，但临床应用受限。心肌炎迁延是扩张型心肌病的常见原因，临床表现和临床预后具有异质性。目前心肌炎的治疗主要是预防、治疗心衰和控制心律失常的支持性治疗，免疫抑制治疗对巨细胞病毒性心肌炎效果明显。免疫球蛋白和抗病毒治疗尚需要进一步的随机对照研究明确在治疗炎症性心肌病变中的作用。

治疗方面主要是急性期尽早明确诊断，根据病情给予个体化对症支持治疗。心肌炎的预后受特定病因以及临床特征的影响，左室功能正常的患者预后良好，左室功能显著下降和双心室功能障碍的患者往往预后较差。

参考文献

1. RICHARDSON P，MCKENNA W，BRISTOW M，et al. Report of the 1995 world health organization/international society and federation of cardiology task force on the definition and classification of cardiomyopathies. Circulation，1996，93：841-842.

2. CAFORIO A L，PANKUWEIT S，ARBUSTINI E，et al. Current state of knowledge on aetiology，diagnosis，management，and therapy of myocarditis：a position statement of the European Society of Cardiology Working Group on Myocardial and Pericardial Diseases. Eur Heart J，2013，34：2636-48，2648a-2648d.

3. POLLACK A，KONTOROVICH A R，FUSTER V AND DEC G W. Viral myocarditis-diagnosis，treatment options，and current controversies. Nat Rev Cardiol，2015，12：670-680.

4. 中华医学会心血管病学分会精准医学学组，中华心血管病杂志编辑委员会，成人暴发性心肌炎工作组. 成人暴发性心肌炎诊断与治疗中国专家共识. 内科急危重症杂志，2017，23：443-453.

（何晓全）

病例 27 左室呈球样扩张的心肌致密化不全

病历摘要

患者女，33 岁，主因"发作性心悸、胸闷 1 个月"收入院。

现病史： 入院前 1 个月（2017-3-19）患者"感冒"后出现间断咳嗽，伴心悸、胸闷，持续时间较短，可自行缓解，就诊于外院，考虑"肺部感染"，给予口服红霉素抗感染治疗，上述症状无明显好转，心悸、胸闷症状逐渐加重，平卧时更明显，坐起可缓解，活动耐量逐渐下降，偶有左胸前区针扎样疼痛，可自行缓解。遂就诊于山东省某县人民医院，完善胸部 CT、超声心动图、BNP 等检查，诊断为"扩张型心肌病、肺炎"，给予哌拉西林钠他唑巴坦抗感染，口服马来酸依那普利、富马酸比索洛尔、盐酸曲美他嗪、呋塞米片、螺内酯等药物对症治疗后好转。2017-4-10 患者于劳累后再次出现明显心悸，心率 180 次 / 分左右，当地医院给予电复律治疗（具体不详）后症状缓解，建议转至上级医院继续诊治，而收入我院心内科。

既往史： 体健。

查体： T 36.5℃，R 18 次 / 分，P 60 次 / 分，BP（右上肢）：90/60 mmHg。神志清，精神尚可，颈动脉未闻及杂音，双肺呼吸音粗，未闻及明显干湿啰音，心前区无异常隆起及凹陷，可视及心尖搏动，呈抬举样，位于胸骨左侧第五肋间锁骨中线外 1.5 cm，各瓣膜区未触及震颤，叩诊心界扩大，心率 60 次 / 分，律齐，P2 ＞ A2，第一心音稍弱，各瓣膜听诊区未闻及病理性杂音及额外心音，无心包摩擦音。腹软，无压痛，肝脾肋下未及，双下肢无水肿，双侧足背动脉搏动正常。

辅助检查：

1. 实验室检查：谷氨酰转酞酶 61 U/L，白蛋白 39.6 g/L，乳酸 2.72 mmol/L，尿酸 452.8 μmol/L，高密度脂蛋白胆固醇 0.99 mmol/L，葡萄糖 3.85 mmol/L，钠 136.2 mmol/L。肌酸激酶 21 U/L，TnI 0.076 ng/ml，肌钙蛋白 T 0.033 ng/ml，NT-proBNP 1941 ng/ml。血常规等正常。

2. 影像学检查：①超声心动图（2017-4-4 山东省立医院）：LA 4.10 cm，RV 2.20 cm，IVS 0.87 cm，LV 7.48 cm，RA 3.57 cm，MPA 2.62 cm。LVEF 25%。诊断：心肌病变并心功能不全超声表现，考虑左室心肌致密化不全，二尖瓣中度反流，轻度肺高压。超声心动图（2017-04-19 我院）：LA 3.96 cm，EDD 8.24 cm，ESD 7.25 cm，EF 0.25，RV 1.74 cm。左房、左室内径增大（左室呈球样扩张），右房右室内径正常，左室射血分数明显减低，二尖瓣活动呈大心脏小开口状，余各瓣膜无异常，室壁变薄，左室后壁、后室间隔心尖段可见少量不规则粗大的肌小梁回声，左室整体室壁运动减弱。肺动脉内径正常。彩色多普勒：二尖瓣、三尖瓣、肺动脉瓣轻度反流流束，主动脉瓣无异常血流流束。检查意见：左房、左室增大，左室射血分数减低，左室整体室壁运动减弱，建议心脏核磁检查除外心肌致密化不全（图 3-40）。②胸部 CT 检查（2017-4-1 山东某县人民医院）：双肺炎症。双侧胸腔积液，少量心包积液；右肝内高密度灶。③心脏核磁共振（2017-04 我院）：心脏各房室增大，以左室为著；左室致密心肌组织变薄，疏松心组织增加；心脏收缩功能减低。综上所述考虑左心室心肌致密化不全（主要累及左室外壁、前壁和下壁和心尖为著）（图 3-41）。

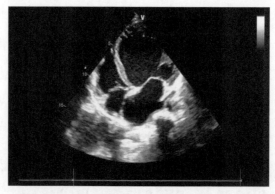

图 3-40　超声心动图（2017-4-19）

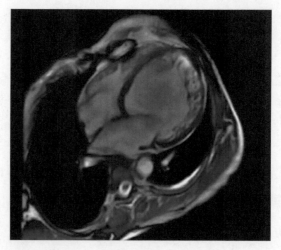

图 3-41　心脏磁共振（2017-4-20）

诊断：左室心肌致密化不全（LVNC）心脏扩大 心功能Ⅲ级（NYHA 分级）。

诊疗经过（2017-4-18 入院即刻）：治疗原则为控制心衰症状，改善预后，给予抗心衰"金三角"药物，螺内酯 20 mg bid、培哚普利 2 mg qd、富马酸比索洛尔 2.5 mg qd、曲美他嗪 20 mg tid，纠正心衰治疗，症状较前好转，出院随访观察。

病例分析

病例特点：左心室心肌致密化不全心肌病（left ventricular noncompaction，LVNC）是一种特殊类型的先天性心肌病，有明显的家族遗传倾向，目前多认为可能是胚胎时期心肌致密化过程停止所致，心室腔内突出的肌小梁和与左心室腔交通且深陷的小梁间隙，病变多累及左心室，伴或不伴右心室受累。1990 年 Chin 等[1] 首次报道了左心室心肌致密化不全，2006 年美国心脏病学会将其归为原发性心肌病中的遗传性心肌病，2008 年欧洲心脏病学会将其归为未分型的心肌病。其年发病率为 5/10 000 ～ 24/10 000。男性发病率高于女性。已有的分子遗传学研究发现，LVNC 与 *TAZ*、*DTNA*、*ACTC*、*MYH7*、*TNNT2*、*MYBPC3*、*FKBP-12* 等基因缺陷有关。其临床表现差异较大，缺乏特异性，从无症状到心律失常、心力衰竭、体循环栓塞，甚至心源性猝死。心力衰竭是左心室心肌致密化不全患者最常见的临床症状，也是其就诊的主要原因，文献报道心力衰竭的发生率为 30% ～ 73%[3]。其次是心律失常，典型预激综合征（Wolff-Parkinson-White Syndrome，WPW）和室性心动过速在儿童更常见[2]，而心房颤动和室性心律失常分别发生在 25% 和 47% 的成人左心室心肌致密化不全患者[2]。其他的心律失常有阵发性室上性心动过速、左／右束支传导阻滞、分支阻滞、双心室肥大、T波倒置、房室传导阻滞和完全性心脏传导阻滞。由于心肌隐窝内血流缓慢、瘀滞，易形成附壁血栓，脱落后易发生体循环栓塞。心源性猝死是左心室心肌致密化不全患者发生的恶性事件，一项大样本研究显示，心源性猝死约占左心室心肌致密化不全死亡的40%[2]。此外，左心室心肌致密化不全与神经肌肉疾病（NMDs）关系密切，有研究报道82%的左心室心肌致密化不全患者合并有神经肌肉疾病[2]，提示可能有共同的发病基础。

LVNC诊断：主要依靠影像学诊断，常用的检查方法包括超声心动图和心脏核磁共振成像（cardiac magnetic resonance imaging，CMRI）检查。LVNC患者心脏扩大，受累心腔内可见肌小梁及隐窝，形成网状结构，称作"非致密化心肌"。病变以心室中部至心尖部最为明显，外层的致密化心肌层明显变薄。Chin等[1]首先提出超声心动图诊断标准：舒张末期X/Y ≤ 0.5（X= 心外膜表面至小梁隐窝底部，Y= 心外膜表面至小梁顶端）。随后Jenni等[4]提出了诊断孤立性左心室心肌致密化不全的标准：①心室壁异常增厚，分为薄而致密的心外膜层和增厚的非致密的心内膜层，心内膜层由粗大突起的肌小梁和小梁间的隐窝构成，且隐窝与左心室腔相通而具有连续性，成人非致密化的心肌层与致密的心肌层厚度之比大于2，幼儿则大于1.4。② 80%以上主要受累心室肌为心尖部、心室下壁和侧壁。③彩色多普勒可测及小梁间隐窝内充满血液，来自左室心腔，但不与冠状动脉循环交通。④排除合并其他先天性或获得性心脏病。目前多沿用此标准。CMRI可将左心室非致密化心肌层成像显示，由于其在任意图像平面可提供心脏形态的详细影像特点，包括超声心动图不能清楚观察到的心尖和侧壁节段。

本患者由肺部感染诱发发病，很快出现活动耐量降低、端坐呼吸等心衰的症状，进而行超声心动图检查发现左心室扩大，左心室舒张末期内径达到 8.24 cm，呈现球样扩张，大心脏小开口状；左室整体室壁运动减弱，左室射血分数仅为25%；同时，超声心动图发现室壁变薄，心尖部可见粗大的肌小梁，提示心肌致密化不全的可能。立即行心肌核磁检查发现，左心室（主要是左室外壁、前壁、下壁和心尖）的致密心肌组织变薄，疏松心组织增加，提示左心室心肌致密化不全。另外，患者也曾发生严重心律失常而行电复律治疗。完全符合心肌致密化不全的临床和影像诊断标准。但需要与以下疾病鉴别：缺血性心肌病：本患者为年轻女性（33 岁），无冠心病危险因素，故可除外缺血性心肌病。本患者无饮酒史，无高血压史，非孕产期、无 COPD 等，可除外酒精性心肌病、高血压性心脏病、围产期心肌病、肺源性心脏病等。

治疗及预后：目前尚无治疗该疾病的特异性方法，主要是对症治疗。

1. 纠正心衰：心力衰竭的治疗方法主要参照心力衰竭治疗指南；心衰终末期优化的抗心衰治疗无效时，需考虑行心脏移植治疗。本患者经标准心衰治疗后，症状明显好转，故目前采取优化的药物抗心衰治疗。

2. 抗心律失常：依据国际指南，症状性室性心律失常和收缩功能障碍应该用抗心律失常药物或植入式心脏除颤器

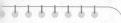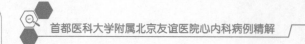

（implantable cardioverter-defibrillator，ICD）治疗。WPW 综合征或其他房室折返或房室结折返性心动过速应进行射频消融治疗。

3.抗栓、抗凝：具有血栓栓塞史、房颤和（或）LVEF ＜ 40% 的患者，由于肌小梁 - 隐窝内血栓形成的风险高，建议长期华法林治疗。虽然抗凝剂（如华法林）通常用于降低 LVNC 患者全身性血栓的风险，但有报道阿司匹林可能是一种替代治疗选择。左心室重塑技术通过消除栓子的来源并最终减少左心室内径，对 LVNC 导致的巨大的左心室内径和左室射血分数显著减低有效 [5]。本患者可以考虑抗凝治疗，可以应用华法林或达比加群或利伐沙班等抗凝药物

既往研究报道左心室心肌致密化不全患者预后较差，死亡的主要原因是心力衰竭及恶性心律失常。因此，应及早诊断，对症治疗，以改善患者预后，提高生存质量 [2]。

专家点评

（1）此患者疑难病例讨论的依据：本患者因心衰发病，经过多次超声心动图的检查，最终诊断明确，从而确定了下一步治疗。

（2）诊断疑难理由及亮点：LVNC 患者相对少见，目前仍以对症治疗为主，在临床上应做到早发现、早诊断、早治疗，以改善患者预后，提高生存质量。

参考文献

1. CHIN T K，PERLLOFF J K，WILLIAMS R G，et al. Isolate noncompaction of left ventricular myocardium. A study of eight cases. Circulation，1990，82：507-513.

2. 刘欣，刘文玲 . 左心室心肌致密化不全心肌病研究进展 . 中国循环杂志，2016，31（2）：198-200.

3. WEIFORD B C，SUBBARAO V D，MULHERN K M. Noncompaction of the ventricular myocardium. Circulation，2004，109：2965-2971.

4. JENNI R，OECHSLIN E，SCHNEIDER J，et al. Echocardiographic and pathoanatomical characteristics of isolated left ventricular noncompaction：a step towards classification as a distinct cardiomyopathy. Heart，2001，86：666-671.

5. 梁峰，胡大一，沈珠军，等 . 左心室心肌致密化不全心肌病 . 中华临床医师杂志，2014，8（11）：100-105.

（李东宝）

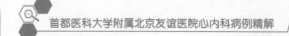

病例 28 疑似急性心肌梗死的病毒性心肌炎

病历摘要

患者女性，48 岁，主因间断发热 1 个月，胸痛、喘憋 6 天于 2017-10-17 入院。患者于入院前 1 个月曾出现发热，体温最高 38.0℃，伴畏寒及脐周部疼痛，约 1 天体温自行降至正常；就诊于外院，考虑为"肠痉挛"，未行腹部影像学检查及特殊治疗。8 天前患者再次出现发热，体温最高 37.8℃，伴畏寒、关节痛，无咽痛、咳嗽、咳痰，无尿频、尿急、尿痛，无腹痛、腹泻、恶心、呕吐，在家休息 1 天后体温降至正常。2017-10-11 夜间患者无明显诱因出现胸痛，为胸骨后压迫样疼痛，伴后背部疼痛、喘憋、呼吸困难及出汗，不能平卧，出现腹胀、恶心、呕吐胃内容物 1 次，持续 1 小时后症状缓解。2017-10-12 患者就诊于外院急诊，心电图示：窦性心律，未见明显 ST-T 改变，未予特殊治疗。此后患者仍间断出现胸闷症状，伴喘憋、乏力、出汗，活动耐力较日常明显下降，每次需休息 1 小时症状可缓解。2017-10-14 患者再次就诊于外院，心电图示：窦性心律，肢体导联低电压，V1 ~ V3 导联 R 波递增不良，查心肌损伤标志物升高，肌钙蛋白 I 6.493 ng/mL，肌钙蛋白 T 1.0 ng/mL，肌酸激酶 206 U/L，肌酸激酶同工酶 17.8 ng/mL。考虑为"急性心肌梗死"，就诊医院建议行冠脉造影术，患者及家属拒绝，遂给予拜阿司匹林抗血小板治疗，患者症状未见明显缓解。2017-10-15 患者就诊于我院急诊，查血压 88/51 mmHg，心率 73 次 / 分，复查心电图较前无动态变化，心肌损伤标志物：TnI 9.752 ng/mL，TnT 1.50 ng/mL，CK 220U/L，CK-MB 16.10 ng/mL。超声心动图示：左房内径 3.02 cm，左室舒张末期内径 4.5 cm，左室射血分数 64%，室间隔及左室游离壁轻度增厚。胸部 CT 平扫及增强示：双肺多发小结节影，双肺多发炎症可能，部分陈旧病灶；双肺小叶间隔增厚及多发病灶，间质性肺水肿不除外；双侧胸腔积液伴双肺下叶膨胀不全。病原学检查示：肺炎支原体 IgM 及 EB 病毒 IgM 阳性。生化：谷丙转氨酶 100 U/L，总胆红素 21.57 μmol/L，间接胆红素 9.65 μmol/L。腹盆部 CT 平扫及增强示：胆囊壁增厚，胆囊炎不除外；肝格林森鞘增宽，慢性炎症不除外；腹腔干根部管腔狭窄，考虑血栓形成；腹腔内多发小淋巴结；腹盆腔积液。急诊科给予泰能抗感染及抑酸、保肝、补液等对症支持治疗，患者未再发作胸痛，但活动后仍有胸闷、气短症状，患者为求进一步诊治入我院 CCU。患者发病以来，睡眠、精神、食欲欠佳，体重无明显变化。

既往史：高脂血症病史 1 年。间断服用中药调脂治疗，未监测血脂。否认冠心病、糖尿病、脑血管病、肾病等病史，否认肝炎、结核等传染病史，否认毒物及放射物质接触史，无药物及食物过敏史。患者父亲 60 岁患急性心肌梗死，母亲 75 岁患急性心肌梗死。

查体：T 36.2 ℃，R 18 次 / 分，P 78 次 / 分，BP 100/60 mmHg。神清，双肺呼吸音粗，双下肺可闻及少量湿啰音。心界叩诊不大，心率 78 次 / 分，律齐，第一心音正常，各瓣膜听诊区未闻及杂音、额外心音及心包摩擦音。腹部平坦，未见腹壁静脉曲张及胃肠型、蠕动波，上腹部有轻压痛，无反跳痛及肌紧张，麦氏点无压痛，肝脾肋下可触及，肝脾区无叩痛，移动性浊音阳性，肠鸣音 4 次 / 分。双下肢无水肿。

辅助检查：

1. 血常规：白细胞 5.01×10^9/L，中性粒细胞 3.30×10^9/L，血红蛋白 109 g/L，血小板 293×10^9/L，C- 反应蛋白 10 mg/L，尿便常规未见异常，血生化 ALT 120 U/L，谷草转氨酶 80 U/L，肌酐 53.9μmol/L。

2. 心肌损伤标志物：TnI 9.752 ng/mL，TnT 1.50 ng/mL，CK 220 U/L，CK-MB 16.10 ng/mL，N 末端 B 型利钠肽原 6629 pg/mL。

3. 感染相关指标：降钙素原 0.18 ng/mL，EBV-IgM 阳性，EB 病毒核酸探针检测（血浆）低于检测下限，呼吸道病原体 IgM 九联检肺炎支原体阳性，肺炎支原体抗体阴性，衣原体抗体阴性，嗜肺军团菌抗体阴性，PPD 试验阴性，结核感染 T 细胞检测阴性。

4. 免疫相关指标：ANA 抗体 1 ：160（斑点）1：80（胞浆），ds-DNA 40.22 IU/mL，抗 Sm/RNP/SSA/SSB/SCL-70/Jo-1/核糖体抗体均为阴性，抗 ENA 抗体阴性，抗中性粒细胞胞浆抗体谱阴性。抗链球菌溶血素 O 51.90 IU/mL，类风湿因子 11.0 KIU/L，血沉 18 mm/h，免疫球蛋白及补体均在正常范围，甲状腺系列正常，肿瘤标志物 CA125 39.70 U/mL，其余正常。胸腔积液检查：常规 Rivalta 试验阳性，比重＞ 1.018，有核细胞计数 410×106/L，涂片未见细菌，未找到抗酸杆菌，培养未生长细菌，CA125 1971.70 U/mL，白蛋白 10.5 g/L

5. 心电图：2017-10-12（外院）示窦性心律，大致正常心电图（图 3-42）。2017-10-14（外院，胸痛发作后）示窦性心律，肢体导联低电压，V1～V3 导联 R 波递增不良。V1～V3 导联 ST 段略抬高（图 3-43）。2017-10-25（我院）示窦性心律，肢体导联低电压，V1～V3 导联 R 波递增不良，V2～V6 导联 T 波倒置（图 3-44）。

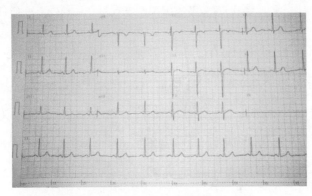

图 3-42　2017-10-12（外院）心电图

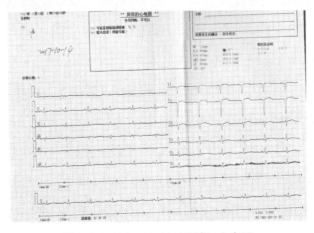

图 3-43　2017-10-14（外院）心电图

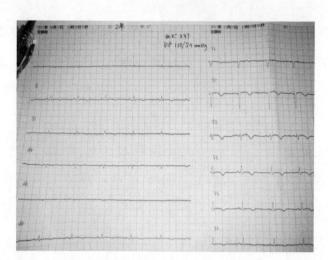

图 3-44　2017-10-25（我院）心电图

6. 超声心动图：2017-10-17 显示左房内径 3.05 cm，左室舒张末期内径 4.6 cm，LVEF 0.74，左室后壁室壁稍增厚，中段运动幅度稍减弱，室壁运动协调。2017-10-27 显示左房内径 3.10 cm，左室舒张末期内径 4.62 cm，LVEF 0.76，少量心包积液。

7. 动态心电图（2017-10-24）：窦性心律，最快心率 94 bpm，最慢心率 55bpm，平均 68 bpm；室性期前收缩 4 次；室上性期前收缩 13 次，可见 ST-T 改变。

8. 影像学检查：腹盆部 CT 增强平扫（2017-10-15）：胆囊壁增厚，胆囊炎不除外；肝格林森鞘增宽，慢性炎症不除外；腹腔干根部管腔狭窄，考虑血栓形成；腹腔内多发小淋巴结；腹盆腔积液（图 3-45）。胸部增强 CT（2017-10-15）：①双肺多发小结节影，双肺多发炎症可能，部分陈旧病灶。②双肺小叶间隔增厚及多发病灶，间质性肺水肿不除外。③双侧胸腔积液伴双肺下叶膨胀不全。

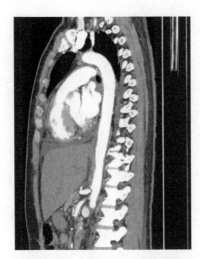

图 3-45　2017-10-24 腹盆部 CT 增强平扫（我院）

9. 门控心肌断层显像（2017-10-24 及 2017-10-25）：左室前壁部分心肌轻度缺血，负荷状态下左室 EF 值约 70%，静息状态下 左室 EF 值约 64%，左室室壁运动良好（图 3-46）。

10. 冠状动脉造影（2017-10-27）：各冠状动脉未见异常。

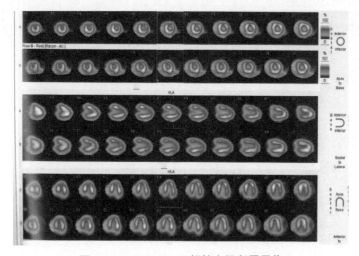

图 3-46　2017-10-25 门控心肌断层显像

诊断：①病毒性心肌炎。②肺部感染。③EB 病毒感染。④双侧胸腔积液。⑤腹腔积液。⑥盆腔积液。⑦肝功能异常。⑧腹腔干动脉狭窄。

治疗经过：入院后先后给予拉氧头孢及盐酸莫西沙星抗感染、阿昔洛韦抗病毒、辅酶 Q10 及维生素 C 营养心肌、葡醛内酯保肝、补液等对症治疗。10-19 双侧胸腔穿刺置管引流，共引流出 1000 mL 胸腔积液。经上述治疗后，患者未再出现发热及胸痛，日常活动未诉胸闷、喘憋。复查 TnI 0.487 ng/mL，TnT 0.036 ng/mL，CK 32 U/L，CK-MB 0.8 ng/mL，NT-proBNP 349 pg/mL，CRP 1 mg/L。患者病情平稳出院。

随访：患者出院后两周复查 EBV-IgM 阴性，ESR 4 mm/h，EB 病毒核酸探针检测（血浆）低于检测下限。出院后 1 个月复查超声心电图示，各房室内径正常，LVEF 63%，极少量心包积液。2017-12-26 心肌 MRI 增强示心肌无明确纤维化，心内结构及功能正常。心包腔内少许积液信号。2018-4-3 复查超声心电图示：各房室内径正常，LVEF 71%，心包腔内未见心包积液。随访至今未诉胸闷、胸痛等不适，活动耐量正常。

📋 病例分析

患者中年女性，急性病程，病程中有一过性发热，此次以胸痛及胸闷为临床表现，心电图有动态改变，有 R 波递增不良、ST 段抬高和 T 波倒置改变，心肌酶学有动态改变，曾疑似为急性心肌梗死，但超声心动图未见室壁运动异常，心肌核素显像未显示心肌梗死征象，结合患者 EBV-IgM 阳性，存在心包腔、胸腔及腹盆腔多浆膜腔积液，风湿免疫指标未提供结缔组织疾病证据，冠脉造影完全正常，考虑诊断为病毒性心肌炎。

病毒性心肌炎是指病毒侵犯心脏，以心肌炎性病变为主要表现的疾病，有时病变可累及心包或心内膜[1]。病毒性心肌炎患者心肌中常伴局限性或弥漫性的急性亚急性或慢性炎性病变，主要的临床表现为胸闷、胸痛、心悸、心力衰竭。病毒性心肌炎大致可分为轻型、亚临床型、隐匿型、猝死型、心力衰竭型、房室传导阻滞型和重症心肌炎。根据发展进程可分为急性和慢性心肌炎，急性心肌炎患者易发生心脏电通路异常而致死。10% ～ 20% 的急性心肌炎患者可发展为慢性心肌炎，少数患者最终发展为扩张型心脏病[2]。目前认为病毒性心肌炎的发病机制包括：病毒的感染和复制直接导致的心肌损伤；免疫反应；生化机制。病毒性心肌炎的主要诊断依据主要包括：①病毒感染 1-3 周后出现心脏方面的症状及体征。②伴有 2 个导联以上的 ST 段异常抬高或异常 Q 波。③心肌损伤标志物升高，病原学检查病毒核酸阳性或特异性 IgM 抗体滴度升高。④心内膜活检显示心肌炎性细胞浸润同时伴有坏死和 / 或附近心肌细胞变性。次要诊断依据主要为超声心动图、心肌核素显像及心肌核磁等影像学检查的异常发现[3-4]。

病毒性心肌炎治疗主要包括：①充分休息。②给予自由基清除剂改善心肌代谢，如辅酶 Q10、维生素 C 等。③并发心力衰竭及心律失常时给予相应处理。

病例点评

心内膜活检虽然为诊断病毒性心肌炎的金标准，但活检阳性率偏低，且操作需承担一定风险，尚未在临床广泛开展该技

笔记

术，因此目前病毒性心肌炎的诊断主要根据临床表现结合实验室检查结果。该病例的临床表现、病原学检查结果及病情的演变符合病毒性心肌炎的表现，虽然缺乏心肌活检依据，但仍能做出临床诊断。如果该患者在病程早期进行心肌磁共振检查，将更有助于明确诊断。

参考文献

1. ROSE N R. Viral myocarditis. Curr Opin Rheumatol，2016，28（4）：383-389.

2. HUBER S A. Viral Myocarditis and dilated cardiomyopathy： etiology and pathogenesis. Curr Pharm Des，2016，22（4）：408-426.

3. MATSHELA M R. The role of echocardiography in acute viral myocarditis. Cardiovasc J Afr，2019，30（4）：239-244.

4. LEWIS HAHN，SETH KLIGERMAN. Cardiac MRI evaluation of myocarditis. Curr Treat Options Cardiovasc Med，2019，21（11）：69.

（李卫萍）

心律失常

病例 29　双腔起搏器植入术后上腔静脉综合征

📋 病历摘要

患者男性，59 岁，因颜面部浮肿，伴胸闷、气促 1 月余收入院。1 个月前开始出现颜面部浮肿，晨起加重，下午稍减轻，伴胸闷、气促。此后逐渐出现颈部、双上肢、背部肿胀，平卧后上述症状加重。

既往史：高血压 3 级（极高危组），血脂代谢异常。3 年前因Ⅲ度房室传导阻滞在我院经左锁骨下静脉途径植入心脏双腔永久性起搏器，调整成 VAT 模式起搏。术后因高血压和

笔记

235

高脂血症长期服用阿司匹林，苯磺酸氨氯地平和阿托伐他汀钙治疗。

体格检查：血压 110/70 mmHg，脉搏 103 次 / 分，BMI 24 kg/m²，腹围 90 cm。颜面浮肿，触之较硬，颈静脉充盈，颈部、双上肢、背部肿胀，胸壁上部可见浅表静脉曲张，左侧胸壁可见起搏器囊袋。两肺呼吸音清，未闻及干湿性罗音。心尖搏动位于胸骨左缘第五肋间锁骨中线内 0.5 cm，各瓣膜区未触及震颤，心率 103 次 / 分，律齐，心音正常，各瓣膜听诊区未闻及病理性杂音及额外心音，无心包摩擦音。腹平软，无压痛，肝脾肋下未及，肠鸣音正常。双下肢无水肿，双侧足背动脉搏动正常。

辅助检查：

1. 心电图检查（图 4-1）：起搏心律，呈 VAT 模式起搏。

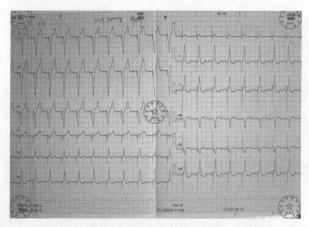

图 4-1　患者入院时心电图

2. 超声心动图：起搏器植入术后，各房室内径正常，三尖瓣、肺动脉瓣轻度反流，LVEF 66%。

3. 胸部增强 CT 提示：左侧头臂静脉局部狭窄，右侧头臂静脉未见造影剂充盈，左颈部及纵隔内可见多发迂曲条状强化影，上腔静脉上部显影不清（图 4-2、图 4-3）。

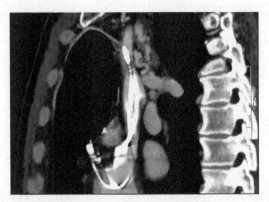

图 4-2　上腔静脉管腔约于奇静脉汇入上方可见充盈缺损，局部血栓形成，造成狭窄、
　　　　部分闭塞；奇静脉扩张，最宽约 12.4 mm

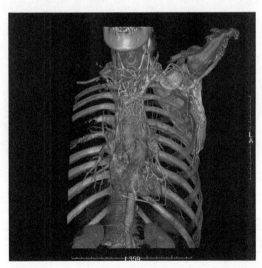

图 4-3　由左侧贵要静脉注入造影剂，由于上腔静脉狭窄、部分闭塞，引起左侧前、
　　　　后胸壁、脊柱旁及纵隔内多发迂曲、增粗的静脉血管逆向显影；而右侧未见造影剂
　　　　进入。左侧锁骨下静脉、上腔静脉、心腔内可见电极导管影，左侧胸壁可见人工心
　　　　脏起搏器影

4. 实验室检查：血常规：WBC10.05 × 10^9/L，GR 69%，RBC4.63 × 10^{12}/L，HB 144 g/L，PLT 203 × 10^9/L。生化系列：

ALT 18 U/L，AST 14 U/L，Cr 67.9 μmol/L，Glu 5.89 mmol/L，K 3.88 mmol/L；心脏标志物：CK 21 U/L，CK-MB：2.1 ng/mL，TnI 0.003 ng/mL，NT-proBNP：54.7 pg/mL。血气分析：pH 7.41，PO_2 87 mmHg，PCO2 42.1 mmHg，HCO3-：27.2 mmol/L，BE 1.1 mmol/l。血沉 5 mm/h。肿瘤标志物系列未见异常，ANA、ENA、免疫蛋白及补体化验未见异常，风湿三项无异常，甲状腺功能正常。

诊断：①上腔静脉综合征、上腔静脉血栓形成。②心律失常、Ⅲ度房室传导阻滞、永久起搏器（双腔）植入术后。③高血压 3 级（极高危）。④血脂代谢异常。

治疗方案：①呋塞米 20 mg qd 静脉推注，利尿消肿。②利伐沙班 20 mg qd 口服，抗凝处理血栓形成。③苯磺酸氨氯地平 5 mg，比索洛尔 5 mg qd 口服，控制血压，减慢心率。④阿托伐他汀钙 20 mg qd 口服，调脂治疗。⑤内科治疗疗效不佳，行永久起搏器及电极拔除术、经皮上腔静脉球囊扩张成形术，并再次于右侧植入心室单腔永久起搏器。经上述处理，患者症状好转，出院。

📋 病例分析

上腔静脉综合征，又称上腔静脉压迫综合征，是由于多种原因引起的上腔静脉管腔完全性或不完全性阻塞，导致左右头臂干血液回流到右心房受阻，侧支循环形成，从而出现一系列的临床症候群 [1]。William Hunter 于 1757 年首先报道了由梅毒性主动脉瘤引起的上腔静脉综合征。20 世纪 50 年代初，上腔静脉综合征主要由梅毒和结核引起；近年来，恶性肿瘤如肺癌、纵隔淋巴瘤以及血管介入治疗和心脏起搏器植入逐渐成为主要原因[2-4]。

永久性人工心脏起搏器植入术后，约有 30% ～ 40% 的患者发生相关静脉的狭窄或有血栓形成[5]，而上腔静脉综合征是起搏器术后一种罕见但严重的并发症[4]。1972 年，Kosowsky和 Barr 报道了起搏器植入术后引起的上腔静脉综合征，随后国内外有相关陆续报道，但也有部分患者因侧支循环的建立，致使其症状通常不明显而未被发现。起搏器植入相关的上腔静脉综合征常见原因有：血栓形成、纤维性狭窄、感染、电极残留或破损[6]。血栓形成可能与导线造成血管内皮损伤，使局部凝血因子释放，以及手术诱发高凝状态等有关。静脉狭窄可发生于起搏导线植入后的任何时期。本例患者在起搏器植入 3 年后发生上腔静脉综合征，发病机制考虑为侵入性操作引起血管壁慢性炎症反应，最终导致静脉血栓形成阻塞血管。

上腔静脉综合征临床症状的严重程度取决于静脉阻塞速度、程度、部位以及侧支循环建立的是否及时充分，一般具有五大典型临床特征[2]：头痛、颜面及上肢水肿、进行性呼吸困难、浅表皮下侧支循环形成和颈静脉怒张。根据上腔静脉综合征梗阻部位不同，临床一般分三种类型[7]：①奇静脉入口以下阻塞：此型症状较重，上半身静脉血可经奇静脉、半奇静脉及其他侧支流入下腔静脉。②奇静脉和上腔静脉均阻塞：此型症状亦较重，上半身静脉血主要通过侧支进入奇静脉、半奇静脉、腰静脉，而后进入下腔静脉，也可经胸腹壁静脉流入髂外静脉、下腔静脉。③奇静脉入口以上部位阻塞：此型症状一般

笔记

较轻，上半身静脉血可由颈外浅静脉和锁骨下静脉经侧支进入奇静脉和半奇静脉，然后在梗阻下方进入上腔静脉。本例患者属于第 3 种类型，上腔静脉 CT 成像可见左侧前、后胸壁、脊柱旁及纵隔内多发迂曲、增粗的血管影，汇入奇静脉，奇静脉扩张，最宽约 12.4 mm，并汇入上腔静脉狭窄段以下平面。

相应的治疗包括以下几种：①一般处理：取头高脚低位、给氧、利尿、限盐饮食、静脉液体尽量避免经上肢静脉输入。②抗凝：防止再度血栓形成及栓塞的发生，有助于维持侧支循环的通畅性。③溶栓：溶栓可以早期恢复静脉通畅，使血管内膜损伤最小化，减少远期并发症，强调越早越好。④上腔静脉成形术及支架置入术。⑤外科手术治疗。本病例患者经内科治疗后效果不佳，通过永久起搏器及电极拔除术，再经皮上腔静脉球囊扩张最终达到了治疗目的，随后于右侧植入心室单腔永久起搏器。

📋 病例点评

该患者以颜面部浮肿伴胸闷、气促入院。因为患者既往有高血压病史，通常最先考虑的诊断应该是"心力衰竭"，出现颜面部浮肿的心力衰竭多数是以右心衰为主，这时常常表现的是体循环淤血：如颈静脉怒张、肝颈反流征阳性、肝大、双下肢胫前可凹性水肿等。但此患者恰恰不符，他的水肿表现在颈部、双上肢和背部，而体检结果显示无肝大以及双下肢的水肿，所以此时的诊断思路需要扩张到其他的疾患诊断。

患者血压偏低而心率增快、颈静脉充盈，这在临床的诊断中还应该与心包积液、心包填塞相鉴别，最简单快速的方法是做超声心动图，此患者的心脏彩超的确没有看到心包积液或填塞的征象，故可以排除。

结合永久起搏器植入史，行静脉 CT 成像对该患者的诊断起到了至关重要的作用，所以在做胸部 CT 检查时不能仅仅平扫，静脉注入对比剂后的显影可以清晰地显示血管的走向与血栓形成。

一旦诊断明确，内科抗栓治疗效果不佳时，行电极拔除术，并另寻他径重新植入起搏器也会获得很好的治疗效果。

参考文献

1. 徐鹏飞, 李孟, 黄辉 . 46 例肺癌合并上腔静脉综合征的临床分析 . 现代肿瘤医学, 2015, 23（11）: 1528-1530.

2. WILSON L D, DETTERBECK F C, YAHALOM J. Superior vena cava syndrome with malignant causes. N Engl J Med, 2007, 356（18）: 1862-1869.

3. RICE T W, RODRIGUEZ R M, LIGHT R W. The superior vena cava syndrome: clinical characteristics and evolving etiology Medicine, 2006, 85（1）: 37-42.

4. CHEE C E, BJARNASON H, PRASAD A. Superior vena cava syndrome: an increasingly frequent complication of cardiac procedures. Nat Clin Pract Cardiovasc Med, 2007, 4（4）: 226-230.

5. 黄新苗, 王胜强, 赵仙先, 等 . 永久性心脏起搏器安置术后并发上腔静脉综合征一例 . 介入放射学杂志, 2004, 13（5）: 416.

6. 于海波, 许国卿, 高阳, 等 . AAIR 起搏器植入术后上腔静脉严重狭窄球囊扩张治疗 1 例 . 临床军医杂志, 2016, 44（6）: 657-658.

7. 马旭辉, 康卫国, 明汇, 等 . 上腔静脉综合征临床概况 . 肿瘤防治研究, 2008, 35（2）: 144-146.

（彭晖）

病例 30　ICD 植入术后反复放电

病历摘要

患者男性，59 岁，因 ICD 植入术后反复放电收入院。11 个月前患者因反复发作室性心动过速住我院心内科，期间行冠状动脉造影未见明显异常，给予植入单腔埋藏式心脏复律除颤器（implantable cardioverter defibrillator，ICD），术后给予口服胺碘酮和美洛托尔治疗。患者近 1 周无明显诱因频繁发生 ICD 放电，自诉难以忍受的不适感。回读 ICD 储存资料显示，近一周内患者发生室速 / 室颤事件共 90 次，其中室颤事件共 16 次，分别集中发生在 2 天内，室性心动过速周长为243 ～ 301 ms，即心率在 199 ～ 247 次 / 分。ICD 均识别为室速 / 室颤，予以抗心动过速起搏（ATP）终止或 41 J 能量成功电除颤。追问病史，患者 1 个月以来，自行停用胺碘酮和美洛托尔。

既往史：既往有阵发性心房扑动，完全性右束支传导阻滞，高血压 3 级（极高危组），血脂代谢异常，慢性肾功能不全，异体肾移植状态，高尿酸血症。

体格检查：血压 118/79 mmHg，脉搏 60 次 / 分，BMI21 kg/m²，腹围 80 cm。口唇无发绀，甲状腺未触及肿大，未见颈静脉充盈及怒张。双肺呼吸音粗，双下肺可闻及少量散在哮鸣音。心尖搏动位于胸骨左侧第五肋间锁骨中线外 1.0 cm，各瓣膜区未触及震颤，叩诊心界略向左下扩大，心率 60 次 / 分，律不齐，P2 > A2，各瓣膜听诊区未闻及病理性杂音及额外心音，无心包摩擦音。腹平软，无压痛，肝脾肋下未及，肠鸣音正常。双下肢无水肿，双侧足背动脉搏动正常。

辅助检查：

1. 心电图检查：心电图变化如图 4-4 至图 4-6 所示。

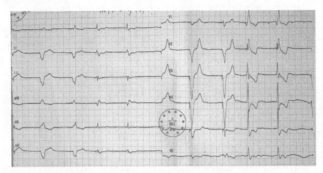

图 4-4　患者入院时心电图，起搏心律与自身心律交替，心房扑动，完全性右束支传导阻滞

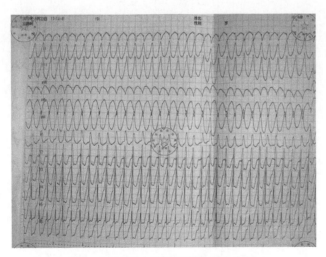

图 4-5　室性心动过速发作时心电图

2. ICD 腔内检查结果如图 4-6 所示。

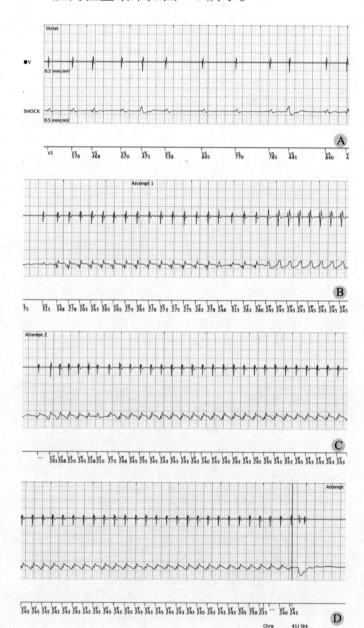

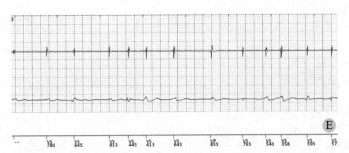

注：A，房颤心律；B-D，心动过速发作，ICD 识别室速，给予 ATP 治疗，一阵 Burst（快速起搏）后，心动过速未终止，ICD 识别室颤，给予 41J 电除颤后，心动过速终止，E，恢复房颤节律

图 4-6 室性心动过速发作时 ICD 记录的腔内图表现

3. 超声心动图：ICD 植入术后，双房增大，左室增大（EDD 5.76 cm），LVEF 48%，左室整体室壁运动减弱，三尖瓣中度反流，肺动脉高压（中度）。

4. 实验室检查：血常规：WBC4.72×10⁹/L，GR 62.4%，RBC3.78×10¹²/L，HB 129 g/L，PLT 119×10⁹/L。生化系列：ALT 13 U/L，AST 15 U/L，Cr 120.2 μmol/L，eGFR 57.10 ml/（min · 1.732），Glu 4.49 mmol/L，K^+ 4.57 mmol/L；心脏标志物：CK 65 U/L，CK-MB 1.7 ng/mL，TnI 0.028 ng/mL，NT-proBNP 4503 pg/mL。血气分析：pH 7.41，PO_2 95 mmHg，PCO_2 41.5 mmHg，HCO_3^-：25.8 mmol/L，BE 1.7 mmol/l。血沉 1 mm/h。DIC：FDP 3.20 mg/L，D-Dimer 1.00 mg/L。甲状腺功能正常。

诊断：①心律失常：室性心动过速、心室颤动、心房扑动、心房颤动、完全性右束支传导阻滞、电转复术后，ICD 植入术后。②扩张型心肌病：心功能Ⅱ级（NYHA 分级）。③高血压 3 级（极高危组）。④ 血脂代谢异常。⑤ 慢性肾功能不全，异体肾移植状态。⑥高尿酸血症。

诊疗方案与经过：①胺碘酮 200 mg qd 口服，控制室速和室颤发作。②倍他乐克缓释片 47.5 mg qd 口服，抑制交感神经张力，减少室性心律失常发作。③培哚普利 2 mg qd 口服，改善心室重塑、控制高血压。④苯磺酸氨氯地平 5 mg qd 口服，控制血压。⑤阿托伐他汀钙 20 mg qd 口服，调整血脂治疗。经上述处理，患者室性心律失常明显减少，ICD 放电逐渐消失，好转出院。本例患者出院后规律口服胺碘酮和 β 受体阻滞剂，调整情绪、作息规律、戒烟戒酒，随访 1 个月未再发生电风暴事件，状态良好。

病例分析

随着电生理检查、起搏和除颤技术进步及功能的多元化，ICD 已成为心脏性猝死一级预防和二级预防的一把利器，但术后发生心室电风暴导致频繁电击事件时有报道，不仅需要作为心脏科的急诊事件来处理，而且会造成患者痛苦、心理问题，甚至威胁生命安全。

电风暴是指 24 小时内出现 ≥ 3 次互不相连的需要 ICD 进行干预的室速 / 室颤事件，每次事件相隔 ≥ 5 分钟。心室电风暴是一种凶险的恶性心律失常。临床中心室电风暴发作时心电图特点表现为 [2]：①室速、室颤往往持续或反复发作，需及时干预。②室速频率极快，一般在 250 ~ 350 次 / 分，节律不规则。③室速大多呈多形性、尖端扭转型，极易恶化为室颤。④多数患者应用 β 受体阻滞剂有效。

本例患者在术后 11 个月时出现心室电风暴，致 ICD 反复放电，且集中发生在 1 周内。ICD 程控时设置快速室速识别频率为 333 ms（180 次 / 分），室颤区识别频率为 272 ms（220 次 / 分）。ICD 储存资料显示患者反复发生室速 / 室颤的周长为 243 ~ 301 ms，即心率在 199 ~ 247 次 / 分，ICD 均识别为室速 / 室颤，给予相应的快速起搏（超速抑制）和电除颤治疗。

一般认为电风暴事件反映了心脏电不稳定性的增强，电风暴可发生于任何时间[3]。ICD 电风暴的促发因素有：心肌缺血、电解质紊乱、心力衰竭、交感神经兴奋、口服药物不规律、术后焦虑、精神紧张等。但对于发生了电风暴的患者，不一定都能找到促发因素。我们这例患者，短时间内反复室速 / 室颤致 ICD 放电，住院时复查心电图、各项生化指标、心脏彩超、血常规等未见炎症、心功能不全加重、心肌缺血以及电解质紊乱等病因。考虑与该患者出院后未规律服用胺碘酮和 β 受体阻滞剂有关，从而导致 ICD 电风暴的发生。另外患者被电击后精神紧张，致交感神经兴奋，进一步加重反复室速 / 室颤致 ICD 放电，进而恶性循环。

对于 ICD 植入患者，为避免电风暴发生，应注重去除潜在的促发因素，对伴有心肌缺血和交感神经张力增高者，应尽早使用 β 受体阻滞剂或加大药物用量。AHA、ESC、ACC 在 2006 年《室性心律失常的诊疗和心脏性猝死预防指南》中就指出[1]，β 受体阻滞剂是治疗心室电风暴最有效的方法。β 受体阻滞剂能降低交感神经的张力，降低血浆中去甲肾上腺素的水平，增加心脏迷走神经的兴奋性从而预防电风暴的发作。另外，指南也明确了胺碘酮联合 β 受体阻滞剂在预防及治疗心室电风暴中的重要作用。胺碘酮能够延长心室肌的动作电位时程和有效不应期，有效控制室性心律失常，从而减少 ICD 电击次数。OPTIC[4] 研究的随访结果显示，口服胺碘酮和 β 受体阻滞剂组 ICD 电击率为 10.3%，而单纯使用 β 受体阻滞剂和索他洛尔组的电击率分别为 38.5% 和 24.3%，提示胺碘酮联合 β 受体阻滞剂可有效减少室速／室颤的发作。

病例点评

ICD 术后心室电风暴是一种严重的室性心律失常事件，需引起足够的重视，并及时采取个性化的临床干预。从此例患者的临床演变过程可以汲取一下经验：①做好患者的出院宣教，一定告知患者坚持服药并定期随访的必要性。ICD 术后的患者一定要规律服药，植入器械只能是辅助部分治疗。②调整情绪、改善患者心脏的整体状态，如控制心肌缺血、纠正电解质紊乱，是预防心室电风暴发生的关键。③询证证据支持胺碘酮与 β 受体阻滞剂联合，可有效减少室速／室颤。④掌握电风暴的诊断标准，必要时借助动态心电图或 ICD 储存资料协助诊断。

参考文献

1. 赵志宏，郭继鸿，李学斌 . 2006 年 ACC/AHA/ESC 室性心律失常治疗和心脏性猝死预防指南的解读 . 中国心脏起搏与心电生理杂志，2006，20（6）：469-473.

2. 吕聪敏，汤建民 . 临床实用心电图学 . 北京：科学出版社，2016.

3. CONTI S, PALA S, BIAGIOLI V, et al. Electrical storm: A clinical and

electrophysiological overview. World J Cardiol，2015，7（9）：555-561.

4. CONNOLLY S J，DORIAN P，ROBERTS R S，et al. Comparison of beta-blockers，amiodarone plus beta- blockers，or sotalol for prevention of shocks from implantable cardioverter defibrillators：the OPTIC study：a randomized trial. JAMA，2006，295（2）：165-171.

（彭晖）

病例 31　左冠窦起源室性期前收缩射频消融术根治

病历摘要

　　患者女性，58 岁，主因"间断心悸 3 年，加重 5 个月"于 2017 年 7 月入院。患者 3 年前无明显诱因出现心悸，持续 10 ～ 20 分钟，伴全身乏力，自服丹参滴丸后症状较前好转。无胸痛、气短等不适。随后发作 3 ～ 4 次 / 年。5 个月前患者自觉心悸程度较前加重，服用丹参滴丸后症状稍好转，持续约半天后自行缓解。3 个月前患者无明显诱因心悸每天均发作，程度与性质同前。遂就诊于我院门诊，心电图示"心律失常、频发室性期前收缩"，于我院行 24 小时动态心电图，提示频发室性期前收缩，11 382 次 /24 小时。近 1 个月患者每于活动、吃饭后均出现心悸，持续约半天后缓解，现为进一步治疗，以"心律失常、频发室性期前收缩"收入我科。

　　既往史：体健。

　　体格检查：血压 96/62 mmHg。神志清、精神可，未闻及颈部血管杂音。双肺呼吸音清，未闻及明显干湿性啰音。心前区无异常隆起及凹陷，心尖搏动位于胸骨左侧第五肋间锁骨中线内 0.2 cm，各瓣膜区未触及震颤，心率 72 次 / 分，律齐，A2=P2，第一心音正常，各瓣膜听诊区未闻及病理性杂音及额外心音，无心包摩擦音。腹平软，肝脾肋下未触及，双下肢无浮肿。

辅助检查：

1. 心电图：入院前门诊和入院当天心电图提示频发室性期前收缩（图 4-7、图 4-8）。

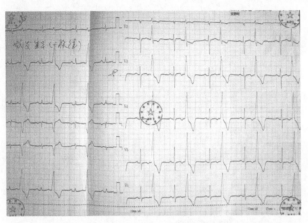

图 4-7　入院前 3 个月门诊发作心悸、胸闷时 ECG 提示频发室性期前收缩、二联律

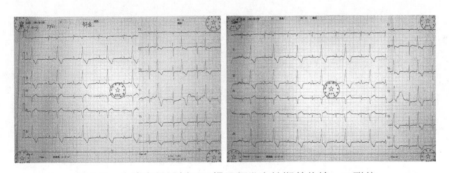

图 4-8　入院当天即刻 ECG 提示频发室性期前收缩、二联律

2. 超声心动图：未见明显异常。各房室内径正常，左室壁运动协调，LVEF 66%。

3. 入院后 24 小时动态心电图如图 4-9 所示：室性期前收缩 11 382 次 /24 小时。

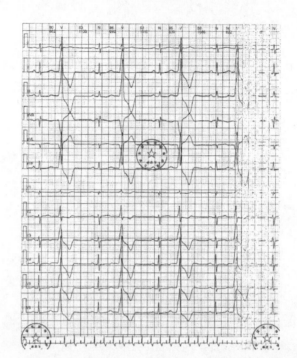

图 4-9　入院 Holter 提示频发室性期前收缩

　　患者入院后查 TnT、NT-ProBNP、血钾、血钠、血气分析及甲状腺功能等检查均正常。

　　择期行冠脉造影术，结果提示冠脉正常，未见狭窄及斑块。

　　诊断：心律失常、频发室性期前收缩。

　　诊疗方案与经过：经检查排除器质性原因造成的心律失常，考虑为特发性室性期前收缩。心电图提示为单形性室性期前收缩，起源点固定，这种病变行射频消融手术成功率较高，遂行腔内电生理检查，证实为左冠窦起源的室性期前收缩（图 4-10），给予射频消融手术治疗。手术顺利，术后心电图显示患者未再有室性期前收缩发作（图 4-11），成功根治。射频术后治疗方案：阿司匹林 100 mg qd　1 个月。

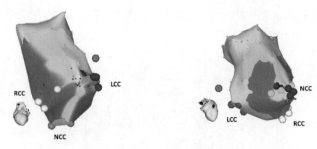

图 4-10　术中 CARTO 三维标测证实为左冠窦起源室性期前收缩

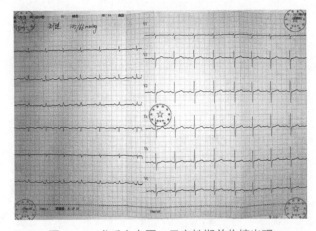

图 4-11　术后心电图：无室性期前收缩出现

病例分析

　　特发性流出道室性期前收缩是临床上最常见的心律失常类型，多发生于无器质性心脏病的中青年人群。该类型室性期前收缩多为局灶起源，最常见的部位为右室流出道（right ventricular outflow tract，RVOT），近年来研究表明左室流出道（left ventricular outflow tract，LVOT）如主动脉窦（aortic sinus cusp，ASC）等部位也有室性期前收缩起源。由于 ASC 与 RVOT 在解剖学上密切毗邻（图 4-12），因此起源于二者的室性期前收缩，其体表心电图形态特征也极为相似（图4-13）。

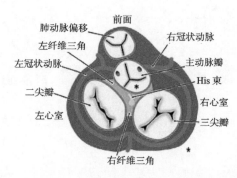

图 4-12　主动脉窦与 RVOT 的解剖

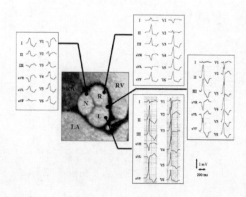

图 4-13　左冠窦、右冠窦与 RVOT 起源室性期前收缩心电图的比较

主动脉根部位于心脏的中心部位，下部为主动脉窦。主动脉窦深埋于心脏底部，与心脏各部分都有密切的关系。呈楔形插入在二尖瓣与三尖瓣之间，基底部完全包埋在周围的组织中，后半周则完全被两侧心房所包绕。左冠窦大多位于较正的左侧，邻接左房和肺动脉根部，右室流出道后上间隔，无冠窦位右后方，邻接右房和左房，右冠窦位于正前方偏右，坐于室间隔肌部嵴顶，邻接右房和右室，借圆锥间隔与右室流出道相邻，右窦的大部分在心包腔内，小部分靠近肺动脉窦。主动脉窦大部分由主动脉壁构成。在左、右冠窦底部都有新月形的肌

肉结构，但是无冠窦不具备这一特性。正常人的心脏结构中，无冠窦与心外膜方向心房肌相邻，主动脉瓣与二尖瓣没有心室肌，二者均由纤维组织延续。但极少数人可能没有纤维组织的延续，所有的三个主动脉窦均含有心室肌（图 4-14）。

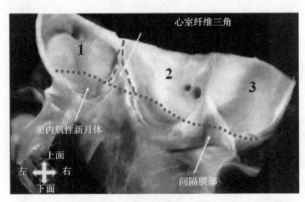

图 4-14　主动脉窦的局部解剖

特发性流出道室性期前收缩，在体表心电图上主要表现为 QRS 波在 Ⅱ、Ⅲ、aVF 导联高大、直立，呈 R 或 RR'型，在 aVL、aVR 导联呈 QS 型，在胸前导联呈左束支或者右束支传导阻滞图形。该类型室性期前收缩多为局灶起源，以 RVOT 最为多见。而与 RVOT 相毗邻的 ASC 内局灶也可引起频发室性期前收缩，其体表心电图特征多与 RVOT 起源室早相似。目前国内外研究主要通过 QRS 波振幅和时程分析来鉴别 ASC 起源室性期前收缩，其中 OuyangG 等最早发现：当 V1 导联 R 波指数：即 R/S 振幅比≥ 30% 和时程指数：即 R/R+S 时程比≥ 50% 时，则诊断室性期前收缩起源于 ASC。Yoshida 等进一步提出胸前导联移行区指数和 V2S/V3R 指数的概念。最近 OuyangG 等究显示 aVL/aVR 导联的 S 波振幅比＞ 1 多见于左室流出道起源室性期前收缩。

Hachiya 等和国内杨平珍等分析指出，起源于左冠窦室性期前收缩的心电图特点：Ⅰ和 aVL 导联为 rs、rS 或 QS 波形，Ⅱ、Ⅲ和 aVF 导联为 R 波形，胸导联 R 波移行区在 V1 或 V2 导联，V5、V6 导联为高振幅 R 波，无 s 波，本例患者体表心电图符合左冠窦起源室性期前收缩心电图特点，术中标测也证实（图 4-15）术前的推测。该部位起源室性期前收缩射频消融治疗的成功率较高，并发症发生率相对较低。本例患者术后确实未再发作室性期前收缩。

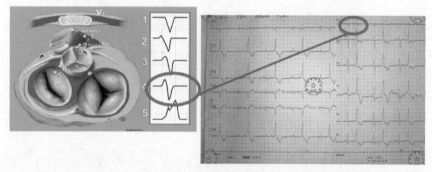

图 4-15　体表心电图符合左冠窦起源室性期前收缩的特征

病例点评

室性期前收缩是临床中很常见的心律失常类型，常在合并基础心脏病的情况下发生，如高血压、心力衰竭等，治疗以针对原发病治疗为主。早在 1989 年美国国立心肺血液研究院组织了多个心血管病研究中心所进行的一项随机、双盲、安慰剂对照的多中心临床试验—心律失常抑制试验（cardiac arrhythmia sup-pression trial，CAST），旨在确定抗心律失常药物抑制心肌梗死后无症状或伴有轻微症状的室性心律失常能否减少心律失常所致的死亡。在其中期总结时比较用药组心律失常死亡和猝死达 33 人（4.5%），高出对照组 2.6 倍。"CAST"试验全部提前终止，提示室性心律失常的患者不能滥用抗心律失常药物。因此，对于偶发的室性期前收缩通常不采用积极的治疗对策。

该例患者的病情有所不同，室性期前收缩发作日渐频繁，症状较重，动态心电图提示经常表现为室性期前收缩二联律，占总心搏数＞20%，有必要性改善其心律失常发作。另外，随着近年来腔内电生理检查和标测技术的发展，对这类患者心律失常的起源点已经能够精准地定位，而针对异位起源点的射频消融，手术损伤小，效果确切，如本例患者基本可以达到根治，也不失为这类患者临床的最佳治疗选择。

参考文献

1. ZIPES D P，CAMM A J，BORGGREFE M，et al. ACC/AHA/ESC 2006 guidelines for management of patients with ventricular arrhythmias and the prevention of sudden cardiac death：a report of the American College of Cardiology/American Heart Association Task Force and the European Society of Cardiology Committee for Practice Guidelines. J Am Coll Cardiol，2006，48：e247-e346.

2. WEI-XIZHU D，MALONEY J，SIMMONS T，et al. Radiofrequency Catheter Ablation for Management of Symptomatic Ventricular Activity. JACC，1995，26：843-849.

3. 李方，董守仁，陈雅丽，等.不同起源部位室性早搏对心力衰竭患者预后的影响.中国循环杂志，2012，3：192-194.

4. 郑良荣.室性早搏射频消融治疗的新观点.心脑血管病防治，2011，11（6）：417-419.

5. ECHT D S，LIEBSON P R，MITCHELL L B，et al. Mortality and morbidity

in patients receiving encainide，flecainide，or placebo. The Cardiac Arrhythmia Suppression Trial. N Engl J Med，1991，324（12）：781-788.

6.　钟一鸣，谢东明，刘海龙，等．单导管射频消融治疗顽固性室性早搏的临床研究．现代预防医学，2010，37（10）：1970-1971.

7.　YAMADA T，TABEREAUX P B，MCELDERRY HT，et al．Idiopathic premature ventricular contractions arising from the intraventricular septum adjacent to the his bundle. Pacing Ciln Electrophysiol，2012，35：e108-e111.

8.　KOMATSU Y，OTOMO K，TANIGUCHI H，et al．Catheter ablation of ventricular arrhythmias arising from the right ventricular septum close to the His bundle：features of the local electrogram at the optimal ablation site. J Cardiovasc Electrophysiol，2011，22：878-885.

（孙志军）

病例 32　特发性右室流出道室性心动过速射频消融术根治

病历摘要

患者男性，59 岁，主因"间断心悸、胸闷、乏力 2 年，加重 2 周"于 2017 年 5 月入院。2 年前患者活动时间断出现心悸、胸闷、乏力，持续 3 ～ 4 小时可逐渐缓解，近 2 周症状发作频繁，3 ～ 4 天发作 1 次，院外心电图示室性心动过速。

既往史：高血压病史 20 余年。

体格检查：BP128/104 mmHg。神志清、精神可，未闻及颈部血管杂音。双肺呼吸音清，未闻及明显干湿啰音。心界无扩大，心率 124 次 / 分，律不齐，心音强弱不等，各瓣膜听诊区未闻及病理性杂音及心包摩擦音。腹软，无压痛，肝脾肋下未及，双下肢无水肿，双侧足背动脉搏动正常。

辅助检查：

1. 入院当天心电图（图 4-16）：窦性心律，短阵宽大畸形的 QRS 波群 - 室性心动过速，可自行终止。

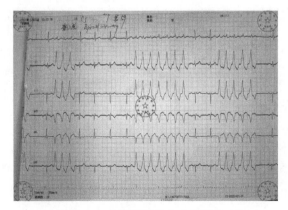

图 4-16　入院当天发作心悸时 ECG

2. 超声心动图：左房略增大，左室内径正常，室间隔基底段增厚，室壁运动协调。

3. 入院后胸片（图 4-17）：大致正常。

4. 入院后查 TnT、NT-ProBNP、血钾、血钠、血气分析等检查均正常。

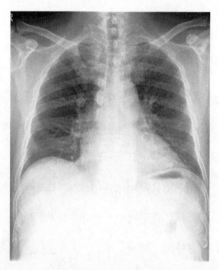

图 4-17　入院后胸片

诊断：①心律失常、特发性右室流出道室速。②高血压2级（高危）。

诊疗方案与经过：入院后患者仍反复胸闷、心悸发作，心电监护提示反复发作短阵室速。根据体表心电图提示可能为右室流出道间隔部起源室速。考虑室速发作频繁，症状明显，决定行射频消融术治疗。先期行冠脉造影术检查，显示冠脉大致正常，未见明确斑块及狭窄病变。行腔内电生理检查及标测，证实为特发性右室流出道间隔部室速（图 4-18），行射频消融术治疗，手术顺利、成功。术后心电图及心电监护均证实，患者未再有室速或室早发作（图 4-19），成功根治室速。术后治疗方案：①阿司匹林 100 mg qd。②福辛普利 10 mg qd。

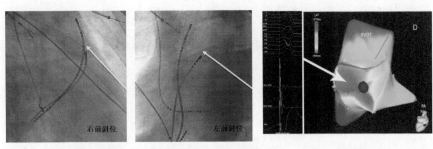

图 4-18　术中 X 线和腔内电生理及 CARTO 三维标测证实为右室流出道间隔部起源室速

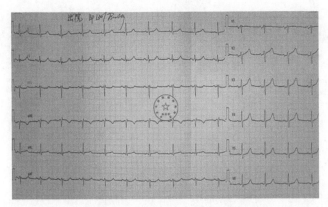

图 4-19　术后心电图：无室速或室早发作

病例分析

　　特发性室性室速是指不伴有明显器质性疾病的室性心动过速（室速），排除电解质紊乱及离子通道疾病等病因，包括流出道室速，左室特发性室速及起源于二尖瓣、三尖瓣、心外膜上接近冠状窦附近和乳头肌等部位的这三大类室速；流出道室速又以右室特发性室速多见。起源于右室流出道（right ventricular ourflow tract，RVOT）的室性期前收缩和室速在室性心律失常中占绝大部分（70% 左右），左室流出道室性心律

261

失常占 10% 左右。RVOT 为室上嵴之上由心肌组织构成的圆锥管状结构，位于肺动脉瓣以下、右室流入道以上、三尖瓣环的顶部。左冠状窦与右冠状窦紧邻肺动脉漏斗，因此起源于RVOT 及主动脉窦的室性期前收缩的心电图表现有重叠，是鉴别重点之一（图 4-20）。

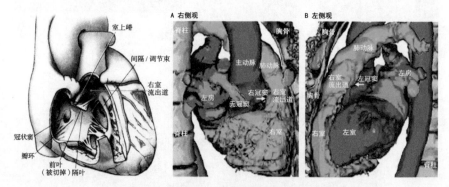

图 4-20　RVOT 的毗邻和解剖关系

RVOT 起源室性心律失常的发病年龄可在 6 ~ 80 岁，女性比男性多见。患病表现因人而异，最常见的症状为心悸、心跳停搏感、气短、胸闷。部分患者因心输出量不足和重要脏器灌注不足，也可表现为活动耐力下降、头晕、出汗，少数可有心绞痛，甚至晕厥。RVOT 室速多为良性病程，预后较好，心脏性猝死少见。无心血管基础疾病、年龄＜ 30 岁不增加心血管危险，而多形性室早、非持续性室速，则增加心血管病发病率或死亡风险。室性期前收缩联律间期短、室速周长短均提示预后较差。

RVOT 起源室性期前收缩、室速诊断标准：①心电图表现为左束支阻滞图形，电轴偏向下。②心脏结构正常。③起源点位于 RVOT。起源于该部位的特发性室性期前收缩与室速的诊断一旦明确，经射频消融治疗的成功率高达 90% 以上，并发症少（发生率＜ 5%），是目前公认为比较理想的治疗方法。

传统射频消融必须在 X 线透视下进行，而 X 线电离辐射可能对皮肤、眼睛、造血系统、生殖系统等造成放射性损伤，甚至提高肿瘤发生率及导致基因改变。三维电解剖标测系统的问世以及其日益改进，使在无 X 线曝光下操作射频消融术成为可能。采用 Carto 三维电解剖标测系统，可同时显示双体位投照图像，立体直观地展示上下腔静脉、右心房、三尖瓣环、右室、右室流出道的三维解剖结构，不需要 X 线的曝光，术中根据三维解剖图，实时指导消融导管在心脏移动。另外，借助靶点、兴趣点及特殊解剖的标记功能及三维模型中的网状显像等功能，能立体显示消融导管头端在心腔内的位置，减少术中靶点的标测时间及导管消融放电次数。相对于常规消融方法，Carto 三维电解剖标测系统指导下零射线射频消融的标测时间缩短、放电次数减少、手术时间缩短。本例患者就是在手术靶点消融成功，表明这种治疗措施有效性及安全性均较好。

📋 病例点评

室速通常是恶性心律失常，需要及时干预治疗。但特发性室速大部分发生在没有器质性心脏病的患者。如果室速是阵发性发作，患者症状一般较轻，如心悸、胸闷等。当室速无休止发作时，患者的症状就可能加重，如出现头晕、黑蒙甚至晕厥。

室速的不同分类，实际上是根据起源点的不同位置进行划分的。作为有经验的心内科医师，通过阅读体表心电图，多数患者的室速发作部位是可以确定的。近年来三维电标测系统有了快速的发展和应用，它可以部分替代传统的 X 线透视下操作，在不需要 X 线曝光的情况下，立体直观地展示心脏各个部位的三维解剖结构、电激动顺序，并实时地指导消融导管在心脏移动。一方面提高了手术的精准性，另一方面减少了医护人员和患者的 X 线暴露。

相对于常规消融方法，三维电解剖标测系统指导下行特发性室速的射频消融治疗，定位准确、速度更快、放电次数减少、手术时间缩短，有效性及安全性均较好。

参考文献

1. OUYANG F, FOTUHI P, HO S Y, et al. Repetitive monomorphic ventricular tachycardia originating from the aortic sinus cusp: electrocardiographic characterization for guiding catheter ablation. J Am Coll Cardiol, 2002, 39: 500.

2. 彭健，阮发晖，杨溶海，等. 不同类型特发性室性心动过速的临床特点及射频消融治疗. 南方医科大学学报，2006，08：1152.

3. YAMADA T, MCELDERRY H T, DOPPALAPUDI H, et al. Idiopathic ventricular arrhythmias originating from the aortic root prevalence, electrocardio-graphic and electrophysiologic characteristics, and results of radio- frequency catheter ablation. J Am Coll Cardiol, 2008, 52: 139.

4. BALA R, GARCIA FC, HUTCHINSON M D, et al. Electrocardiographic and electrophysiologic features of ventricular arrhythmias originating from the right/left coronary cusp commissure. Heart Rhythm, 2010, 7: 312.

5. SANTANGELI P, ZADO E S, SUPPLE G E, et al. Long-term outcome with catheter ablation of ventricular tachycardia in patients with arrhythmogenic right ventricular cardiomyopathy. Circ Arrhythm Electrophysiol, 2015, 8: 1413-1421.

6. AL-KHATIB S M, STEVENSON W G, ACKERMAN M J, et al. 2017 AHA/

笔记

ACC/HRS guideline for management of patients with ventricular arrhythmias and the prevention of sudden cardiac death: a report of the American College of Cardiology/American Heart Association Task Force on Clinical Practice Guidelines and the Heart Rhythm Society. J Am Coll Cardiol, 2018, 72 (14): e91-e220.

（孙志军）

病例 33　阵发性心房颤动并发冠状动脉栓塞及肠系膜上动脉栓塞

病历摘要

患者女性，69 岁，退休职工。主因"持续腹痛 8 小时"于 2017 年 4 月 28 日深夜就诊。患者 8 小时前突发剑突下及脐周隐痛，伴腹胀，无胸闷、胸痛、发热等，未予重视。6 小时前腹痛、腹胀较前加重，伴腹泻、心悸、恶心、大汗，持续不缓解，遂来我院急诊。

既往史：既往诊断 2 型糖尿病 18 年，发现窦性心动过缓 20 余年，1 月前因左肺腺癌行胸腔镜下左下肺叶切除术，否认既往心房颤动（图 4-21，左下肺叶切除术后心电图）、高血压、高脂血症、脑血管病史，否认吸烟及冠心病家族史。

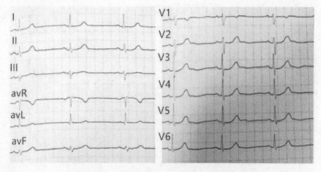

图 4-21　发病前心电图：窦性心律

体格检查：体温 36.5 ℃，脉搏 88 次 / 分，左上肢血压 145/74 mmHg，右上肢血压 140/72 mmHg，体重指数 25.30 kg/m²。神清状弱，口唇无发绀。左下肺呼吸音低，两肺未闻及明显干湿啰音，左侧胸壁腋下部位可见 3 处胸腔镜已愈创口。心前区无异常隆起及搏动，叩诊心界不大。心率 105 次 / 分，律不齐，第一心音强弱不等，各瓣膜听诊区未闻及病理性杂音及额外心音，无心包摩擦音。全腹软，剑突下及脐周压痛，无反跳痛，肝脾肋下未触及，全腹叩诊呈鼓音，肠鸣音弱。双下肢不肿。

辅助检查：

1. 血常规：WBC 8.69×10^9/L，GR% 82.8%，HGB 137 g/L，PLT 139×10^9/L，CRP 116 mg/L。

2. 血生化：肌酐 60.4 μmol/L，血清钾 4.21 mmol/L，总淀粉酶 17 U/L。NT-pro BNP 7301 pg/mL。

3. 心肌损伤标记物：乳酸脱氢酶 400 U/L（正常值：120 ～ 250 U/L），肌酸激酶同工酶 6.90 ng/mL（正常值：0 ～ 6.0 ng/mL），肌钙蛋白 I 3.153 ng/mL（正常值：< 0.030 ng/mL），肌钙蛋白 T 0.320 ng/mL（正常值：< 0.01 ng/mL）。

4. 血气分析：血浆 pH 7.465，二氧化碳分压 28.70 mmHg，血氧分压 157.70 mmHg，血氧饱和度 98.80%，血浆碳酸氢根 20.10 mmol/L。

5. 凝血功能：凝血酶原时间 13.2 s（正常值：9.6 ～ 13.5 s），纤维蛋白原 6.88 g/L（正常值：1.7 ～ 4.0 g/L），D- 二聚体 7.90 mg/L（正常值：0 ～ 1.50 mg/L）。

6. 心电图（入院后）：心房颤动，Ⅱ、Ⅲ、avF 导联及 V4 ～ V6、V7 ～ V9 导联 ST 段抬高 0.1 ～ 0.2 mV（图 4-22）。

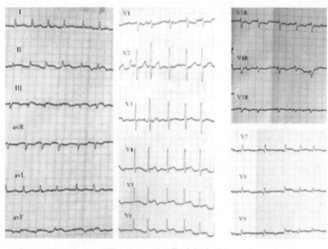

图 4-22　入院时心电图

7. 立卧位腹平片：少许肠管积气。

8. 床旁腹部超声：肝胆胰脾肾及右下腹未见明显异常。

9. 床旁胸片：左下肺结节影，左下肺透过度减低。

入院诊断：①冠状动脉粥样硬化性心脏病；急性下壁、后壁及侧壁心肌梗死，心功能Ⅰ级（Killip 分级），心律失常、心房颤动。② 2 型糖尿病。③左肺腺癌、左下肺叶切除术后。

诊疗方案与经过：患者以腹痛为主要表现，首先排查与之相关的诊断。根据查体及辅助检查，基本除外腹主动脉夹层、急性胰腺炎、急性阑尾炎、胆石症等疾病。

患者来诊时心电图见下壁、后壁及侧壁导联 ST 段抬高，较 1 月前心电图存在明显变化，且心肌酶及肌钙蛋白均升高，超声心动图示左室下壁及后壁基底段、中段运动减弱。急性下壁、后壁及侧壁心肌梗死诊断明确，遂启动急性心肌梗死绿色通道。距发病约 12 小时经右桡动脉行急诊冠脉造影检查，结果显示三支血管病变，前降支及回旋支均可见轻中度节段性狭窄，前向血流 TIMI-3 级，右冠脉中段可见约 50% 节段性狭窄，左室后支远段可见对比剂滞留，其前向血流为 TIMI-0 级（图 4-23），考虑梗死相关血管为左室后支，可见血栓影，影像符合冠脉栓塞特征，遂下台给予阿司匹林、氯吡格雷及低分子肝素三联抗栓治疗。

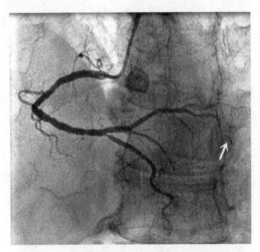

图 4-23　右冠脉造影，箭头示左室后支可见血栓影

患者于造影后 6 小时自行转复为窦性心律；但仍持续腹痛，复查化验示血小板降至 56×10^9/L，血红蛋白低至 102×10^{12}/L，便潜血阳性，考虑存在低分子肝素相关性血小板减少症及消化道出血，遂停用阿司匹林及低分子肝素，保留氯吡格雷 75 mg qd 抗血小板治疗。

造影后第二天行腹部增强 CT 检查，提示肠系膜上动脉主干及多个分支内可见多发条状充盈缺损，局部管腔内未见对比剂充盈；符合肠系膜上动脉及多发分支栓塞表现（图 4-24、图 4-25）。

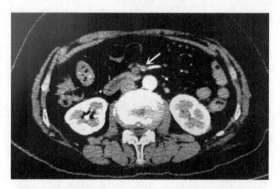

图 4-24 腹部增强 CT，箭头示肠系膜上动脉血栓影

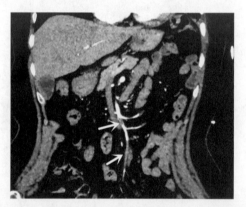

图 4-25 腹部增强 CT，箭头示肠系膜上动脉血栓影

　　患者停用低分子肝素后复测血小板逐步回升，未再出现消化道活动性出血表现，遂加用抗凝治疗：利伐沙班 10 mg bid 联合华法林 3 mg qn 叠加，五天后停用利伐沙班仅保留华法林抗凝，继续服用氯吡格雷抗血小板治疗。患者腹痛逐渐缓解，大便潜血阴性，未再发作房颤，于造影术后第 10 天复查心电图示窦性心律，Ⅱ、Ⅲ、avF 导联及 V5 ～ V6 导联出现 T 波倒置（图 4-26）。

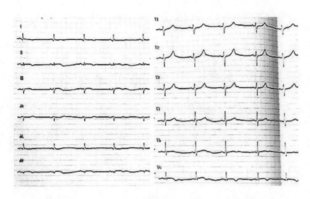

图 4-26　造影术后第 10 天复查心电图

患者病情好转出院，院外继续服用氯吡格雷联合华法林抗栓治疗，定期监测国际凝血标准比值（international normalized ratio，INR）以调整华法林剂量；患者未再发作腹痛，维持窦性心律，于院外第 6 个月停用氯吡格雷单用华法林抗凝治疗至今。

病例分析

心房颤动患者可以发生血栓脱落引发栓塞事件，其中以脑栓塞最为常见，约占所有栓塞事件的 80% 以上[1]，其次是周围动脉栓塞，包括四肢动脉、肠系膜动脉、肾动脉和脾动脉，以及更为少见的冠状动脉栓塞。虽然肠系膜动脉栓塞是房颤的少见并发症，但房颤却是肠系膜动脉栓塞的重要危险因素，有报道称约 85.2% 的肠系膜动脉栓塞患者合并房颤[2]。同样，冠状动脉栓塞患者罹患房颤的比例也高达 73%[3]，研究认为绝大多数冠状动脉栓塞就是由房颤引起的。

日本学者发现[3]，2.9% 的心肌梗死为冠状动脉栓塞所致，

笔记

271

重要的是，冠状动脉栓塞通常由房颤引起，尽管此类患者的30天死亡率与其他心梗患者相似，但其5年死亡率明显升高。因此，冠状动脉栓塞是一个高风险的心梗亚组，需要密切随访。随着人口老龄化房颤的发病率增加，冠状动脉栓塞所致急性心梗的发病率也逐年增加。Shibata 等人[3] 提出的了冠状动脉栓塞的临床诊断标准，如表 4-1 所示。

表 4-1　冠状动脉栓塞的临床诊断标准

标准	内容
主要标准	1. 血管造影有冠脉栓塞且无动脉粥样硬化依据
	2. 伴多处冠脉栓塞
	3. 伴系统性栓塞，无急性心梗导致的左心室血栓
次要标准	1. 处理罪犯血管，冠脉狭窄 < 25%
	2. 经胸壁或食道超声心动图、CT 或核磁发现栓子来源的证据
	3. 存在栓塞的危险因素：房颤、心肌病、风湿性瓣膜病、人工心脏瓣膜、房间隔缺损、卵圆孔未闭、心脏手术史、感染性心内膜炎或高凝状态
明确的冠状动脉栓塞	符合 ≥ 2 条主要标准，或符合 1 条主要标准加上 ≥ 2 条次要标准，或符合 3 条次要标准
很可能的冠状动脉栓塞	符合 1 条主要标准加上 2 条次要标准，或符合 2 条次要标准
存在下列情况不能诊断为冠状动脉栓塞	1. 有动脉粥样硬化血栓的病理学依据
	2. 有冠脉血运重建史
	3. 冠状动脉扩张
	4. 血管内超声或光学相干断层显像检测到罪犯病变近端有血小板破坏或侵蚀

本例患者存在冠状动脉栓塞的首要原因考虑为房颤，造影发现左室后支远端对比剂滞留符合血栓表现，且合并肠系膜上

动脉栓塞，因此冠状动脉栓塞诊断明确。该患者以腹痛为首发表现，腹部增强 CT 证实肠系膜上动脉及多发分支栓塞形成，经抗凝治疗后症状缓解，未出现肠坏死等严重并发症。

尽管前文提到冠状动脉栓塞、肠系膜动脉栓塞大多数由房颤引起，但临床上两者同时发生的情况却是极为少见。有研究证实[4]，房颤患者同时发生两种栓塞的发病率每年仅约为 0.06%。这提醒我们需要排查一些促凝因素，包括遗传性易栓症如蛋白 S 及蛋白 C 缺陷症、凝血因子水平升高等，以及获得性易栓症如抗磷脂抗体综合征、肿瘤、手术或创伤等。该患者入院后化验凝血因子、蛋白 S、蛋白 C 以及自身抗体等均无异常，排除了上述几种疾病；其发病前一个月因肺腺癌行胸腔镜下左下肺叶切除术，可能会诱发房颤、致体内凝血状态改变；但术后一个月才发生栓塞事件，似乎相关性依据并不令人信服。

对于发生系统性栓塞的房颤患者，抗凝治疗应贯穿始终；对于未进行冠脉支架植入的急性心肌梗死患者，可以单用一种抗血小板药物与抗凝药物至少联合一年[5]。该患者因有消化道出血史，我们在应用氯吡格雷联合华法林治疗 6 个月后改为单用华法林，患者至今未再发生栓塞事件，继续在 INR 监测下服用华法林治疗。对于此类患者，临床上应该早期识别、祛除诱因、优化治疗策略，以降低不良事件发生并改善预后。

📋 病例点评

该患者以腹痛伴心电图 ST 段抬高为首要表现，结局却并非我们所担心漏诊的"症状不典型的急性心肌梗死",而是少见的心房颤动同时并发冠状动脉栓塞及肠系膜动脉栓塞。提醒我们在临床工作中要多观察、多思考,遇到疑点穷追不舍;如患者早期的腹部压痛就无法用急性心肌梗死来解释。

目前临床上早期识别冠状动脉栓塞患者并不容易。研究发现,与动脉粥样硬化斑块破裂所致心肌梗死患者相比,冠状动脉栓塞所致心肌梗死患者并发糖尿病、高血压、高脂血症的比例更低,而合并心房颤动、心肌病和心脏瓣膜病的比例较高,尤其是合并房颤的患者占七成以上。因此当遇到合并房颤的急性心肌梗死患者时,应该把冠状动脉栓塞作为一个病因进行考虑。

冠状动脉栓塞患者急性期的治疗应以药物抗栓治疗、冠脉内血栓抽吸为主要手段,有时还需借助腔内影像学如血管内超声、光学相干断层显像等手段进行甄别,支架并非必需手段。

参考文献

1. MENKE J, LÜTHJE L, KASTRUP A, et al. Thromboembolism in atrial fibrillation. Am J Cardiol, 2010, 105（4）: 502-510.

2. CLAIR DG, BEACH JM. Mesenteric Ischemia. N Engl J Med, 2016, 374（10）: 959-968.

3. SHIBATA T, KAWAKAMI K, NOGUCHI T, et al. Prevalence, clinical features, and prognosis of acute myocardial infarction due to coronary artery embolism. Circulation, 2015, 132（4）: 241-250.

4. BEKWELEM W, CONNOLLY S J, HALPERIN J L, et al. Extracranial systemic embolic events in patients with nonvalvular atrial fibrillation: incidence, risk factors, and outcomes. Circulation, 2015, 132（9）: 796-803.

5. KIRCHHOF P, BENUSSI S, KOTECHA D, et al. 2016 ESC Guidelines for the manage-ment of atrial fibrillation developed in collaboration with EACTS. Europace, 2016, 18（11）: 1609-1678.

（周力）

病例 34　非心脏外科手术后反复心脏骤停的救治

病历摘要

患者男性，72 岁。主因"普通外科手术后突发心脏骤停伴意识丧失 3 小时"急会诊。3 小时前患者在全麻下经腹腔镜完成疝修补手术，手术顺利，术后在麻醉恢复期间突发意识丧失、心脏骤停，心电监护示：室颤，立即胸外按压、气管插管、非同步电复律 300 J，经电复律后意识、心跳恢复，血压 75/40 mmHg，给予多巴胺泵入，血压维持在 86 ～ 116/56 ～ 88 mmHg，保留气管插管，转入 ICU 病房补液、镇静等治疗。

既往史：高血压病史 15 年，最高 160/90 mmHg，长期服用硝苯地平缓释片、依那普利，未规律监测血压。1 年余前行白内障手术。2 月前发现左侧腹股沟区肿物，诊断为腹股沟疝，住院手术治疗。平时无劳力性或不典型胸痛、胸闷发作，否认冠心病史。无晕厥、黑蒙病史。否认脑血管病、肾病等病史，否认肝炎、结核等传染病史，无药物及食物过敏史。吸烟 20 余年，已戒烟 2 年余，偶饮酒，无心脏疾病及猝死家族史。

体格检查：T 36.3℃，R 16 次 / 分，P 82 次 / 分，BP 146/83 mmHg。神清，精神可，颈静脉怒张，双肺呼吸音粗，无干湿性啰音。心率 82 次 / 分，律齐，各瓣膜听诊区未闻及病理性杂音及心包摩擦音。腹部平坦，未见腹壁静脉曲张及胃肠型、蠕动波，全腹无压痛，无反跳痛及肌紧张，麦氏点无压痛，肝脾肋下可触及，肠鸣音 4 次 / 分。左侧腹股沟区可见肿物，可还纳。双下肢无水肿。

辅助检查：

1. 实验室检查：谷丙转氨酶 14 U/L，谷草转氨酶 21 U/L，白蛋白 41.7 g/L；肌酐 58 μmol/L，尿素氮 6.20 mmol/L；葡萄糖 5.43 mmol/L；总胆固醇 4.62 mmol/L，甘油三酯 0.77 mmol/L，低密度胆固醇 2.29 mmol/L，高密度胆固醇 1.59 mmol/L；钾 4.21 mmol/L，钠 139 mmol/L，血常规、尿常规、便常规未见异常，血沉 10 mm/h。心肌酶学：CK-MB 10 U/L，TNI（－），TNT（－）。

2. 心电图：入院前心电图（图 4-27）：窦性心律，Ⅱ、Ⅲ、avF 导联 QRS 呈 rS 型伴 T 波低平，V1 ～ V4 导联 R 波递增不良。图 4-28 左图：返回病房后；图 4-28 右图：Ⅱ、Ⅲ、AVF 导联 ST 段抬高，约 20 分钟后逐渐回落，再发下壁导联 ST 段抬高。图 4-29 左图：再发下壁导联 ST 段抬高；图 4-29 右图：ST 段已落。

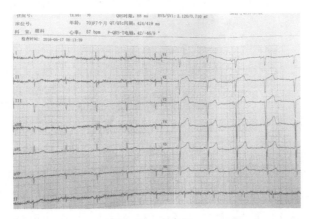

图 4-27　心电图一

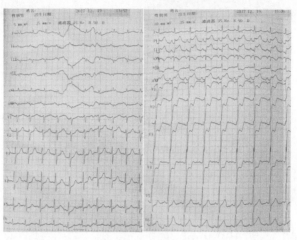

图 4-28 心电图二

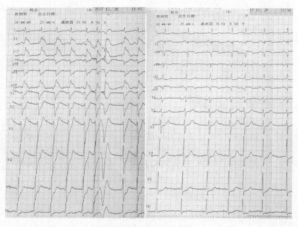

图 4-29 心电图三

3. 超声心动图（心脏事件前）：左心房：37 mm；左心室舒张末内径：47 mm；室间隔厚度：10 mm；左室后壁厚度11 mm；射血分数：73%；左室短轴缩短率43%。各室壁厚度和运动正常。

诊断：①冠状动脉粥样硬化性心脏病；急性下壁心肌梗死；心律失常、心室颤动，心肺复苏术后；心功能Ⅰ级（Killip分级）。②高血压病2级（极高危组）。③左侧腹股沟疝。

诊疗方案与经过：腹腔镜术后经心肺复苏转入 ICU 继续观察治疗，术后 2 小时，患者 Ⅱ、Ⅲ、AVF 导联 ST 段抬高，约 20 分钟后逐渐回落（图 4-28），迅速组织全院会诊。外科：术后 24 小时内，修补创面过大，不宜使用抗血栓药物；麻醉科：术中曾有一过低血压 90/60 左右，较短暂，术后血压一直正常；心内科：考虑急性下壁心梗可能，发病在 12 小时内，有急诊冠脉造影和直接 PCI 指征，但目前无法使用抗血小板药物，故有手术禁忌，且目前 ST 段已回落，可暂时继续观察；若 ST 段反复抬高出现心脏骤停，则需权衡风险，必要时在征得家属同意后急诊冠脉造影；其次，目前也不排除痉挛可能，可给予罂粟碱肌注；继续补液升压，可同时给予小剂量硝酸酯类；24 小时后若情况允许，可给予抗血小板药物。术后 24 小时后，心电图下壁导联 ST 段再度抬高（图 4-29），伴再度室颤进行心肺复苏，心电图 ST 段 20 分钟后回落。给予双联抗血小板、硝酸酯类静脉使用、低分子肝素抗凝，同时将多巴胺逐渐减量。查 TNI 11.8 μg/L，明显升高。于术后 72 小时，在呼吸机支持下行冠脉造影，入导管室后再发下壁导联 ST 段抬高，10 分钟后冠脉造影开始时 ST 段逐渐回落。冠脉造影示（图 4-30）：左侧冠脉痉挛，TIMI 血流 3 级，可见向右冠发出侧支循环，且右冠远端对比剂滞留；经向左冠注射硝酸甘油后痉挛逐渐缓解，右冠远端对比剂滞留逐渐消失；右冠造影可见远端 60% 节段狭窄，TIMI 血流 3 级。

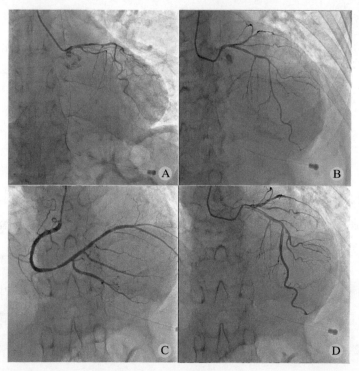

注：A：足位，可见左冠脉细小，回旋支较小；B：头位，向右冠发出侧支循
环；C：右冠造影，可见远端60%狭窄，无闭塞病变；D：再次行左冠头位造
影，可见向右冠侧枝已消失，而且左冠脉增粗（与B图比较）。

图 4-30 冠脉造影结果

　　冠脉造影术后返回 ICU 病房，再度出现下壁导联 ST 段抬
高，20 分钟后回落。考虑冠脉痉挛，原因不排除手术应激和多
巴胺药物影响，将多巴胺减量，同时补液，继用硝酸酯类。患
者病情逐渐稳定。外科手术后 6 天复查超声心动图：左室内径
50 mm，射血分数 63%，左室室壁各节段运动协调。后转入心
内科 CCU 病房继续治疗，病情平稳，未再发作心电图 ST 段抬
高和心脏骤停。

　　出院口服阿司匹林 100 mg qd，硫酸氯吡格雷 75 mg qd，
阿托伐他汀 20 mg qn，地尔硫卓缓释片 90 mg bid，单硝酸异

山梨酯 20 mg bid。随访 6 月余，未发作胸痛、心脏骤停，无再入院。

📋 病例分析

患者老年男性，既往有高血压病史和吸烟史，此次在普通外科手术后发病；表现为心电图下壁导联的 ST 段抬高和心室颤动。住院期间又多次发生相同症状；20 分钟左右恢复。心肌酶学显示 TNI 明显升高。结合冠脉造影结果，最终诊断"冠状动脉粥样硬化性心脏病，急性下壁心肌梗死、心室颤动，心肺复苏术后"，诊断明确。其余诊断根据既往史也可明确。

本例患者重点之一在于对心肌梗死的原因分析。我国心肌梗死指南将急性心肌梗死分为 5 型。本例患者为围手术期心梗。围术期心梗最常见的引起心梗的机制有：①手术应激、交感亢进导致斑块破裂继发血栓形成。②凝血亢进、血小板激活、形成血栓。③交感亢进，儿茶酚胺分泌过多，导致冠脉痉挛。④血压降低或大量失血，导致心梗。该患者有冠心病危险因素，尽管平时无心绞痛发作，仍要考虑冠状动脉粥样硬化性心脏病，心肌梗死原因首先要考虑到斑块破裂继发血栓形成导致冠脉闭塞，患者反复发作 ST 段抬高，不排除为血栓闭塞的溶解与再闭塞（即开闭状态）。研究显示相当部分的 ST 段抬高心肌梗死冠脉造影仅有 50% 以下的狭窄[1-3]或冠脉造影正常[4]。第二需要考虑到的是继发于低血压后的心肌梗死，术中尽管有一过性低血压，但仍在 90 mmHg 左右，术中也无大量失血，术后也无出血表现，所以可能性较小。第三需要考虑的就

笔记

是冠脉痉挛，患者每次发作都在 10 ～ 30 分钟，反复多次，导联相同，提示冠脉痉挛可能性较大。最终行冠脉造影确诊了冠状动脉粥样硬化性心脏病，单支血管（右冠）病变。患者冠脉为右优势型，术中左冠脉即出现广泛痉挛，给予硝酸甘油后缓解；同时右冠脉也出现痉挛，行左冠脉造影时可见左冠脉给予侧支循环，右冠脉远端造影剂显影，在行右冠脉造影时痉挛有所缓解，远端通畅，血流 TIMI3 级，反复给予硝酸甘油后狭窄病变明显减轻，冠脉直径增加，痉挛完全缓解。最终确定了发病原因为右冠脉的严重痉挛。

其次，需要讨论的是，外科手术后突发急性心肌梗死的治疗。有研究显示围手术期首次心梗死亡率在 26.6%。本例患者在院内发生心肌梗死，时间较短，有急诊再灌注指征；但外科手术后又有抗血栓治疗的顾虑，即出血的风险；所幸的是患者心电图 ST 段迅速回落，可以继续监护观察；若 ST 段持续不回落，则需权衡利弊考虑急诊冠脉造影。另外，尽早启动抗血栓治疗。我们在术后 24 小时启动了三联抗血栓治疗，未发生出血。鉴于患者反复发作 ST 段抬高，时间较短，痉挛的可能性较大，因此冠脉造影推迟到 72 小时进行。

1973 年 Oliva 通过 CAG 研究证实变异性心绞痛心电图的 ST 段抬高是由于 CAS 造成的透壁性大面积心肌缺血所致，1977 年 Maseri 正式证实 CAS 可导致 AMI 或猝死。Bertrand 报道急性心肌梗死中 20% 有 CAS。

CAS 可以发生在任何年龄和性别，可发生在无明显狭窄的冠状动脉，也可发生在任何程度狭窄的冠状动脉，但在 70% ～ 80% 狭窄时最多见。CAS 诱发的 AMI 发生之前可有变异性心绞痛或静息心绞痛史；可反复出现相同或（和）不同导联的 ST 段抬高或压低。在发病前也常有大量吸烟、饮酒、熬夜、外科手术、创伤及使用诱发 CAS 的药物史，也可有情绪诱因。诱发 CAS 的药物中，常见的有 β 受体阻断剂、儿茶酚胺类等。本例患者主要诱因考虑为手术应激和多巴胺的使用。

CAS 发作时大多单支出现，痉挛可为局部即冠脉某一节段痉挛，也可呈弥漫性即整支冠脉的痉挛。也可呈游走性，可以从冠脉的远端向近端迁移，也可从近端向远端迁移。多支血管痉挛者常表现为不同时间发生不同血管的痉挛 [5]。本例患者可能为右冠脉痉挛导致下壁导联 ST 段抬高，住院期间共 4 次出现下壁导联抬高，2 次心室颤动，均考虑为右冠脉的痉挛所致，而且可能为同一节段。冠脉造影后逐渐停用多巴胺，患者病情稳定，未再发作。之后加用了地尔硫卓。随访至今，未再发作心脏骤停，也无心绞痛和心肌梗死发生，未再入院。

病例点评

患者老年男性，表现为普通外科手术后突发意识丧失，通常情况下会考虑有多种可能，如突发脑血管病、肺栓塞以及恶性心律失常。很幸运当时在麻醉苏醒期，心电监护显示为室颤，多次做到心电图有一过性下壁导联的 ST 段弓背向上抬高，而在冠脉造影中看见左右冠状动脉均发生硝酸甘油可以缓解的严重血管痉挛，而这种痉挛的结果导致了急性下壁心肌梗死的发生。

本例患者的围手术期心梗的机制可能包括了几个方面：

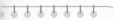
①手术应激、交感神经功能亢进导致斑块破裂继发血栓形成。②凝血亢进、血小板激活、形成血栓。③交感亢进，儿茶酚胺分泌过多，导致冠脉痉挛。④压降低或大量失血，导致心梗。提示我们应该注意：

（1）对于外科围手术期的患者，应警惕心肌缺血事件，尤其是心肌梗死的发生。

（2）围术期的心梗，应考虑到引发心梗的主要常见机制，同时积极努力查找诱因。该患者最终证实为冠脉痉挛导致的心肌梗死和心脏骤停，经去除诱因给予抗痉挛等综合治疗后好转出院，预后良好。

（3）对于心血管疾病患者和目前无心血管疾病但有心血管危险因素的患者，术前都应该给予充分的系统评估，包括心功能情况、心肌缺血情况、冠脉病变情况等。

参考文献

1. GEHRIE E R, REYNOLDS H R, CHEN A Y, et al. Characterization and outcomes of women and men with non-ST-segment elevation myocardial infarction and nonobstructive coronary artery disease: results from the Can Rapid Risk Stratification of Unstable Angina Patients Suppress Adverse Outcomes with Early Implementation of the ACC/ AHA Guidelines（CRUSADE） quality improvement initiative. Am Heart J, 2009, 158: 688-694.

2. KANG W Y, JEONG M H, AHN Y K, et al. Are patients with angiographically near-normal coronary arteries who present as acute myocardial infarction actually safe? Int J Cardiol, 2011, 146: 207-212.

3. AGEWALL S, BELTRAME J F, REYNOLDS H R, et al. ESC working group position paper on myocardial infarction with non-obstructive coronary arteries. Eur Heart J, 2017, 38: ehw149.

4. ALPERT, J S. Myocardial infarction with angiographically normal coronary arteries. Arch Intern Med, 1994, 154: 265-269.

5. SAITO H, ITOH T, ITOH M. Simultaneous multi-vessel coronary spasm causing acute myocardial infarction: a case report. Angiology, 2007, 58: 112-117.

（赵慧强）

高血压

病例 35　妊娠高血压合并心功能不全的处理

📋 病历摘要

患者女性，33 岁，孕妇。主因喘憋、咳嗽 3 天，加重 3 小时来诊。3 天前感冒后出现咳嗽，咳白色泡沫状痰，不能平卧，伴尿量减少，双下肢水肿，无发热、胸痛等不适症状。3 小时前无明显诱因喘憋加重，呼吸困难，不能平卧，就诊于当地医院，急诊测血压 222/136 mmHg，给予口服硝苯地平 10 mg 降压治疗，呋塞米 20 mg 肌肉注射，急诊行心脏彩超提示左心增大，主肺动脉及其分支内径增宽，二尖瓣反流

（少量），三尖瓣反流（少量），左心功能减低；心电图提示：窦性心动过速，左心室肥大，非特异性 ST-T 异常。给予盐酸乌拉地尔静脉泵入，降压、改善心功能治疗，转入我院。

既往史：高血压 10 余年，间断口服降压药物，血压控制情况不详，现已自行停药，近半年来未定期监测血压及就诊。糖尿病病史 2 年，口服二甲双胍 500 mg tid，自诉空腹血糖 4.0^+ mmol/L，餐后血糖 6.0 mmol/L。否认心脏病史、脑血管病、精神疾病史。否认吸烟、饮酒史。既往月经不规律，2 个月前自觉胎动，就诊于当地医院诊断为妊娠（未见报告），未进一步规律产检。孕 3 产 0，2011 年行人流一次，2017 年 8 月因稽留流产行刮宫一次。父亲 46 岁死于心梗，母亲 55 岁死于心梗，妹妹患有糖尿病。

体格检查：T 36.7 ℃，R 30 次 / 分，P 122 次 / 分，BP 198/122 mmHg。神清，精神可，面色潮红，端坐呼吸。口唇无发绀，未见颈静脉怒张及颈动脉异常搏动，双肺呼吸音粗，双下肺闻及少许湿啰音。心界向左扩大，心率 122 次 / 分，P2 ＞ A2，律齐，各瓣膜听诊区未闻及病理性杂音及心包摩擦音。腹软，无压痛，肝脾肋下未触及。双下肢水肿。

辅助检查：

1. 实验室检查：① 血气分析：PO_2 59.7 mmHg，PCO_2 31.3 mmHg。② 血常规：白细胞 16.68×10^9/L，血红蛋白 126 g/L，血小板 302×10^9/L。③ 尿常规：蛋白质 +++，24 小时尿蛋白定量 0.80 g。④ 生化：谷丙转氨酶 28 U/L，谷草转氨酶 24 U/L，白蛋白 29.7 g/L，肌酐 86.9 μmol/L，葡萄糖 7.14 mmol/L，

乳酸脱氢酶 334 U/L；D–二聚体 2.5 mg/L。⑤ cTnT 0.018 ng/mL，cTnI 0.689 ng/mL，NT-proBNP 2700 ng/L。

2. 入院心电图：窦性心动过速，房性早搏，左心室高电压，非特异性 ST-T 异常（图 5-1）。

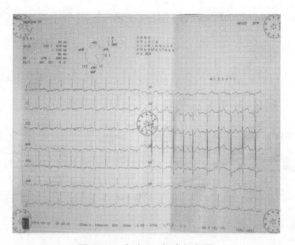

图 5-1　患者入院时心电图

3. 影像学检查：入院胸片：右下肺炎不除外，左侧胸腔少量积液，心影增大（图 5-2）。

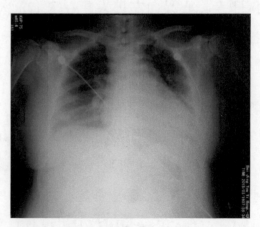

图 5-2　患者入院时胸片（2018-3-16）

4. 超声心电图检查：左心房（LA）3.92 cm，左心室舒张末内径（EDD）6.09 cm，左室射血分数51%，左房、左室增大，左室射血分数减低，左室整体室壁运动减弱。

诊断： ①妊娠18+周 孕3产0；子痫前期？②高血压3级（极高危）慢性高血压合并妊娠；心功能Ⅳ级（NYHA分级）。③2型糖尿病。

治疗方案与经过： 患者入住我院产科后，考虑既往高血压病史，近期上呼吸道感染及妊娠状态诱发了急性心力衰竭，予以小剂量西地兰静脉推注、强心治疗，间断呋塞米利尿，盐酸乌拉地尔静脉泵入降压、改善心功能；头孢呋辛钠抗感染等治疗。经上述处理，憋气症状明显缓解，可平卧，血压波动于120～140/75～95 mmHg。鉴于患者继续妊娠随时有加重心衰的风险，危及母儿生命，经讨论行剖宫术终止妊娠，后转入ICU进一步诊治。

术后患者仍间断不能平卧、喘憋，给予氧气吸入、利尿等对症处理，症状逐渐好转，并逐步改为口服降压药物，硝苯地平控释片、氯沙坦氢氯噻嗪片、盐酸阿罗洛尔片联合降压。复查超声心动图示：左室占位（血栓可能性大），左房、左室增大，左室射血分数减低，左室整体室壁运动减弱，室间隔增厚。心脏核磁共振检查：①左心房、左心室增大；②左心室收缩舒张功能减低；③室间隔中部稍增厚；④左室附壁血栓可能；⑤综合考虑，妊娠状态（母体循环负荷增加）及高血压与心功能失代偿直接相关。开始予以依诺肝素0.6 ml q12h抗凝治疗，3天后加用华法林3 mg qd与依诺肝素重叠应用，监测INR水平，目标2～3。此后，根据病情药物调整为盐酸阿罗洛尔10 mg bid，培哚普利2 mg qd，螺内酯20 mg qd，华法林抗凝治疗。复查超声心电图左室血栓消失，同时完善检查除外继发性高血压因素，完善冠脉 CTA 检查，未见冠脉狭窄。患者血压控制平稳后，无不适症状，复查 INR 2.2 出院，目前随访中未再出现心功能不全症状。

病例分析

妊娠高血压是孕期和围生期致残和致死的主要原因。大多数不良事件由于先兆子痫，表现为新发高血压伴妊娠期蛋白尿，在慢性高血压孕妇中更为常见。8% ～ 10% 孕妇合并高血压，是产妇病残和致死的重要诱因，包括胎盘早剥、肺水肿、呼吸衰竭、弥散性血管内凝血、颅内出血、肝功能衰竭和急性肾衰竭。妊娠期高血压病可分为四大类型[1-2]：慢性高血压、妊娠高血压和先兆子痫 – 子痫。慢性高血压指妊娠前出现的高血压，在妊娠 20 周前发现血压升高则本病可能性大；也可以回顾性诊断，即分娩后 12 周血压仍未降至正常水平。妊娠高血压指妊娠 20 周后出现的高血压，产后 6 周恢复。先兆子痫是一种妊娠特有的综合征，通常在妊娠 20 周后出现，定义为新出现的高血压合并新发蛋白尿。本例患者高血压病史 10 年，首先考虑慢性高血压合并妊娠，而妊娠后的血流动力学改变加重了血压的波动。而对于年轻的高血压患者，应重视继发性高血压的筛查。

此患者的另一特点为合并心脏扩大，心力衰竭，妊娠期合并心脏病可分成两大类[3]：第一类为合并基础的心脏病，以风湿性及先天性心脏病居多，高血压性心脏病、其他心脏瓣膜病和心肌病亦可见；第二类系由妊娠诱发的心脏病，如围生期心肌病。根据本例患者的临床特点，应重点鉴别以下疾病：

（1）高血压心脏病：长期高血压可导致心脏扩大，心室收缩功能下降，临床表现为心力衰竭，该患者既往高血压病史10余年，结合心电图、超声心电图及心脏核磁共振检查考虑此诊断成立。

（2）围生期心肌病：围生期心肌病是一种伴左室收缩功能障碍的扩张型心肌病，引起心衰症状和体征。有下列四条诊断要点[4]：①心衰发生在妊娠最后3个月或分娩的6个月内；②无导致心衰的明确原因；③妊娠的最后3个月前无心脏疾病；④超声心电图示左室收缩功能障碍。本例患者入院时妊娠18周，围生期心肌病发生的可能性较小。

（3）扩张型心肌病：以左心室或双心室扩张并伴收缩功能受损为特征。可以是特发性、家族性/遗传性、病毒性和（或）免疫性、酒精性/中毒性，但主要为排他性诊断。

（4）缺血性心肌病：患者存在心血管病家族史，合并多种危险因素，应鉴别此疾病。经完善冠脉CTA检查未见冠状动脉狭窄，可除外此疾病。

病例点评

患者女性，33岁，此次因妊娠高血压、心功能不全入院，既往两次妊娠史，均未成功产子；此次又在孕18周时终止妊娠并抢救生命，应该从中思考一下问题：①妊娠高血压值得关注，是孕期和围生期病残和病死的主要原因，而育龄妇女大多数人未能够给予足够的重视，正如本例患者忽视对血压的治疗，往往已经控制良好的血压，因为怀孕就自行停药，导致不良事件的发生。②慢性高血压患者合并妊娠后，应重视规范的产前筛查及产检；合理地在医生指导下控制血压是保证母子健康的关键。③妊娠期出现心脏病表现应结合病史综合考虑，明确病因，及时治疗，甚至决策及时终止妊娠以降低围生期风险。④妊娠期合并心力衰竭应高度重视可能存在的高凝状态，关注血栓形成的风险，给予及时的对应治疗。

参考文献

1. 中华医学会妇产科学分会妊娠期高血压疾病学组. 妊娠期高血压疾病诊治指南（2015）. 中华妇产科杂志，2015，50（10）：721-728.

2. 中华医学会妇产科学分会妊娠期高血压疾病学组. 高龄妇女妊娠前、妊娠期及分娩期管理专家共识（2019）. 中华妇产科杂志，2019，54（1）：24-26.

3. 中华医学会妇产科学分会产科学组. 妊娠合并心脏病的诊治专家共识（2016）. 中华妇产科杂志，2016，51（6）：401-409.

4. REGITZ-ZAGROSEK V, ROOS-HESSELINK JW, BAUERSACHS J, et al. 2018 ESC Guidelines for the management of cardiovascular diseases during pregnancy. Eur Heart J, 2018, 39（34）：3165-3241.

（邱惠）

病例 36　高血压合并肾动脉狭窄

病历摘要

患者女性，70 岁。"间断头晕 40 年，加重 9 个月"来院就诊。患者 40 余年前因头晕发现血压升高，规律应用降压药物治疗，9 个月前血压异常波动，夜间最高血压升高至 210/110 mmHg，伴轻微头晕。联合包括利尿剂在内的三种降压药物效果不佳，以难治性高血压收入院。

既往史：未发现其他疾病。

体格检查：入院时测量四肢血压：150/90 mmHg（左上肢），140/80 mmHg（右上肢），162/100 mmHg（左下肢），156/ 96 mmHg（右下肢）。BMI 23.15 kg/m²。双肺呼吸音清，心界略向左下扩大，心率 67 次/分，心律齐，各瓣膜听诊区无明显病理性杂音。余查体未见异常。

辅助检查：

1. 血清肌酐轻度异常，EGFR 63.72 mL/（min·m²）。

2. 腹部 B 超检查：发现左肾大小 10.8 cm×5.1 cm，回声正常，血流信号丰富，右肾大小 6.5 cm×2.6 cm，回声增强，血流稀疏。

3. 肾动脉CTA检查：提示右肾动脉起始处管腔狭窄，右肾萎缩，灌注减低，左肾动脉起始处低密度斑块，管腔中度狭窄（图 5-3）。

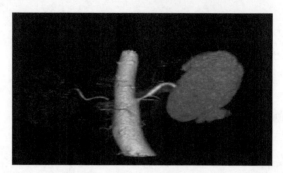

图 5-3 肾动脉 CTA 显示：右肾动脉重度狭窄，肾萎缩

诊疗方案与经过：双侧肾动脉狭窄导致难治性高血压选择药物时，ARB 和 ACEI 类慎用，患者降压治疗效果差，持续高血压状态。为控制患者血压，保护患者肾功能，尽管已经出现肾脏萎缩，还是对该患者进行了肾动脉造影，并于右肾动脉给予经皮腔内血管成形术及动脉内支架植入术。术后血压使用钙拮抗剂和 β- 受体阻滞剂两种药物情况下控制良好，半年复查 B 超右肾大小 6.9 cm×3.1 cm，血清肌酐有所回落，EGFR 提高至 68.16 mL/（min·m^2）。

随访期间，发现肾萎缩得到了一定程度的纠正，肾功能及血压均得到良好的治疗。

病例分析

病例回顾发现，患者经常体检，肾萎缩发生于血压异常升高的半年内，提示肾动脉严重狭窄时肾萎缩进展非常迅速；经皮腔内血管成形术能够在一定程度上抑制缺血性肾病的进展，并获得很好的血压、肾脏获益。

1934 年 Goldblatt 通过钳夹犬肾动脉造成实验性高血压模

型后，肾动脉狭窄与高血压的关系得以确定，肾动脉狭窄主要引起两种疾病：肾血管性高血压和缺血性肾病。肾动脉狭窄的三种常见病因为：动脉粥样硬化性病变、纤维肌性发育异常和大动脉炎。目前我国肾动脉粥样硬化是引起肾动脉狭窄的最常见的病因，其他病因包括肾动脉血栓、主动脉瘤、栓塞性疾病、结节性多动脉炎、神经纤维瘤及创伤等[1]。

肾动脉狭窄性高血压约占所有高血压患者的 0.5% ～ 5%，提示肾动脉狭窄的临床指标[2]包括：① 30 岁以前或 55 岁以后发病的高血压。②恶性高血压。③对三种以上联合用药控制不良的高血压。④原先控制良好的高血压而现行治疗效果不满意。⑤Ⅲ～Ⅳ级高血压眼底病变。⑥腹部或腰部血管杂音。⑦应用 ACEI 后肾功能恶化。⑧伴发其他血管疾病。⑨反复发作的肺水肿。⑩老年人不明原因的氮质血症。多数研究显示 CTA 或 MRA 对肾动脉狭窄诊断的准确性可达 90% 以上，肾动脉血管造影目前仍为确诊肾动脉狭窄的"金标准"。

对肾动脉狭窄的治疗方案[3]包括：经皮腔内血管成形术、外科治疗和药物治疗。经皮腔内血管成形术及动脉内支架植入术成功率已达 90% ～ 100%，手术时机的选择很重要；另外，最大的缺点是术后再狭窄，发生率可达 20% ～ 40%。外科治疗，包括肾血管重建术、离体肾动脉成形术、自体肾移植术及萎缩肾切除术；适当的病例选择可使手术有效率达 85% ～ 95%。药物治疗主要有两类：β- 受体阻滞剂及钙离子拮抗剂。血管紧张素转换酶抑制剂（angiotensin conver-ting enzyme inhibitors，ACEI）、血管紧张素Ⅱ受体拮抗剂在双侧肾动脉狭窄或孤立肾动脉高度狭窄的患者可出现急性肾功能不全，均为禁忌。但需要强调的是药物治疗对缺血性肾病治疗效果欠佳，另外大多数粥样硬化性肾动脉狭窄患者的高血压在肾动脉狭窄纠正后尽管血压可降低，但多需要继续药物治疗，而且随时间的推移，降压药的应用数量亦会逐渐增加。

📋 病例点评

高血压合并肾动脉狭窄与单纯肾动脉狭窄导致的继发性高血压有所不同。该患者有 40 余年的高血压，一直服用降压药，血压可以控制，应该是原发性高血压，但近期血压居高不下，在使用包括利尿剂在内的三种以上联合用药仍不能很好地控制血压时，要考虑是不是另有原因。结合患者的血清肌酐轻度异常，EGFR 下降，首先要考虑两种可能：①高血压造成了肾脏损害，肾功能不全时血压难以控制，预后差。②合并了肾动脉狭窄：因为患者为老年女性，是动脉粥样硬化的易发人群，一旦确诊可以通过解除狭窄而改善血压的治疗。

通过无创的肾动脉 CTA 检查，初步判断是否有肾动脉狭窄，当发现有意义的肾动脉狭窄时，需要肾动脉血管造影确定狭窄的部位与程度，必要时还能够给予干预治疗。

长期高血压及动脉粥样硬化可引起肾动脉狭窄，使原发性高血压和肾血管性高血压并存，血压难以控制；对肾动脉狭窄的治疗即要考虑到血压的控制，也要重视对肾功能的保护，缺血性肾病是一种进展性疾病，肾动脉狭窄伴重度萎缩的病例是否进行血管重建仍有争论，希望得到心内科和血管外科医师的高度重视。该例患者的随访表明经皮腔内血管成形术能够在一定程度上改善缺血性肾病的进展，并获得血压获益。

参考文献

1. 中国医疗保健国际交流促进会血管疾病高血压分会专家共识起草组.肾动脉狭窄的诊断和处理中国专家共识.中国循环杂志，2017，32（9）：835-844.

2. 李世军，司全金.2017年欧洲心脏病学会外周动脉疾病诊断与治疗指南解读.中华老年心脑血管病杂志，2018，20（6）：669-672.

3. KWON S H，LERMAN L O. Atherosclerotic renal artery stenosis：current status. Adv Chronic Kidney Dis，2015，22：224-231.

（沈絮华）

病例 37　早发原发性高血压致年轻男性多发动脉狭窄

病历摘要

　　患者男性，30 岁，工人。主因"发现血压升高 13 年，双上肢血压不对称 2 周"于 2017 年 7 月 20 日入院。患者 13 年前（17 岁）就读一所外地专科学校，入学体检时发现血压升高达 154/100 mmHg，当时患者没有头痛、头晕，无心悸、气短，无发热、皮疹及关节痛，无间歇性跛行等，因为当地条件所限在整个求学的 3 年中没有进一步检查或者药物治疗。当患者 10 年前（20 岁）毕业时，测血压仍然明显高于正常。此后患者开始工作，由于工作忙碌及经济条件相对较差，患者未去医院诊治，平时也没有监测血压。患者第一次就诊是在 2 年前（28 岁），一天晨起时患者发现自己的右半肢体无法活动，然后被送往当地医院，诊断为脑血栓形成，当时医院给予患者抗血小板、降压、活血化瘀等对症治疗，经过 3 周的住院治疗，患者肢体功能恢复出院，出院后长期口服钙通道阻滞剂、阿司匹林、氯吡格雷和他汀等药物治疗。本次入院 5 个月前，患者再次因为右上肢活动不利至当地医院就诊，当地考虑再发脑血栓形成，对症治疗好转后出院。3 个月前，患者因为突发言语不利，再次入住当地医院，被诊断为脑血栓形成后，接受了基因重组组织型纤溶酶原激活剂（rt-PA）溶栓治疗，结果并发了脑出血。幸运的是患者经过 3 周的住院治疗最终恢复并出院。经过多次疾病发作，患者辗转至当地省级医院就诊。经过详细检查，发现患者全身多发大动脉重度狭窄，包括腹主动脉肾段、左肾动脉（图 5-4），以及右锁骨下动脉开口（图 5-5）。除了这些病变，患者双侧颈动脉也存在弥漫性动脉粥样硬化，所以患者最终来到我院心脏中心血管外科就诊。患者自发病以来，精神、睡眠、食欲可，大小便正常，近期体重无明显变化。

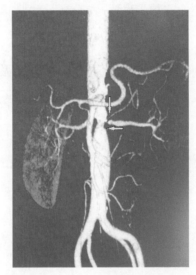

图 5-4　腹主动脉 CT 血管造影（箭头示重度狭窄的腹主动脉肾段及左肾动脉）

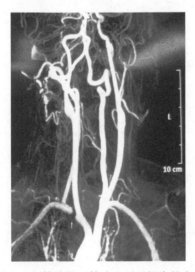

图 5-5　头颈部 CT 血管造影（箭头示近乎闭塞的右锁骨下动脉）

个人史：否认吸烟及饮酒史，个人史无特殊，未婚育。否认父母有高血压及其他心血管病史。

体格检查：体温 36.6℃，脉搏 72 次/分，呼吸 18 次/分，血压：左上肢 160/110 mmHg，右上肢 130/80 mmHg，BMI 22 kg/m²，腹围 89 cm。发育正常，营养中等，神志清楚，表情自然，自主体位，查体配合。颈软无抵抗，未见颈静脉怒张及颈动脉异常搏动，双颈动脉及锁骨下动脉区未闻及杂音。两侧呼吸运动对等，节律规整，双肺呼吸音粗，双肺未闻及干湿性啰音，无胸膜摩擦音。心前区无异常隆起及凹陷，心尖冲动位于胸骨左侧第五肋间锁骨中线内 0.5 cm，各瓣膜区未触及震颤，叩诊心界不大，心率 72 次/分，律齐，第一心音正常，各瓣膜听诊区未闻及杂音及额外心音，无心包摩擦音。腹膨隆，腹软，无压痛、反跳痛及肌紧张，肝脾未触及，脐左 2 cm 可闻及收缩期喷射性杂音。双下肢无水肿，双足背动脉搏动对称。

辅助检查：

1. 心电图（2017-7-11，我院）：窦性心律，大致正常心电图。

2. 实验室检查：血常规、DIC 初筛、肝肾功、电解质均正常；LDL-C 1.28 mmol/L，TC 2.99 mmol/L。

诊断：血压升高待查，肾性？原发性？多发性大动脉狭窄（左肾动脉，腹主动脉，右锁骨下动脉开口），颈动脉粥样硬化，陈旧脑梗死，陈旧脑出血。

诊治及病情演变经过：患者为青年男性，血压升高，多发性大动脉狭窄，需除外继发性高血压。入院后我们对其进行了详细的检查。血清学检查均为阴性，包括：抗核抗体谱，抗可提取核抗原，抗双链 DNA 抗体，免疫球蛋白及补体，抗角蛋白抗体，抗核周因子抗体，抗中性粒细胞胞浆抗体和核周抗体，类风湿因子。患者血沉和 C- 反应蛋白水平均正常。卧立位试验提示肾素 – 血管紧张素 – 醛固酮系统功能正常，双侧肾上腺 CT 也未见异常。冠状动脉 CTA 提示冠脉轻中度狭窄。头颅 CT 提示陈旧脑梗死（图 5-6）。通过上述检查基本可以排除患者存在自身免疫性疾病导致多发动脉狭窄可能，目前最恰当的治疗就是对其多发动脉重度狭窄进行血运重建治疗。所以在入院 2 周后，患者接受了复杂的动脉血运重建，包括：①对腹主动脉肾段行内膜剥脱及人工补片修补 [所用材料 为 GORE-TEX® Vascular Grafts（W.L. Gore & Associates）]（图 5-7）。②以大隐静脉行左肾动脉搭桥术（图 5-8）。③右锁骨下动脉内膜剥脱及大隐静脉补片修补。术后患者血压平稳，在服用 30 mg 硝苯地平控释片的情况下双侧上肢血压均为 120/70 mmHg。切除标本术后病理检查提示病变性质为动脉粥样硬化（图 5-9、图 5-10）。2 周后患者顺利出院。

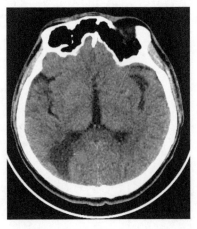

图 5-6　头颅 CT 平扫（箭头示陈旧性脑梗死灶）

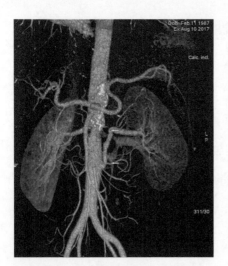

图 5-7 术后腹主动脉 CT 血管造影
（箭头示血运重建后的腹主动脉肾
段及搭桥后的左肾动脉）

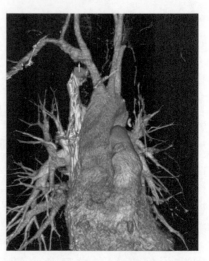

图 5-8 术后头颈 CT 血管造影（箭头示
血运重建后的右锁骨下动脉管腔通畅）

图 5-9 术后腹主动脉病理切片（HE 染色 ×10）（箭头示透明样变性）

笔记

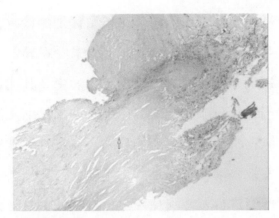

图 5-10　术后右锁骨下动脉病理切片（HE 染色 ×4）（箭头示胆固醇裂隙）

转归及随访：患者出院 3 月随访，未再发生不良心血管事件，血压平稳，双上肢对称，复查肾动脉超声，提示搭桥的左肾动脉血流通畅，无明显狭窄。

病例分析

本病例主要特点为早发原发性高血压，严重多发动脉硬化性狭窄及复杂血运重建。年轻高血压患者中继发性比原发性更常见，继发性高血压不仅发病早，血压水平高，而且对药物治疗反应欠佳，如果得不到及时的诊断和治疗，会明显影响患者预后。反之，因为继发性高血压的大部分病因是可以治疗的，如果早期纠正了继发因素，许多患者血压可以得到较好的控制甚至可以治愈，因此及时准确识别出高血压患者的继发因素尤为重要。常见的继发性高血压原因包括肾实质疾病，肾血管疾病[1]，原发性醛固酮增多症[2]，阻塞性睡眠呼吸暂停低通气综合征[3]，酒精或者药物[4]等。对于这个患者而言，因其没有肥胖及高血压家族史，在 17 岁时即发现血压明显升高，首先应该排除继发性高血压。我们已经进行了详细的检查，患者血钾水平正常，卧立位试验及肾上腺 CT 均未发现异常，基本可以排除肾上腺疾病导致高血压。根据患者病史及其他化验检查也可以排除相当一部分病因，所以此患者如果是继发性高血压，只有左肾动脉狭窄是唯一可能的病因。而左肾动脉狭窄的病因最常见有多发性大动脉炎，动脉粥样硬化，和纤维肌性发育不良。此患者已经进行了多项免疫学检查除外了自身免疫性大动脉炎。而如果动脉粥样硬化导致患者在 17 岁时左肾动脉明显狭窄及血压升高，也不能合理解释患者为何 13 年后左肾仍然大小及功能正常，而且其动脉粥样硬化又从何而来？同样的，虽然肾动脉纤维肌性发育不良在青少年中最常累及肾动脉，如果患者在 17 岁时已经因纤维肌性发育不良导致左肾动脉重度狭窄及血压升高，在其 30 岁时其双肾大小及肾功能正常也不符合疾病发展过程。所以唯一合理的解释是患者在 17 岁时已经患有原发性高血压，之后长期未控制的高血压导致其靶器官损害及全身动脉硬化及多发狭窄。我们对术中切除的标本进行了病理检查，也证实了这一观点。

根据以上分析诊断"原发性高血压"，因舒张压达到 110 mmHg，考虑为高血压 3 级，合并脑血管病为很高危组。

高血压是该患者唯一的心血管危险因素，其主要受累的靶器官为右锁骨下动脉，左肾动脉，腹主动脉和脑动脉。其尿微量白蛋白检查正常，眼底检查提示仅有轻度眼底动脉硬化，提示该患者高血压主要危及全身大动脉，小动脉影响不大。既往研究显示，上肢动脉和肾动脉狭窄与高血压相关性很高[5-6]，而双上肢血压差别过大（此患者为 30 mmHg），提示锁骨下动脉狭窄，与血管造影金标准相比，此特征虽然敏感性很低，但是特异度非常高[7]。

该患者接受了非常复杂的动脉血运重建手术。对锁骨下动脉而言，血管内治疗通常是首选，但是开放手术在手术风险低的患者中也是安全的，并且远期通畅率也很高。[7]数个研究提示肾动脉血运重建并不能降低心血管致残率和死亡率。[8-9]仅对于解剖结构复杂的肾动脉，外科血运重建才可以考虑[7]。对于这个患者而言，其狭窄的左肾动脉开口恰恰位于重度狭窄的腹主动脉肾段，所以，在对腹主动脉肾段行内膜剥脱及补片修补时，必须要处理左肾动脉，此患者选择的术式为自体大隐静脉搭桥至腹主动脉远段。

病例点评

年轻患者高血压多为继发原因所致，但原发性高血压亦非罕见，在诊断时应全面检查，结合病史及危险因素，仔细鉴别。多发大动脉重度狭窄血运重建的处理，随狭窄的动脉及其部位不同，血运重建方式各有不同，各有利弊，应结合患者具体情况及备用取材血管条件灵活处理，术后二级预防及随访也非常重要。

参考文献

1. WHELTON P K, CAREY R M, ARONOW W S, et al. ACC/AHA/AAPA/ABC/ACPM/AGS/APHA/ASH/ASPC/NMA/PCNA guideline for the prevention, detection, evaluation, and management of high blood pressure in adults: a report of the american college of cardiology/american heart association task force on clinical

笔记

practice guidelines. J Am Coll Cardiol, 2018, 71（19）：e127-e248.

2. FUNDER J W, CAREY R M, MANTERO F, et al. The management of primary aldosteronism：case detection, diagnosis, and treatment：an endocrine society clinical practice guideline. J Clin Endocrinol Metab, 2016, 101（5）：1889-1916.

3. PEDROSA R P, DRAGER L F, GONZAGA C C, et al. Obstructive sleep apnea： the most common secondary cause of hypertension associated with resistant hypertension. Hypertension, 2011, 58（5）：811-817.

4. GROSSMAN A, MESSERLI F H, GROSSMAN E. Drug induced hypertension--An unappreciated cause of secondary hypertension. Eur J Pharmacol, 2015, 763（Pt A）：15-22.

5. SHADMAN R, CRIQUI M H, BUNDENS W P, et al. Subclavian artery stenosis：prevalence, risk factors, and association with cardiovascular diseases. J Am Coll Cardiol, 2004, 44（3）：618-623.

6. CHRYSOCHOU C, KALRA P A. Epidemiology and natural history of atherosclerotic renovascular disease. Prog Cardiovasc Dis, 2009, 52（3）：184-195.

7. ABOYANS V, RICCO J B, BARTELINK M E L, et al. 2017 ESC Guidelines on the Diagnosis and Treatment of Peripheral Arterial Diseases, in collaboration with the European Society for Vascular Surgery（ESVS）：Document covering atherosclerotic disease of extracranial carotid and vertebral, mesenteric, renal, upper and lower extremity arteries Endorsed by：the European Stroke Organization （ESO）The Task Force for the Diagnosis and Treatment of Peripheral Arterial Diseases of the European Society of Cardiology （ESC） and of the European Society for Vascular Surgery（ESVS）. European heart journal, 2018, 39（9）：763-816.

8. WHEATLEY K, IVES N, GRAY R, et al. Revascularization versus medical therapy for renal-artery stenosis. N Engl J Med, 2009, 361（20）：1953-1962.

9. COOPER C J, MURPHY T P, CUTLIP D E, et al. Stenting and medical therapy for atherosclerotic renal-artery stenosis. N Engl J Med, 2014, 370（1）：13-22.

（马国栋）

病例 38 肾血管性高血压伴神经源性体位性低血压

病历摘要

患者男性，79 岁，主因"血压升高 1 年余"收入院。

现病史：1 年余前（2015 年 6 月）体检时发现血压升高，最高达 150/90 mmHg 左右，口服苯磺酸氨氯地平 5 mg qd 及清肝降压胶囊 2 粒 qd 治疗，血压仍波动较大；近半年来血压波动较大，偶有活动后大汗，自觉腰背部、颈部紧张感，伴双眼视物模糊、口唇发麻，当时测血压 80/60 mmHg 左右，完善 24 小时动态血压检测提示：非杓型血压，24 小时平均血压 138/88 mmHg，收缩压最高 194 mmHg，舒张压最高 122 mmHg，夜间平均血压 148/85 mmHg，白天平均血压 127/73 mmHg，24 小时平均心率 66 次 / 分，双侧肾动脉超声提示右肾动脉近中段狭窄（约 70%），左肾内动脉血流阻力偏高。近 3 个月已经停用降压药物，自测血压波动在 110 ～ 150/50 ～ 70 mmHg，活动后仍有收缩压降至 60 ～ 80 mmHg 左右。为进一步明确病因而收入心内科。自发病来，饮食、睡眠可，二便正常，体重无明显下降。

既往史：慢性肾病史 2 年，监测血肌酐水平在 110 ～ 130μmol/L，不规律口服"百令胶囊、金水宝胶囊、尿毒清颗粒"，高尿酸血症病史 2 年，曾应用非布司他 40 mg qd 治疗，效果不佳，已停药。血脂代谢异常（高甘油三酯血症）

笔记

1 年，不规律口服非诺贝特治疗。母亲有高血压病史，因脑出血过世。

查体：T 36.5℃，R 18 次 / 分，P 74 次 / 分，体重 82 kg，BMI26 kg/m²，腹围 108 cm。四肢血压（仰卧位）：右上肢血压 148/70 mmHg，左上肢血压 150/78 mmHg，右下肢血压 160/80 mmHg，左下肢血压 168/74 mmHg，立卧位血压（右上肢）：卧位：148/70 mmHg，立位第 1 分钟 120/60 mmHg，第 2 分钟 118/66 mmHg，第 3 分钟 120/70 mmHg。第 4 分钟 118/68 mmHg。全身皮肤黏膜无黄染，未见肝掌及蜘蛛痣，全身浅表淋巴结无肿大，双肺呼吸音粗，左下肺闻及少量干啰音，心尖冲动位于胸骨左侧第五肋间锁骨中线内 0.5 cm，各瓣膜区未触及震颤，叩诊心界不大，心率 74 次 / 分，律齐，P2=A2，第一心音正常，各瓣膜听诊区未闻及病理性杂音及额外心音，无心包摩擦音。腹膨隆，无腹壁静脉曲张，腹软，无明显压痛、反跳痛及肌紧张，肝脾未触及，Murphy 征（−），腹部叩诊鼓音，肝肾区无叩痛，肠鸣音 2 ～ 3 次 / 分，未闻及血管杂音。

辅助检查：

1. 实验室检查：尿素氮 11.74 mmol/L，肌酐 114.0 μmol/L，钾 4.49 mmol/L，血管紧张素 Ⅱ（卧位）20.84 pg/mL，血管紧张素 Ⅱ（立位）57.63 pg/mL，血浆醛固酮（卧位）227.19 pg/mL，血浆醛固酮（立位）332.37 pg/mL。血常规、凝血功能、血沉、OGTT 试验、心肌酶学指标未见明显异常。

2.影像学检查

（1）心脏超声（2016-7-14 我院）：左房增大，室间隔基底段增厚，升主动脉及主动脉窦增宽，左室射血分数正常。

（2）24 小时动态心电图（2016-9-9 阜外医院）：窦性心律，偶发房性期前收缩，偶发室性期前收缩，部分 ST 段压低。

（3）24 小时动态血压监测（2016-9-14 我院）：非杓型血压，平均血压 138/88 mmHg，收缩压最高 194 mmHg，舒张压最高 122 mmHg，夜间血压偏高。

（4）24 小时动态血压监测（2017-10-12 我院）：平均血压 130/76 mmHg，收缩压最高 165 mmHg，收缩压最低 94 mmHg，舒张压最高 99 mmHg，舒张压最低 66 mmHg，以夜间血压升高为主，夜间平均血压 144/85 mmHg，白天平均血压 127/73 mmHg。

（5）运动心肌灌注显像（2016-9-9 阜外医院）：踏车试验心电图阴性，运动心肌灌注显像未见明显异常。

（6）泌尿系超声（2017-5-5 北京大学第一医院）：右肾 10.2 cm×4.6 cm×3.8 cm，左肾 11.8 cm×4.4 cm×4.3 cm，右肾血流信号偏少。

（7）肾动脉超声（2017-5-5 北京大学第一医院）：右肾动脉近中段狭窄（70%），左肾内动脉阻力偏高。

（8）肾动态显像（2017-4-13 北京大学第一医院）：GFR：16 mL/min（左侧），右 11 mL/min. 双肾血流灌注减低，肾功能严重受损，双侧尿路引流不畅。肾动态显像（2017-10-18 我院）：左肾功能大致正常，右肾功能明显受损，右肾血流灌注减低。双肾 GFR：23.3 mL/min（左侧），12.4 mL/min（右侧，随年龄增长，GFR 存在生理性下降）。

（9）肾动脉 CTA（2017-10-18 我院）：右侧肾动脉近侧 1/3 处见局限性管腔狭窄，狭窄段长约 4 mm，局部管腔狭窄约 70%，其远端对比剂充盈尚可，密度均匀；右肾动脉管壁局部可见点状极高密度影。左侧肾动脉走行正常，造影剂充盈良好，未见明显异常狭窄（图 5-11）。

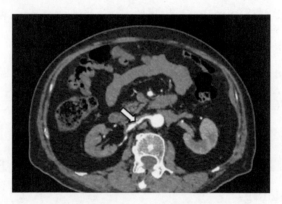

图 5-11　肾动脉 CTA（2017-10-18）

（10）头颈部 TCD（2017-10-18 我院）：右侧椎动脉 I 期盗血信号，伴显著低流速，右侧锁骨下动脉狭窄改变，颈部动脉硬化改变。

（11）头 CT（2016-7-7 我院）：腔隙性脑梗死可能，老年性脑改变。

（12）头颅 CTA（2017-10-18 我院）：双侧颈总动脉、颈内动脉及椎动脉、双侧大脑前中后动脉粥样硬化改变。

（13）TCD（2016-7-18 我院）：①脑动脉硬化频谱形态改变。②左侧大脑中动脉、大脑后动脉血流速度轻度减慢。基底动脉血流速的减慢。

（14）颈动脉超声（2016-7-7 我院）：双侧颈动脉硬化。

（15）头部核磁（2017-10-18 我院）：①脑白质脱髓鞘改变。②部分空泡蝶鞍。③右侧上颌窦少许炎症，左上颌窦囊肿可能。胸椎核磁：①胸椎退行性改变。②胸段椎体部分黄韧带增厚，椎管狭窄，请结合临床。腰椎核磁：①腰椎退行性改变。②腰 1-骶 1 诸椎间盘突出，未见著变。③腰背部浅筋膜炎。

（16）心脏自主神经功能检查（2017-10 我院）：Valsava 动作反应指数 1.04（小于 1.1 为阳性）、深呼吸时心率变化差值 6 次 / 分（小于 10 次 / 分为阳性），立位到卧位心率即刻反应 1.00）（正常值 1.04，小于 1.0 为阳性），卧立位血压变化＞ 30 mmHg（＞ 4.00 kPa 为阳性），握力试验血压反应 8 mmHg（小于 10 mmHg 为阳性），结果均提示阳性。

（17）眼底检查（2017-10 我院）：双眼高血压眼底改变（Ⅱ期）。

诊断：①肾血管性高血压。②体位性低血压。③神经源性直立性低血压。④慢性肾功能不全。⑤右肾动脉狭窄。

诊疗经过：入院第 1 天，分析患者病情：患者老年男性，慢性病程；血压控制不佳，主要表现为：血压波动范围大，活动后血压偏低，体位性低血压伴夜间高血压。完善检验检查后，入院行 24 小时动态血压表现为反杓型血压，以夜间血压升高为主，脉压大，血压波动大。立卧位血压相差 30 mmHg 以上，心脏自主神经功能检查提示阳性，有高血压眼底及脑动脉硬化靶器官损害。患者肾脏 B 超示左右肾大小基本正常，右肾血流信号偏少，肾血管 CTA 示右侧肾动脉近侧 1/3 处见局限性管腔狭窄，狭窄段长约 4 mm，局部管腔狭窄约 70%，但其远端对比剂充盈尚可，密度均匀；肾动态显像：左肾功能大致正常，右肾功能明显受损，右肾血流灌注减低，双肾 GFR：左侧 23.3 mL/min，右侧 12.4 mL/min，考虑患者老年男性，随年龄增长，GFR 存在生理性下降。

2017-10-16 至 10-24 加用富马酸比索洛尔 2.5 mg 至 5 mg（下午 14 点）控制血压，2017-10-19 晚 20：00 加硝苯地平片 10 mg 降低夜间血压，2017-10-19（入院第 10 天）联合神经内科、康复科、血管外科行病例讨论：患者存在体位性低血压，考虑与自主神经功能紊乱有关，建议口服半衰期较短药物控制夜间高血压，并继续监测血压变化，加用弹力袜、腹带改善体位性低血压，协助康复锻炼，院外随访疾病是否进展。

2017-10-24 复查 24 小时动态血压结果提示夜间血压较院前及入院初期有所下降，波动较前有所减小，24 小时平均血压 125/76 mmHg，白天血压 119/73 mmHg，夜间血压 148/87 mmHg，24 小时平均心率 57 次 / 分，根据结果于 2017-10-24 更换为福辛普利 5 mg（下午 4 点）降压治疗，血压控制尚稳定，根据患者意愿，带药出院（福辛普利 5 mg、普伐他汀钠 40 mg），定期复查 24 小时动态血压，根据结果调整治疗方案，定期监测血常规、肝肾功能、血脂、电解质、心电图、肾脏影像学、肾动脉超声等检查等，必要时进行肾动脉介入干预。

病例分析

病例特点：本病例特征有以下几个方面：①患者老年男性，肥胖，高血压合并有神经源性直立性低血压（neurogenic

orthostatichypotension，nOH），24 小时动态血压检测以夜间血压增高为主。②患者肾动脉 CTA 示右侧肾动脉近侧 1/3 处见局限性管腔狭窄，狭窄段长约 4 mm，局部管腔狭窄约 70%，且伴有肾功能不全是高血压的病因之一，诊断考虑高血压与肾动脉狭窄（RAS）有关，为肾血管性高血压。

（1）nOH 主要见于患有与自主神经功能障碍相关的神经变性疾病或外周神经疾病的患者，前者包括帕金森病、多系统萎缩、单纯性自主神经衰竭以及路易体痴呆等疾病，后者则包括糖尿病、淀粉样变性、HIV 等。对于此类患者，以及虽无上述疾病，但存在体位性头晕、晕厥或跌倒史的患者，相关专家共识[1]认为均应进行直立性低血压（orthostatic hypotension，OH）的常规筛查。包括直立性低血压症状（如直立性头晕、黑蒙、跌倒等）、立卧位血压及心率的测量、自主神经反射试验、催汗功能试验、血浆儿茶酚胺水平测定等，排除药物和其他心源性、血管性或医源性病因而形成 nOH 的综合性诊断。

① nOH 的治疗目的在于减轻症状、延长站立时间、改善患者体能和增强日常活动能力，而非单纯地提高站立位血压。共识建议分 4 个步骤进行循序渐进的治疗，并在每个步骤都进行 2 周的疗效评估：第一步，评估和调整目前用药，停用或减量使用可能加重直立性症状的药物（包括多巴胺能药、三环类抗抑郁药、抗胆碱能药及各种抗高血压药等）；第二步，非药物治疗措施；第三步，单药治疗；第四步，联合用药。

② nOH 患者常合并仰卧位高血压，其定义为仰卧位时收缩压≥ 150 mmHg 或舒张压≥ 90 mmHg。对于合并有仰卧位高血压的 nOH 患者的治疗原则是：①睡眠时床头楔形抬高

笔记

15 ～ 23 cm 可同时改善仰卧位高血压和清晨低血压。②使用的弹力袜高度需与腰齐平才能发挥最佳作用及使用腹带。③对于此类患者的治疗较为矛盾，如积极治疗仰卧位高血压，可能使直立性症状恶化，而对直立性低血压的治疗也有可能加重仰卧位高血压。需要在仰卧位高血压相关的长期风险和 OH 相关的跌倒等短期风险之间做出权衡。究竟何时、以何种力度治疗仰卧位高血压，临床上尚未达成一致，也无充分临床依据。一个较为明确的原则是，优先治疗 OH，在不使 nOH 恶化的前提下酌情治疗仰卧位高血压。在白天避免仰卧位，晚上尽量抬高床头。而当 nOH 患者发生重度仰卧位高血压（收缩压大于 180 mmHg，舒张压 > 110 mmHg），可在晚上使用短效抗高血压药物，如卡托普利－等，但应避免使用利尿剂和长效抗高血压药物。

（2）肾血管性高血压（renovascular hypertension，RVH）的特征是肾动脉主干或分支狭窄，导致患肾缺血，肾素－血管紧张素系统活性明显增高，引起严重高血压及患肾功能减退；尤其是动脉粥样硬化性肾血管病（atherosclerotic renovascular disease，ARVD）的病情往往进行性加重，肾动脉从狭窄进展为闭塞，肾功能逐渐恶化，一些患者因此进入终末期肾病。当临床上证实患者存在 RVH 时，治疗评估必须基于临床情况进行个体化分析，要根据患者的年龄、伴随的临床疾病、肾功能、患肾体积、血压水平、对降压药的反应及肾动脉狭窄纠正后对血压与肾功能可能的影响这些因素进行综合考虑。治疗的主要目标是保护肾功能，其次是控制血压，最终目标是降低心血管事件和死亡。

关于 ARVD 的治疗，药物保守还是血运重建治疗是一直以来争论的焦点。临床上一般认为，如果患者系一侧肾动脉狭窄，肾功能正常，且双肾血流量基本对称，降压药效果好，可以密切随访而不进行有创介入治疗。如果患侧血流量明显减少或双侧肾动脉狭窄，肾功能正常或轻度受损，建议肾动脉血运重建。肾功能进行性下降，血压升高或难以控制，或伴慢性充血性心力衰竭，则肾血运重建往往有益，须考虑积极进行血运重建。但决定是否需要进行血运重建还要依据是否存在其他严重的肾脏或肾外疾病，如存在糖尿病肾病、严重蛋白尿、患肾皮质血流差伴明显萎缩，则肾功能逆转可能性很少；单侧肾动脉狭窄伴严重肾功能不全提示存在双侧肾实质疾病，行血运重建往往无效。目前临床上使用的能预测肾动脉血运重建的临床疗效无创指标有：①多普勒超声测量的肾内段动脉阻力指数（RI）。②脑钠素（BNP）。③卡托普利激发的肾 γ 显像。有创指标包括：①跨狭窄压差或血流分数（FFR）。②分侧肾静脉肾素活性比值。这些指标均有一定的预测价值，但也有局限性，在临床实践中并没有得到充分的验证。

已发表的许多文献表明[3]，对于 ARVD 人群，如以肾功能变化作为主要终点事件进行药物治疗或血运重建的随机临床研究，其结果往往是中性的。已有一些研究表明：严重肾动脉狭窄，尤其双侧或单功能肾的肾动脉严重狭窄所致的缺血性肾病患者，如果肾功能进行性恶化，则肾动脉血运重建可能获益最大；而肾功能正常或稳定的患者血运重建后的肾功能是否获益不确定。

目前对于血运重建治疗 ARVD 的指征为[2]：①肾动脉狭

窄≥70%，且能证明狭窄与高血压存在因果关系。②高血压：急进型或顽固性高血压，恶性高血压，高血压伴一侧肾萎缩，不能耐受降压药物。③挽救肾功能：肾功能不全无法用其他原因解释；使用降压药，尤其是 ACEI 或血管 ARB 后肾功能恶化。④伴随的心脏问题：不稳定心绞痛，反复发作的急性肺水肿与左室收缩功能不匹配。

需要注意的是多数 ARVD 患者（尤其是老年患者）往往长期有原发性高血压合并动脉粥样硬化，随后逐步发展为肾动脉狭窄。因此，肾动脉血运重建虽然纠正了肾动脉狭窄，消除了肾血管性高血压，但治愈高血压少见。如何术前识别哪些 RVH 患者血运重建治疗无效以避免不必要的手术，仍是亟待解决的问题。

本患者具有高龄、男性、高脂血症等动脉粥样硬化的危险因素，超声提示颈动脉存在动脉粥样硬化，提示肾动脉狭窄系动脉粥样硬化引起的可能性大。另外，CT 和超声提示肾动脉狭窄明显达到 70%，且伴随血压升高，因患者病程较短，以往表现是肾功能受损在前，故考虑高血压的原因很可能就是继发于肾动脉狭窄，患者已经出现肾功能损伤，所以行肾动脉置入支架治疗的效果更好些。

病例点评

此患者的关注焦点有两个方面：一方面是高血压病因的讨论，对于继发性高血压的诊断往往有一定的困难，尤其是老年人。从治疗的角度去看，诊断继发于肾动脉狭窄引发的高血压还是原发性高血压伴有肾动脉狭窄？相对预后来讲，前者的效果会更好。另一方面，此患者在高血压的同时经常出现体位性低血压，诊断肾血管性高血压伴神经源性直立性低血压还属于少见病例；治疗上目前关于 nOH 的诊断与治尚无相关循证指南，关于肾动脉狭窄所致肾血管性高血压（renal vascular hypertension，RVH）的治疗，药物保守还是经皮介入血运重建一直是近年来争论的焦点。该病例的诊治经验值得借鉴与学习。

参考文献

1. 赵婷，金煜，刘小利，等.神经源性直立性低血压及相关仰卧位高血压的筛查、诊断和治疗专家共识.中华老年病研究电子杂志，2017，4（2）：32-34.
2. 中国医疗保健国际交流促进会血管疾病高血压分会专家共识起草组.肾动脉狭窄的诊断和处理中国专家共识.中国循环杂志，2017，32（9）：835-844.
3. 蒋雄京.肾血管性高血压治疗新进展.中国实用内科杂志，2012，32（1）：12-14.

（李东宝）

心力衰竭

病例 39　心力衰竭治疗过程中高钾血症的识别与处理

病历摘要

　　患者男性，56岁，主因"活动后胸闷、憋气2年，加重1个月"收入院。患者2年前活动后出现胸闷、憋气，无明显胸痛，无反酸、胃灼热，无腹痛、腹胀，无头晕、黑蒙，未予重视，未规律治疗，以后患者胸闷、憋气等症状于活动后仍间断出现。1年前胸闷、憋气症状较前加重，遂就诊于我院，行超声心动图检查示：左室增大5.8 cm，左室射血分数0.31，左室室壁运动减弱。给予强心、利尿等治疗后，行冠脉造影检查

318

示：单支血管病变，LADp-m 有 70% ～ 90% 节段性狭窄，并植入 1 枚支架，术后给予患者冠心病二级预防治疗。近 1 个月患者再次出现间断胸闷、憋气，休息 2 ～ 3 分钟后可稍缓解，夜间可平卧，有夜间憋醒病史，发作较前频繁，无明显胸痛，无反酸、胃灼热，无腹痛、腹胀，无头晕、黑矇，现为进一步诊治收入我科。患者自发病以来，精神、食欲尚可，睡眠欠佳，大小便正常，近期体重较前下降 2 kg。

既往史：2 型糖尿病病史 10 年余，肺气肿病史 2 年余。否认结核、肝炎等传染病病史，无手术史及输血史，无药食过敏史，预防接种史不详。吸烟 30 余年，约 10 支 / 天。大量饮酒 30 余年，3 ～ 4 次 / 天，3 两白酒 +2 ～ 3 瓶啤酒。

体格检查：P 86 次 / 分，BP 124/80 mmHg，BMI 20.24 kg/m²。一般状态尚可，神情语明，无颈静脉怒张，颈部未闻及杂音，双肺未闻及干湿啰音，心界轻度扩大，心率 86 次 / 分，律不齐，可闻及早搏，心音较弱，心尖区可闻及Ⅲ级收缩期杂音，腹软，肝脾肋下未触及，双下肢水肿。

辅助检查：

1. 实验室检查：心肌酶学正常；TNT ＜ 0.010 ng/mL；NT-proBNP：24711 pg/mL。血脂水平均在正常值范围；血钾 4.12 mmol/L。

2. 入院心电图（图 6-1）：紊乱性房性心律，室性早搏，不完全性右束支传导阻滞。

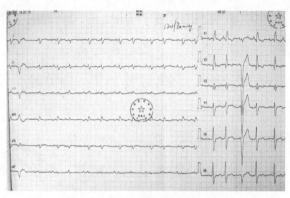

图 6-1 入院心电图

3. 超声心动图：双房、左室内径增大，左房前后径：3.7 cm，左室舒张末内径：6.17 cm，左室射血分数减低（0.31），左室整体室壁运动减弱，肺动脉高压（中度）。

诊断：①冠状动脉粥样硬化性心脏病。②不稳定型心绞痛。③单支病变、LAD-PCI 术后。④心功能Ⅲ级（NYHA 分级）。⑤酒精性心肌病。⑥ 2 型糖尿病。

诊疗方案与经过：男性因活动后胸闷、憋气入院，入院后经过冠状动脉造影证实为"冠心病，不稳定型心绞痛，LAD-PCI 术后，心脏扩大，心功能Ⅲ级（NYHA 分级），酒精性心肌病，糖尿病"。入院后给予冠心病二级预防治疗（阿司匹林 100 mg qd po，氯吡格雷 75 mg qd po，阿托伐他汀钙 20 mg qn po，美托洛尔缓释片 47.5 mg qd po，培哚普利 4 mg qd po）及强心（地高辛 0.125 7 mg qd po）、利尿（氢氯噻嗪 20 mg BID po，螺内酯 20 mg bid po）治疗，患者症状曾一度有所缓解。

入院 4 天后患者双下肢水肿较前加重，尿量较前减少，查血钾增高（7.01 mmol/L），心电图显示：P-R 间期延长，右束支传导阻滞，QRS 波较前增宽（图 6-2），即刻给予口服降钾树脂治疗，2 小时后复查血钾 6.72 mmol/L，继续服用降钾树脂，并给予利尿剂治疗，6 小时后再次复查血钾 7.46 mmol/L，心电图（图 6-3）显示 PR 间期进一步延长，QRS 波进一步增宽，患者意识略淡漠，尿素氮、肌酐水平较前增高，考虑患者合并代谢性酸中毒，给予糖盐及胰岛素促进血钾进入细胞内，并给予降钾树脂及利尿剂治疗，血钾逐步下降，患者自觉症状和意识状态逐渐好转，最终血钾恢复正常 4.12 mmol/L，心电图（图 6-4）可见室性早搏，右束支传导阻滞。

3 天后患者出院。

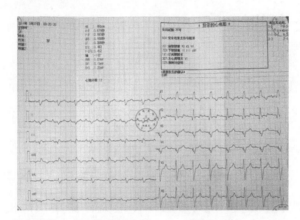

图 6-2　P-R 间期延长，右束支传导阻滞，QRS 波较前增宽（血钾 7.01 mmol/L）

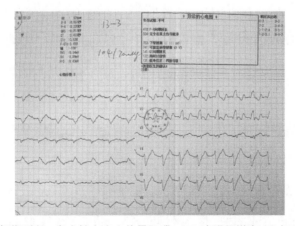

图 6-3　P-R 间期延长，完全性右束支传导阻滞，QRS 波明显增宽（血钾 7.46 mmol/L）

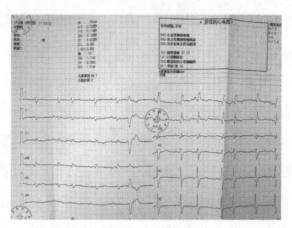

图 6-4　室性早搏，右束支传导阻滞

病例分析

　　心力衰竭是各种心脏疾病终末期的一个临床综合征。主要表现为运动耐量的下降、呼吸困难、组织水肿等。心力衰竭已经是心脏疾病晚期的表现，所以一旦诊断，一定予以重视。心力衰竭的常规治疗主要包括以下几个方面：①生活饮食方面：低盐低脂饮食，适量摄入蛋白质，避免含糖量较高的食物，戒烟戒酒，适当锻炼，避免过劳、感冒等。②药物治疗方面：强心剂、利尿剂、螺内酯、β受体阻滞剂、转氨酶抑制剂及血管扩张剂。治疗期间需要监测体重、出入量、肢体水肿情况及运动耐量情况。③治疗原发病及消除诱发因素。心力衰竭的治疗是需要综合治疗、个体化治疗。总之，心衰的治疗是需要在循证医学证据指导的基础上强调综合治疗和个体化治疗。

　　高钾血症是临床上常见的电解质紊乱之一，如果处理不及时，常危及生命[1]。当人体内钾离子（K^+）摄入和排泄的平衡被打破，或者细胞内外的 K^+ 分布失常，血钾浓度超过

5.5 mmol/L，便可发生高钾血症[2-3]。当血钾增高时，可抑制心肌的自律性、兴奋性及传导性[4]。心电图改变与血钾浓度密切相关。当血钾升高至 6.0 mmol/L 左右时，心电图最早出现 T 波高尖，升降支对称，基底部变窄，坡顶变尖，呈"帐篷状"T 波。血钾浓度升至 7 mmol/L 时，P 波振幅减小，变为低平或消失；QRS 波群时间增宽，S 波加深，ST 段缩短，T 波振幅有所减小。血钾浓度超过 8 mmol/L 时，P 波消失出现窦室传导。血钾浓度超过 10 mmol/L 以上时，可出现心室扑动、心室颤动及心脏停搏。心电图可迅速提供高钾血症的诊断，所以熟练掌握高钾血症心电图至关重要。且高钾血症所表现的心电图变化是可逆的，关键在于正确的诊断和及时的纠正。

该患者入院后经过强心、利尿等治疗后心衰症状曾一度缓解，但病情出现反复并出现血钾增高，给予降钾治疗后血钾仍继续增高，仔细询问病史后发现患者未遵循医嘱，未服用降钾树脂药物，导致血钾进行性增高，最终出现意识淡漠、心电图异常等表现。因此对于心力衰竭患者的治疗管理应当非常细心，注意每一个细节，否则将酿成大错。

病例点评

本例患者诊断明确，长期大量饮酒与冠状动脉粥样硬化的共同损害，使心脏丧失了正常的收缩和舒张功能，表现出胸闷、气短以及夜间憋醒，超声心动图提示心脏扩大，射血分数下降，通常临床予以戒酒和原发病治疗，因此针对冠心病行介入治疗。

此例患者与以往大多数心力衰竭患者的临床表现和治疗中的问题有二方面应给与重点关注：

（1）入院时患者体重下降，这不同于一般心力衰竭患者由于钠水潴留体重会明显增加，不增反降的解释可能为糖尿病控制不好，或者是利尿剂应用的剂量过大。

（2）利尿剂是治疗心力衰竭患者的基石，一般而言通常会随着尿量的增多而丢失钾，所以心力衰竭的患者中低钾血症常见，但此患者表现出高钾血症，一方面是文中病例分析认为与患者未服用降钾树脂药物有关，另一方面也可能是 ACEI 类药物与螺内酯联合使用的结果，两者均有保钾作用，出现高钾血症这种情况时有发现，故在临床中需要随时监测血钾并及时调整用药。

参考文献

1. 黄大显. 现代心电图学. 北京：人民军医出版社，1998：239-240.

2. KOVESDY CP. Management of hyperkalaemia in chronic kidney disease. Nat Rev Nephrol，2014，10（11）：653-662.

3. LEHNHARDT A，KEMPER M J. Pathogenesis，diagnosis and management of hyperkalemia. Pediatr Nephrol，2011，26（3）：377-384.

4. 卢喜烈. 多导同步心电图分析大全. 北京：科学技术文献出版社，1999，3：573.

（张鹤萍）

病例 40　继发性铁沉积合并心力衰竭

病历摘要

患者男性，53 岁，主因"间断双下肢水肿伴活动后喘憋 1 周"于 2017 年 3 月入心内科，1 周前患者受寒后出现头痛伴全身肌肉痛，伴咽痛，全身乏力、食欲下降，胸闷、心悸，未予诊治。此后患者活动喘憋症状逐渐加重，同时出现双下肢水肿，晨轻暮重，同时出现尿色加深，尿量减少，活动耐量逐渐下降，6 小时前因明显喘憋就诊于我院急诊，完善相关检查，心电图示心房颤动；超声心动结果示左室射血分数明显降低；床旁超声显示双肾增大，胸腹腔积液。为求进一步诊治收入我科。患者自发病以来，睡眠、精神尚可，食欲欠佳，大便如常，小便减少，近一个月自觉体重增加（具体不详）。

既往史：糖尿病史 8 年余，未规律监测血糖及服用降糖药物；否认高血压、心脏病史。否认肝炎史、结核史。否认手术、外伤、输血史，否认食物、药物过敏史，吸烟 20 年余，20 支 / 天；饮酒 20 年，100 ～ 150 g/ 天。

体格检查：T36.5℃ R18 次 / 分 P130 次 / 分 BP118/90 mmHg。体重 73 kg，身高 175 cm，BMI23.8 kg/m^2，腹围 105 cm。神清，精神可，全身皮肤黏膜无黄染，未见肝掌及蜘蛛痣，未见颈静脉怒张及颈动脉异常搏动，双肺呼吸音粗，双肺未闻及干湿性啰音，右下肺呼吸音减低，无胸膜摩擦音。心尖冲动位于胸骨左侧第五肋间锁骨中线内外 1 cm，各瓣膜区未触及震颤，叩诊

325

心界不大，心相对浊音界如下表，心率 150 次 / 分，律不齐，P2＝A2，第一心音强弱不等，各瓣膜听诊区未闻及病理性杂音及额外心音，无心包摩擦音。腹部平坦，全腹无压痛，肝脾肋下未触及，肠鸣音 4 次 / 分。双下肢中度可凹性水肿。

辅助检查：

一、实验室检查

1. 血常规：WBC 10.91×10^9/L，GR 8.68×10^9/L，GR% 79.6%，PLT 117×10^9/L，HGB171 g/L。

2. 生化：ALT 134 U/L，AST 102 U/L，ALB 30 g/L，TBIL 91.21 μmol/L，DBIL60.37 μmol/L，IBIL 30.84 μmol/L，K 4.13 mmol/L，GLU 13.71 mmol/L，UA 531.1 μmol/L，Cr96.2 μmol/L，BUN 8.64 mmol/L。

3. 心梗三项：CK 152 U/L，CK-MB3.0 ng/mL，TNI 0.01 ng/mL，BNP 1982 pg/mL。

4. 血脂：HDL-C0.58 mmol/L，TG 0.73 mmol/L，CHOL 3.99 mmol/L，LDL-C 2.76 mmol/L。

5. DIC 初筛：PT（s）21.0s，PT（A）37.70%，INR1.77，APTT 37.10 s，AT- Ⅲ 35.9%，Fbg1.31 g/L，FDP15.90 mg/L，D-Dimer4.90 mg/L。

6. 糖化血红蛋白 7.10%。

7. 尿常规：PRO+ 0.3 g/L，24 小时尿蛋白定量：0.28 g。

8. 尿蛋白 4 项：AlbU 13.80 mg/dL，TrfU 0.59 mg/dL，IgGU3.90 mg/dL。

9. 乙型肝炎病毒核糖核酸定量（HBV-DNA，PCR 法）：

乙肝病毒核酸定量（HBV-DNA）＜最低检出限 IU/mL。

10. 病毒七项：单纯疱疹病毒Ⅰ型 IgM 抗体阳性。

11. ANA 抗体谱：dsDNA 36.1 IU/mL，ANA+1：80（高尔基体）。

12. 免疫球蛋白＋补体：IgA 539.0 mg/dL，补体 C3 66.30 mg/dL，补体 C4 9.48 mg/dL。

13. T/B 淋巴细胞亚群检测：$CD8^+$ 19.37%，CD4/CD8 2.20，$CD19^+$ 17.92%。

14. 贫血系列：铁蛋白 773.20 ng/mL；总铁结合力 34.91 μmol/L，未饱和铁结合力 1.10 μmol/L。

15. 艾滋、梅毒、乙肝、丙肝感染项目、甲状腺系列、血沉、抗中性粒细胞胞浆抗体、抗 ENA 抗体均正常。

二、影像学检查

1. 心电图（2017-3-16）：心房颤动；ST-T 改变，肢体导联低电压（图 6-5）。

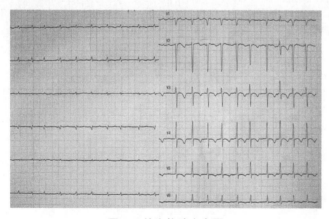

图 6-5 首次住院心电图

2. 超声心动结果（2017-3-16）：全心增大（LA4.28 cm，

EDD 5.88 cm），射血分数减低（EF 32%），左室整体室壁运动减弱。

3. 胸片（2017-3-16）：右侧胸腔积液，右下肺膨胀不全可能大，不除外少许炎症。

4. 腹部 B 超（2017-3-16）：双肾增大，符合双肾弥漫性病变，腹腔积液，脾大。

5. 胸部 CT（2017-3-22）：①右上肺胸膜下微结节，建议年度检查。②双肺索条灶，考虑陈旧性病灶。③心脏增大，心包少许积液。④双侧胸腔积液。⑤脾门区结节灶，与脾动脉似相连，不除外脾动脉瘤，建议必要时腹部强化扫描。

6. 腹部核磁（2017-3-20）：①肝硬化、脾大、门脉高压、胸腹水。②肝脏铁过载。③心影增大。④皮下脂肪间隙水肿。

7. 心脏核磁（2017-3-23）：心包无增厚，心脏各房室腔不大（舒张末期左心房前后径 45 mm，左心室横径 60 mm）。左心室各节段室壁厚度正常范围（5～13 mm），左心室收缩、舒张运动不良。二尖瓣、主动脉瓣、三尖瓣活动大致正常，未见反流信号。心肌首过灌注未见异常信号，延迟增强未见异常信号。心功能：左心室 EF 值：15%，CO 2.0 L/min。

8. 冠脉 CTA（2017 年 3 月）：冠状动脉左优势型，前降支中段钙化斑块，管腔中度狭窄（图 6-6），回旋支（图 6-7）、右冠（图 6-8）均未见明显狭窄。

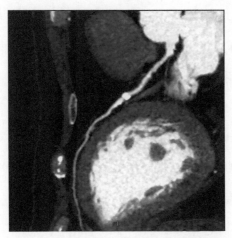

图 6-6　冠脉 CTA（LAD），前降支中段钙化斑块，管腔中度狭窄

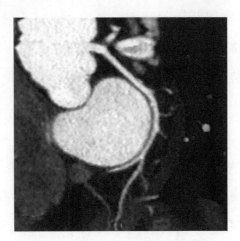

图 6-7　冠脉 CTA：回旋支未见狭窄

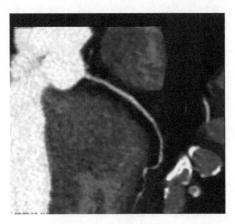

图 6-8　冠脉 CTA，右冠（RCA）未见狭窄

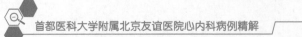

诊断：心功能不全原因待查，心律失常、持续性房颤 心功能Ⅲ级（NYHA分级）；酒精性肝病，肝纤维化，继发性血色病；2型糖尿病。

诊疗方案与经过：入院后根据临床表现、超声心动、心脏核磁及冠脉CTA结果，考虑诊断为扩张型心肌病；患者有长期大量饮酒病史，病因考虑酒精性心肌病可能性较大。心内科住院期间先后给予托拉塞米、速尿片、螺内酯利尿，倍他乐克、西地兰控制心室率，ACEI改善心肌重塑等治疗。患者为持续性房颤，心率波动在 100～110次/分。经治疗，复查超声心动图患者心功能较前有改善（左室射血分数39%）。入院检查发现转氨酶升高，血小板降低，磁共振显示肝硬化和门静脉高压，考虑与既往大量饮酒造成酒精性肝硬化有关。铁蛋白水平显著高于正常，腹部核磁提示肝脏铁过载，考虑患者有血色病的可能。

血色病可累及肝脏、心脏、胰腺、皮肤等，造成肝硬化，心衰，糖尿病等多系统损害，与本患者临床表现较符合。但心脏磁共振检查未见心肌铁沉积（未行 $T_2 \times$ 序列检查），给予谷胱甘肽、茵栀黄、易善复胶囊等保肝等治疗后化验检查示患者凝血功能、肝功能明显好转，血常规示患者血小板降低，血液科会诊给予利可君治疗。病情平稳后出院，嘱患者继续戒酒门诊随诊。

3个月后为明确肝脏铁沉积原因于肝病科住院检查。患者入院后复查血红蛋白 111 g/L，血小板 78×10⁹/L，谷丙转氨酶 14 U/L，谷草转氨酶 17.2 U/L，白蛋白 31.6 g/L，血清铁＋总铁结合力：总铁结合力 36.04 μmol/L，未饱和铁结合力

6.11 μmol/L，血清铁 29.93 μmol/L，铁蛋白 531.70 ng/mL。铜蓝蛋白正常。复查腹部磁共振：肝硬化，侧支循环建立、格林森鞘增厚水肿；肝脏铁过载；胸腹腔积液较前减少；胸片提示未见异常。超声心动图：LA 3.84 cm，EDD 5.43 cm，EF 64%，RV 1.67 cm，左室室壁运动协调。于 2017-6-29 行肝穿刺活检，结果报告（图 6-9）：肝细胞轻度肿胀，灶状肝细胞点状坏死，汇管区纤维组织轻度增生，灶状慢性炎细胞浸润。

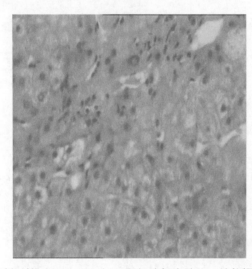

图 6-9　肝穿刺活检（2017-6-29），肝细胞轻度肿胀，灶状慢性炎细胞浸润

血色病基因检测：*HEF* 基因杂合突变及 *H63D*、*TFR2* 基因杂合突变 p.I238M。经肝病科临床 – 病理讨论后考虑：肝实质内铁沉积，肝纤维化 *Ishak 3*。鉴于患者基因检测非经典血色病基因纯合突变，考虑本例患者在杂合突变基础上由于长期饮酒导致肝硬化，继而引起继发性铁沉积，属于继发性血色病。

目前经戒酒保肝治疗后铁蛋白明显降低，肝功能、心功能明显好转，无须放血疗法治疗，3 个月后随访，复查心电图恢复窦性心律（图 6-10），继续药物治疗。

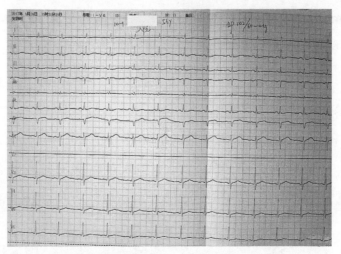

图 6-10　3 个月后复查心电图（2017-6-26），窦性心律，大致正常

病例分析

　　患者中年男性，以下肢水肿伴活动后喘憋发病，病史较短，既往糖尿病及长期饮酒史，无高血压及冠心病病史，超声心动图显示心脏扩大及左心功能显著减低，冠脉 CTA 及心脏核磁除外冠心病及浸润性心肌及心包疾病，经抗心衰及肝病相关治疗，心功能状态好转。患者既往腹部超声未见肝脏异常，此次入院后腹部 B 超提示肝脏回声粗糙，腹部核磁及肝穿病理均提示肝硬化，门脉高压。但本例患者不同于一般酒精性肝硬化患者之处是显著铁蛋白升高和肝脏铁沉积，其铁蛋白（图 6-11）、未饱和铁结合力（图 6-12）、血清铁（图 6-13）、总铁结合力（图 6-14）以及血红蛋白（图 6-15）等各项指标的异常经治疗后明显改善。

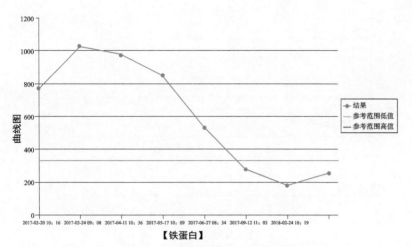

【铁蛋白】

图 6-11 患者铁蛋白经过治疗的变化曲线

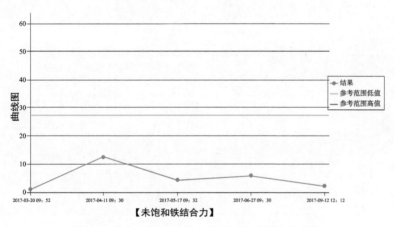

【未饱和铁结合力】

图 6-12 患者未饱和铁结合力经过治疗的变化曲线

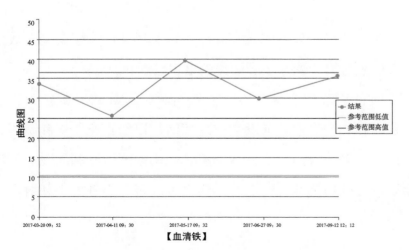

【血清铁】

图 6-13 患者血清铁经过治疗的变化曲线

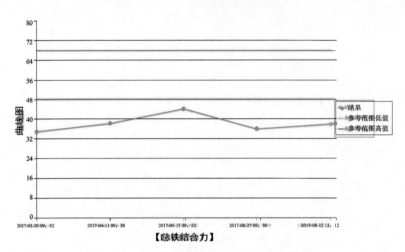

图 6-14　患者总铁结合力经过治疗的变化曲线

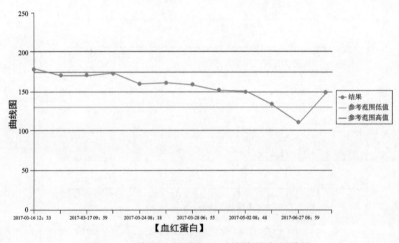

图 6-15　患者血红蛋白经过治疗的变化曲线

　　基因学检查发现患者存在血色病基因非纯合子突变，故该患者血色病属于继发于肝硬化的继发性血色病。

　　血色病造成全身多器官内铁沉积，可导致心脏扩大，心力衰竭和心律失常。继发性血色病治疗以纠正原发病和诱因为主，无须采用放血疗法，本例患者采用戒酒保肝利尿强心等治疗后，心脏功能和肝功能即得到显著改善，心脏大小和射血分数恢复正常，心律由房颤律恢复为窦性心律；治疗效果验证心功能减退与血色病的相关性。

铁超负荷综合征（iron overload suydromes）是指当机体内铁含量超载，导致铁在许多组织沉积，尤其是肝脏，脑，心脏和内分泌组织，引起相应的器官功能障碍[1]。铁超负荷综合征分为原发性血色沉着病和继发的铁超负荷。原发性血色病又叫遗传性血色病（Hereditary Hemochromatosis，HH），是一种由于基因突变导致铁被过量吸收引起铁沉积为病理特征的遗传病，最常见于北欧人群，但在亚洲人群中较为罕见。HH常见基因突变为 C282Y、H63D、TfR2、HJV。许多白种人都携带 HFE C282Y 突变，但只有少部分发展成血色病，提示血色病的发生可能是遗传因素、环境因素和生活方式相互作用的结果。杂合子遗传者，若无促进体内铁沉积的病因并存，则不出现血色病的病理性铁沉积[2]。肝继发性血色病一般过量铁沉积于网状内皮细胞内，临床常见于大量输血、过量应用铁剂、过度酗酒等及某些贫血患者，其过量铁沉积在肝、脾及脊髓的网状内皮细胞内，造成器官损害程度低于原发性血色病。

铁在心脏大量沉积是原发血色病和继发铁超负荷患者死亡的主要原因。心肌铁沉积引起混合型（扩张和限制型）心肌病，心脏收缩功能和舒张功能均出现异常，心肌功能异常和铁在心肌的沉积量成正比。心外膜下层的心肌细胞胞浆内，最常见到铁沉积，其次见于心内膜下层，少见于心肌壁的中层。研究表明，原发或继发的铁超负荷患者，其心脏都经历相同的病理生理过程。在心脏铁超负荷的情况下，大量的二价铁经过 L 型钙通道进入心肌细胞，造成氧化应激，上升的氧化应激可以导致收缩期钙离子水平峰值的降低，减慢钙离子释放的速度，提高舒张期钙离子浓度，可能与心肌的收缩和舒张功能损伤有关，也可导致心脏心律失常的易感性和产生增加，甚至引起扩张型心肌病及心源性猝死等[3]。

诊断的标准是：①转铁蛋白饱和度指数（TSI）升高。血色病患者的 TSI 为 80% ～ 100 %，正常人为 22% ～ 40%。一旦 TSI > 50%，应疑及血色病。②肝穿刺活检见肝铁沉积是本病诊断的金标准。③核磁对于无创评价肝脏和心肌铁超载及检测治疗效果有重要意义。$T_2 \times$ 序列对于评价肝脏和心肌铁沉积有重要参考价值[4]。

📋 病例点评

本例患者以心力衰竭为主因入院，关键点在于心衰的病因分析和判断，酒精除了对心脏有所损害以往，更重要的是肝脏损害，但该患者表现不仅仅是肝酶指标的变化，不同于一般酒精性肝硬化患者之处在于他的铁蛋白显著升高和肝脏铁沉积，经过反复多科住院确定是肝脏纤维化，又引起继发性血色病。

血色病使过量铁沉积在肝、脾及脊髓的网状内皮细胞内，造成器官损害。心肌铁沉积可以引起混合型（扩张和限制型）心肌病，心脏收缩功能和舒张功能均出现异常，其病理生理学过程在酒精伤害的基础上雪上加霜。

该患者诊治成功得益于对病情的观察和生化结果的认真分析，尤其是在分科过细的当前，通过会诊，多科室联合携手能够最大程度提高疑难杂症的诊治水平。

参考文献

1. 金晶兰,赵旭,李光明,等.美国肝病学会血色病诊治指南要点.临床肝胆病杂志,2013,29（5）：403-405.

2. 管宇,安鹏,张竹珍,等.血色病的临床与基础研究进展.生命科学,2012,8：775-784.

3. MURPHY C J，OUDIT G Y. Iron-Overload Cardiomyopathy：Pathophysiology，Diagnosis，and Treatment. J CARD FAIL，2010，16：888-900.

4. FAHMY H S，KHATER N H，EL SHAHAT H M，etal. Reassessing the value of MRI T2×in evaluation of hepatic and myocardial iron concentration：An institutional study. The Egyptian Journal of Radiology and Nuclear Medicine，2015，46：1085-90.

（丁晓松）

病例 41　高血压致急性左心衰竭

病历摘要

患者男性，31 岁，因"间断喘憋 2 周"于 2016 年 7 月入院。患者于入院 2 周前开始无明显诱因出现喘憋，活动后加重，伴夜间不能平卧，伴咳嗽及少量暗红色黏痰，伴乏力及双下肢水肿。近 1 周来症状进行性加重，无胸痛、放射痛，无黑蒙、晕厥、恶心、呕吐。入院前 1 天就诊于我院门诊，行心电图示窦性心律、ST-T 段改变；超声心动图示：全心增大、左室射血分数 16%、左室整体室壁运动减弱、室间隔增厚、肺动脉增宽、肺动脉高压（中度）；胸片示双肺多发炎症可能，心影增大，双肋膈角欠锐利。门诊考虑左心功能不全，为进一步诊治收入院。患者自发病以来，睡眠、精神、食欲欠佳，大小便如常，体重较前增加 2 kg。

既往史：发现血压升高 3 年，最高达 180/140 mmHg，未诊治。否认冠心病、心肌炎、脑血管病、肾脏病及风湿免疫性疾病等病史，否认肝炎、结核等传染病史，否认毒物及放射物质接触史。否认及输血史。既往青霉素皮试阳性，无食物过敏史。

个人史：吸烟史 6 年，平均 20 支 / 日；机会饮酒史，已戒酒 1 年。

查体：T 36.0℃，R 20 次 / 分，P 86 次 / 分，BP 164/123 mmHg。身高 185 cm，体重 106 kg，BMI 30 kg/m²，腹围 110 cm。神清，

精神可。双侧颈动脉未及血管杂音。双肺叩诊呈清音，双肺呼吸音粗，双下肺可闻及少许湿啰音。心率 86 次 / 分，心音略低，心律齐，心尖部可及 2/6 收缩期吹风样杂音，余瓣膜听诊区未闻及杂音及心包摩擦音。腹部平坦，未见腹壁静脉曲张及胃肠型、蠕动波，全腹无压痛，无反跳痛及肌紧张，麦氏点无压痛，肝肋下 5 cm 可及，脾脏未触及，肝脾区无叩痛，移动性浊音阴性，肠鸣音 3 次 / 分。双下肢中度水肿。

辅助检查：

1. 实验室检查：血常规：白细胞 7.27×10^9/L，中性粒细胞百分比 76.3%。超敏 C- 反应蛋白 20.57 mg/L。血沉 13 mm/h。急查生化 P2+P3：谷丙转氨酶 25 U/L，谷草转氨酶（AST）25.9 U/L，白蛋白 30.4 g/L，总胆红素 40.07 μmol/L，直接胆红素 17.00 μmol/L，间接胆红素 23.07 μmol/L，肌酐 133.7 μmol/L，尿素氮 8.48 mmol/L，葡萄糖 8.22 mmol/L，钾 3.04 mmol/L，乳酸脱氢酶 534 U/L。肾小球滤过率 57.45 mL/（min · 1.73 m²）。尿常规：红细胞 13 个 /μL，尿蛋白 1+，潜血 1+，余阴性。便常规未见异常。肌钙蛋白 I 0.062 ng/mL，肌钙蛋白 T 0.024 ng/mL，肌酸激酶同工酶 1.8 ng/mL。N 末端脑钠肽前体 25 158 pg/mL。动脉血气分析未见异常。DIC 初筛：凝血酶时间 16.2s，凝血酶原时间活动度 49.8%，纤维蛋白原 4.11 g/L，纤维蛋白（原）降解产物 5.90 mg/L，D– 二聚体 1.8 mg/L。甲状腺系列大致正常范围。自身抗体、免疫球蛋白 + 补体、抗 ENA 抗体、ANA 抗体普、线粒体抗体 IgG、自身肝抗体、自身抗体及抗中性粒抗体等均为阴性。

2. 入院心电图（2016-7-26）：窦性心律，心室率 82 次 / 分，

笔记

多导联可见 ST-T 改变，左心室高电压（图 6-16）。

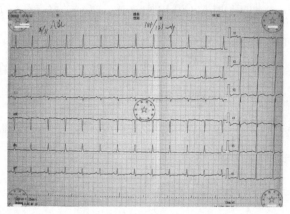

图 6-16　患者入院心电图

3. 胸部正侧位（2016-7-25）：①双肺多发病变，炎症？②双膈角欠尖锐。③心影增大（图 6-17A）。④治疗后 2 周后复查胸片，双下肺病变较前吸收，心影增大（图 6-17B）。

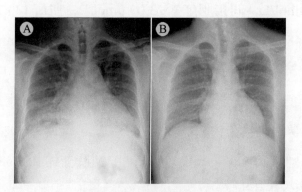

图 6-17　胸部正侧位

4. 超声心动图（UCG）（2016-7-25）：左房内径（LA）49.7 mm，左室舒张末期内经（LVEDD）72.6 mm，右室内径（RV）25.1 mm，右心房横径（RA）47.2 mm，室间隔厚度 12.1 mm，主动脉内径 38.9 mm；M 型超声估测左室射血分数（LVEF）为 18%，Simpson 法测 LVEF 为 16%；左室整

体室壁运动减弱，估算肺动脉中度高压，收缩压（SPAP）63.35 mmHg（图 6-18）。

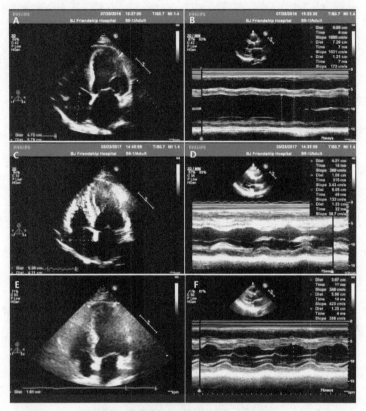

注：A：入院时左心室四腔心显示全心扩大；B：入院时 M 型超声估测左心室射血分数为 18%；C：发病 8 个月后复查时四腔心显示心脏各房室内径较前缩小；D：发病 8 个月后复查时 M 型超声估测左心室射血分数为 57%；E：发病 2 年后复查时四腔心显示心脏各房室内径；F：发病 2 年后复查时 M 型超声估测左心室射血分数为 68%。

图 6-18　超声心动图

诊断：①急性左心衰竭。②全心扩大。③高血压急症。④双侧肺炎。⑤肾功能不全（肾前性?）。⑥高胆红素血症。⑦凝血功能异常。⑧低钾血症。⑨低蛋白血症。⑩肥胖症。

诊疗经过：入院后完善相关检查：因出现急性左心衰竭，考虑为高血压急症。给予卧床、吸氧，呋塞米静脉注射利尿，乌拉地尔静脉泵入降压、减轻心脏负荷，间断西地兰静脉推注强心，培哚普利降压、改善心室重塑，螺内酯保钾、抑制 RASS 系统，头孢唑肟钠静脉点滴抗感染，二羟丙茶碱静脉推注解痉平喘，口服及静脉补钾等对症治疗。患者喘憋有所好转后加用比索洛尔降压、抑制交感神经活性治疗。为进一步明确患者心脏扩大及心功能不全原因，住院期间完善病毒 7 项及风湿免疫相关检查，结果均为正常。完善冠状动脉 CT 检查提示：主要冠状动脉血管未见阻塞性病变（图 6-19）。完善心脏磁共振检查提示：心脏各房室腔增大（舒张末期左心房前后径 46 mm，左心室横径 67 mm，右心室横径 40 mm），左心室各节段室壁厚度范围 8～17 mm，左心室收缩、舒张运动欠佳。室间隔肥厚，最厚处位于中间段。二尖瓣、主动脉瓣及三尖瓣活动大致正常，未见反流信号。心肌首过灌注及延迟增强未见异常信号，结合病史考虑高血压所致心脏改变可能（图 6-20）。

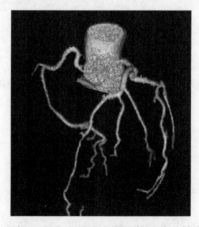

图 6-19　冠状动脉 CT 显示心外膜主要冠状动脉血管未见阻塞性病变

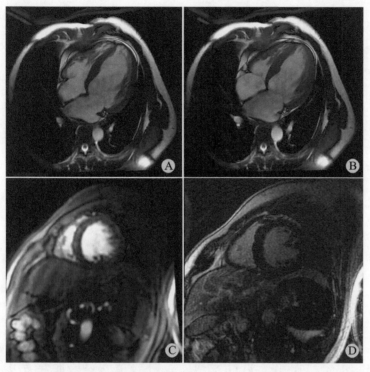

注：A：心尖四腔显示左心室舒张期末内径；B：心尖四腔显示左心室收缩末内径；C：心肌首过灌注未见异常信号；D：心肌延迟增强未见异常信号。

图 6-20　心脏磁共振

由于患者既往存在高血压病（3 级）且一直未治疗，住院期间监测血压大于 180/120 mmHg，完善相关检查无急性心肌炎、冠心病、遗传性心肌病及风湿免疫性疾病诊断依据，因此综合考虑此例患者为高血压致心脏扩大，引发急性左心衰竭，同时存在肝脏、肾脏、凝血功能等器官损伤，支持高血压急症的诊断。

经前述对症治疗后患者喘憋完全缓解，血肌酐、胆红素及凝血功能恢复正常，NT-proBNP 降至 3009 pg/mL。出院后规律服用培哚普利、比索洛尔、氨氯地平等药物。2017-3-23复查 UCG：LA 38.0 mm，LVEDD 58.4 mm，RV 14.7 mm，

RA 42.1 mm，室间隔厚度 12.3 mm，主动脉内径 35.5 mm；
LVEF 57%；左室整体室壁运动略减弱，SPAP 37.49 mmHg。
2018-5-16 复查 UCG：LA 35.0 mm，LVEDD 59.6 mm，RV
17.3 mm，室间隔厚度 12.5 mm，主动脉内径 34.1 mm；LVEF
68%；室壁运动协调，SPAP 31.01 mmHg。随访至今近两年，
未再发作喘憋。

病例分析

病例特点及注意事项：

患者青年男性，急性起病，既往发现高血压 3 年，合并肥
胖症，临床表现主要为全心扩大伴急性左心衰竭，合并多个器
官功能不全。患者无近期发热、上呼吸道感染及腹泻病史，血
清病毒学检查阴性，心电图及心肌酶学无明显动态变化，心脏
磁共振未见心肌细胞水肿等异常，除外病毒性心肌炎。患者青
年，心血管危险因素相对较少，心电图及心肌酶无显著变化，
超声心动图室壁运动非节段性减弱，冠状动脉 CT 未见阻塞性
病变，心脏磁共振检查未见延迟增强表现，故除外缺血性心肌
病。患者无扩张型心肌病家族史，结合心脏磁共振检查及病情
转归，不符合扩张型心肌病。患者无长期饮酒史，除外酒精性
心肌病。患者自身免疫性相关化验、甲状腺功能及血糖均未见
异常，无尿毒症病史，故暂无此类疾病依据。结合患者病史、
临床表现及疾病诊治转归，考虑心脏扩大、急性左心衰竭为高
血压所致，属于高血压急症。诊断高血压引起的急性左心衰竭
应结合患者具体病史、临床血压水平及其他全面的相关化验初

步诊断，如果结合降压、改善心室重塑等治疗后的转归对于本病的诊断将更为可靠。本病的心脏影像学检查包括超声心动图、冠脉 CT 或必要时有创冠脉造影检查，特别是心脏磁共振检查对于诊断及鉴别诊断非常重要[1]。对于患者的规范治疗是预后的关键，包括血管紧张素转化酶抑制剂 / 血管紧张素受体拮抗剂、β 受体阻滞剂以及醛固酮受体阻滞剂改善预后的治疗，以及早期的利尿、扩血管及必要的强心治疗是改善症状的重要措施。

高血压急症可表现为急性心力衰竭，15% ～ 20% 为新发，大多数为原有慢性心力衰竭急性加重，临床表现为肺水肿，多见于老年患者和女性、长期高血压病史而治疗又不充分的患者[2]。血压急剧增高，心脏后负荷增加，可引起心脏功能严重受损，心排血量明显降低，肺静脉压力及肺毛细血管楔压显著增高，血管内液体渗入到肺间质和肺泡内，形成急性肺水肿。患者感明显的呼吸困难 、不能平卧，发绀、咳粉红色泡沫痰；查体可闻及肺部湿啰音、心脏扩大、心率增快及奔马律；血 BNP/NT-proBNP 水平升高，胸部影像显示急性肺水肿征象。急性心力衰竭预后差，住院病死率为 3%，6 个月的再住院率 50%，5 年病死率为 60%[3]。

🗒 病例点评

此患者典型病例讨论依据：此患者最后临床诊为急性左心衰竭、全心扩大，属于高血压急症常见表现之一，病例典型、检查完善，随访 2 年心脏结构和左心功能的临床及客观检查改善显著。患者青年男性，病程较短，虽然入院病情相对危重，但经过规范的治疗预后良好。

该患者体重超标，肥胖性心肌病在年轻的患者中也时有所见，肥胖本身是高血压的危险因素，因此诊断治疗中应建议患者改善生活方式，减轻体重。

诊断典型理由及亮点：①急性左心衰竭为高血压急症常见的一种临床表现。②此类患者为临床危重症，及时准确的诊治意义较大。③诊断方法全面、合理，诊断依据充分。④青年患者中具有一定代表性。⑤临床随访较长，转归变化具有客观依据。明确诊断后，并给予以积极抗心衰治疗，患者预后良好。

参考文献

1. FAGANELLO G, DOIMO S, DI NORA C, et al. Cardiac imaging in patients with acute or chronic heart failure. Minerva Cardioangiol, 2017, 65（6）: 589-600.

2. SINNENBERG L, GIVERTZ M M. Acute heart failure. Trends Cardiovasc Med, 2020, 30（2）: 104-112.

3. ARRIGO M, JESSUP M, MULLENS W, et al. Acute heart failure. Nat Rev Dis Primers, 2020, 6（1）: 16.

（高翔宇）

病例 42　原发性甲状旁腺功能减退致低钙晕厥

病历摘要

患者男性，70 岁，退休。主因"间断胸闷 6 年余，发作意识丧失 1 天"于 2018-07-23 入院。

患者 6 年前因突发胸闷持续不缓解就诊于我院，诊断急性下壁、后壁、右室心肌梗死，行急诊冠脉造影示 LADp-m40% ～ 50% 弥 漫 性 狭 窄，RCAp100% 闭 塞，于 RCAp-m 置入支架 2 枚。后规律口服冠心病二级预防药物治疗，此后仍有活动后胸闷，未给予诊治，未戒烟。1 天前（约 7：00）患者在沙发上看电视时出现突然意识丧失，并四肢抽搐、双眼向上凝视，伴大汗、流涎、气促及口唇发绀，家人拍打患者并呼叫救护车，约 15 分钟左右患者意识恢复，可简单交流。急救人员查心电图示房颤，心室率约 87 次 / 分。后患者被送至我院急诊，查血钾 3.45 mmol/L、肌钙蛋白 I 0.041 ng/mL、NT-proBNP 4180 pg/mL，肌酸激酶同工酶及肌钙蛋白 T 阴性，头颅 CT 平扫示右侧额颞部亚急性期 - 慢性期硬膜下血肿可能，肺动脉增强 CT 未见明确肺栓塞，脑电图未见异常，经颅多普勒提示颅脑血管未见明显狭窄。复查心电图示 I 度房室传导阻滞，以"意识丧失原因待查、恶性心律失常不除外"收住我科。

发病以前患者神志清楚，精神差，饮食、睡眠可，大小便

347

正常，体重无明显变化。

既往史：既往 2 型糖尿病病史 20 年；胃溃疡病史 8 年，8 年前及 5 年前曾出现消化道出血。否认外伤及脑血管疾病史。吸烟 50 余年，约 15 支 / 天。饮酒 50 余年，每日啤酒约 500 mL 或白酒 4～5 两。父亲可疑"冠心病"病史（具体不详）。父母已逝，兄弟姐妹 5 人，均患糖尿病，否认家族中类似病史。

体格检查：体温 36℃，脉搏 66 次 / 分，呼吸 18 次 / 分，血压（左上肢）130/70 mmHg，血压（右上肢）123/65 mmHg。发育正常，营养中等，神志清楚，精神焦虑，自主体位，查体配合。体重 73 kg，身高 178 cm，BMI 23 kg/m²，腹围 95 cm。双侧瞳孔等大等圆，对光反射，辐辏反射及调节反射存在。双耳听力正常，伸舌居中，无震颤。颈软无抵抗，未见颈静脉怒张及颈动脉异常搏动，颈部血管未闻及杂音。两侧胸廓对称，呼吸运动对等，双肺呼吸音粗，双肺未闻及干湿性啰音。心前区无异常隆起及凹陷，心尖冲动可，心尖冲动位于胸骨左侧第五肋间锁骨中线内 0.5 cm，各瓣膜区未触及震颤，叩诊心界不大，心率 66 次 / 分，律齐，P2=A2，第一心音正常，各瓣膜听诊区未闻及病理性杂音及额外心音，无心包摩擦音。腹软，无明显压痛、反跳痛及肌紧张，肝脾未触及，双下肢无水肿，双足背动脉搏动可。生理反射存在，病理反射未引出。

辅助检查：

1. 心电图（我院 2018-7-23）（图 6-21）：窦性心律，Ⅰ度

房室传导阻滞，陈旧性下壁心梗。

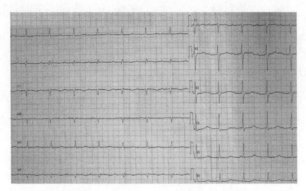

图 6-21　心电图

2. 头颅 CT（我院 2018-7-22）（图 6-22）：右侧额颞部亚急性期 – 慢性期硬膜下血肿可能，双侧枕叶、左侧小脑半球小片状低密度灶，脑梗软化灶？老年性脑改变。

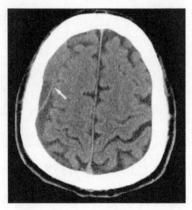

注：箭头示右侧额颞部骨板下见新月形稍高、偏低密度影，邻近脑实质受压，
提示右侧额颞部亚急性期 – 慢性期硬膜下血肿可能。

图 6-22　脑 CT

3. 血常规、DIC 初筛、肝肾功均正常，血钾 3.45 mmol/L。

4. 心肌损伤标志物：肌酸激酶同工酶正常，肌钙蛋白 T 正常，肌钙蛋白 I 0.041 ng/mL 升高。

入院诊断：意识丧失原因待查、恶性心律失常不除外、心律失常、I度房室传导阻滞、心房颤动、冠状动脉粥样硬化性心脏病、陈旧性下壁心肌梗死、双支血管病变（累及 LAD、RCA）、RCA-PCI 术后、心功能 II 级（NYHA 分级）、2 型糖尿病、高血压病 1 级（极高危）、右侧额颞部亚急性期 – 慢性期硬膜下血肿。

诊治及病情演变经过：入院后为患者急查血常规示血红蛋白 128 g/L，葡萄糖 14.45 mmol/L，心肌损伤标记物示 CK、CK-MB、cTnT 及 cTnI 均正常，D– 二聚体正常。患者既往冠心病、心肌梗死病史，需除外缺血所致心律失常可能，意识丧失应该考虑与恶性心律失常有关。患者既往冠心病、心肌梗死病史，需除外缺血所致心律失常可能，因患者合并新发硬膜下血肿，不宜服用阿司匹林等抗血小板药物，短期内无法行冠脉造影检查，故先行动态心电图检查。患者于入院次日（2018-07-24）16：50 突发意识丧失、呼之不应，伴牙关紧闭、面色发绀、四肢抽搐，立即给予患者持续胸外按压并口中塞入毛巾防止咬伤，除颤仪到位后 Paddle 导联监测示波基线紊乱，不除外室颤，立即给予患者 200 J 双向直流电除颤 1 次，患者抽搐停止。即刻行心电图检查示心房颤动，给予静脉注射利多卡因 100 mg 预防室性心律失常。患者意识恢复，躁动不安，大喊大叫，测血压为 210/90 mmHg，给予患者持续心电监护并低流量吸氧，先后给予地西泮 10 mg 肌肉注射及咪达唑仑静脉泵入镇静，患者生命体征趋于平稳。抢救中血气分析回报 pH7.356，二氧化碳分压 22.50 mmHg，血氧分压 78.10 mmHg，血浆钾离子 3.28 mmol/L，血钙离子 0.80 mmol/L。给予 5% 碳酸氢钠静脉点滴，10% 葡萄糖酸钙 10 mL 静脉推注，并静脉补钾。患者于当夜 23：21 排小便后再次突发意识丧失、呼之不应，伴牙关紧闭、面色发绀、四肢抽搐，心电监护可疑室颤（图 6-23），但查体发现患者大动脉搏动存在，患者肢体抽动明显，再次观察心电监护示窄 QRS 波心动过速，心室率波动在 140 次 / 分左右，脉氧饱和度 97%，血压 150/70 mmHg，更换口咽导管同时给予吸痰管吸出口腔内血性分泌物约 5 mL，后患者抽搐停止，意识恢复，诉胸口疼痛，并躁动不安，大喊大叫，测血压 170/73 mmHg，给予患者罂粟碱 30 mg 肌肉注射，同时给予咪达唑仑镇静，持续心电监护并低流量吸氧 3 L/min，患者逐渐恢复安静，行心电图检查示心房颤动，各导联肌电干扰明显（图 6-24）。给予患者 5% 葡萄糖＋门冬酸钾镁 30 mL+15% 氯化钾 7mL+ 胰岛素注射液 6IU 静脉点滴，同时给予患者单硝酸异山梨酯静脉泵入，急查血常规正常，血气分析回报：pH 7.362，二氧化碳分压 36.60 mmHg，血氧分压 128.3 mmHg，血浆钾离子 3.05 mmol/L，血钙离子 1.60 mmol/L，钾 3.08 mmol/L，肌酸激酶 936 U/L，cTNI 0.036 ng/mL。请神经内科会诊考虑患者不除外症状性癫痫发作，给予苯巴比妥钠注射液 0.1 g 肌注，咪达唑仑减量至停用。神经外科会诊考虑患者硬膜下血肿已经逐渐吸收，无手术指征。入院复查超声心动示：双房、左室增大，左室射血分数减低，左室整体室壁运动减弱，节段性室壁运动异常。完善血醛固酮、血管紧张素、皮质醇水平检测均正常；甲状腺超声示：甲状腺双叶结节，TI-RADS 3 级。给予冠心病二级预防，氯化钾缓释片口服补钾，10% 葡萄糖酸钙 10 mL iv qd，苯巴比妥钠注射液 0.1 g q12h im，卡马西平

100 mg bid 口服控制癫痫发作。后患者背部出现大片红色斑丘疹伴瘙痒，不除外卡马西平副作用所致，给予抗过敏对症治疗，停用卡马西平。患者低钙血症，查全段甲状旁腺激素（PTH）降低 7.79 pg/mL（参考值 11.0 ～ 62.0 pg/mL），25- 羟维生素 D_3 降低 8.87 ng/mL（参考值 20.0 ～ 32.0 ng/mL），患者无颈部手术史等可能损伤甲状旁腺危险因素，内分泌会诊诊断原发性甲状旁腺功能减退，维生素 D_3 缺乏。建议增加室外运动，增加营养，恒定热量饮食，口服碳酸钙 0.6 g tid 及骨化三醇胶丸 0.25 μg qd。患者病情稳定后出院。

转归及随访：患者出院 1 个月随访，未再发作意识丧失及抽搐。

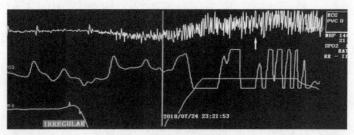

注：箭头示基线紊乱。

图 6-23　二次可疑室颤时心电监护图

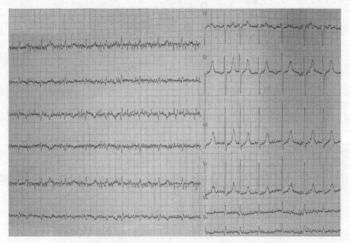

图 6-24　二次发作意识恢复后心电图：心房颤动，各导联肌电干扰明显

病例分析

甲状旁腺功能减退（Hypoparathyroidism）并不常见，来自美国的数据显示，全美人口中总患者数在 60 000 ～ 115 000 之间 [1]，以低血钙、高血磷及甲状旁腺激素分泌减低为特征，其中绝大多数继发于各种原因导致的甲状旁腺损伤。[2] 本例患者并没有明确的甲状旁腺损伤病史，所以原发性甲状旁腺功能减退（以下简称"甲旁减"）的可能性更大。

一项研究总结了 10 年以上甲旁减的自然病程，其并发症发生比例分别为高尿钙（38%）、肾内结石（31%）、肾功能减退（41%）及基底节钙化（52%）。[3] 其研究观察到的并发症包括癫痫发作风险增加、抑郁 / 双向情感障碍、严重感染、心血管疾病及上肢骨折等。

研究发现，甲旁减患者神经系统症状与脑内钙化有关 [4]，但本例患者脑 CT 并未提示明显钙化。甲旁减导致的低钙血症通常表现为轻度非特异性神经肌肉症状，虽然低钙血症导致儿童或成人出现肢体抽搐比较常见，但在众多导致癫痫的病因中，低钙血症与癫痫相关的报道并不多。虽然本例患者发作癫痫时存在吸收期的脑出血病灶，不能除外是出血灶诱发症状性癫痫，但有两点明显不支持：①因为患者亲属否认患者服用抗凝药物及近期外伤史，患者脑出血缘何而来？合理的推测为患者独处时发生癫痫摔倒所致头部外伤。而且，如果先有脑出血，后有癫痫，为何患者在脑出血前 2 周都未被家属观察到癫痫发作，而仅是住院后发现。②在补钙及活性维生素 D 后癫痫症状得到了很好的控制，从诊断性治疗的角度思考，也倾向于低钙所致癫痫。所以，本例患者低钙血症导致癫痫的可能性最大。

比较有趣的是，患者住院期间发生两次肢体抽搐及意识丧失。低血钙通过刺激迷走神经可以引发心肌痉挛、心动过速、心电图 QT 间期延长、室颤甚至猝死。患者第一次发作时因为合并快速房颤，加之患者四肢抽搐，除颤仪心电示波基线不稳，匆忙之中误以为室颤而行电击除颤，因为患者发作时正佩戴 Holter，事后回顾当时 Holter 心电波形，证明当时的确没有室颤。第二次发作时因触及大动脉搏动，才考虑到是癫痫发作而给与恰当的治疗。提示在进行心肺复苏时，严格按照相关流程去判断是十分重要的。

📋 病例点评

甲状旁腺功能减退虽然少见，但当临床遇到无法解释的低血钙及相关表现时，通过及时检测甲状旁腺激素水平，可以很容易做出诊断。低钙血症导致的癫痫发作可以通过及时足量的补充钙剂及活性维生素 D_3 来纠正。作为一名临床医生，知识面一定要广，在紧急情况下判断病情时，要忙而不乱，才能做到稳操胜券。

参考文献

1. POWERS J，JOY K，RUSCIO A，et al. Prevalence and incidence of hypopara-thyroidism in the United States using a large claims database. J Bone Miner Res，2013，28：2570-2576.

2. SHOBACK D. Clinical practice. Hypoparathyroidism. N Engl J Med，2008，359：

391-403.

3. MITCHELL D M，REGAN S，COOLEY M R，et al. Long-term follow-up of patients with hypoparathyroidism. J Clin Endocrinol Metab，2012，97：4507-4514.

4. AGGARWAL S，KAILASH S，SAGAR R，et al. Neuropsychological dysfunction in idiopathic hypoparathyroidism and its relationship with intracranial calcification and serum total calcium. Eur J Endocrinol，2013，168：895-903.

（马国栋）

病例 43　冠心病合并缩窄性心包炎

病历摘要

　　患者男性，69 岁，因"间断胸闷、憋气伴腹胀 20 余天"于 2015 年 10 月入院。患者于入院 20 余天前开始无诱因出现胸闷、憋气，伴腹胀、颜面部水肿，伴乏力、盗汗、食欲下降，无胸痛，自觉小便量较前逐渐减少，近几日每日尿量约 500 mL。1 周前就诊于我院急诊，超声心动图示中等量心包积液；胸部超声示双侧胸腔积液，给予利尿、抗感染治疗后前述症状有所好转，为进一步诊治入院。患者自发病以来，睡眠、精神、食欲差，大便如常，体重较前无明显变化。

　　既往史：高血压病 20 余年，血压最高 220/110 mmHg，长期口服硝苯地平控释片、厄贝沙坦降压治疗，目前血压控制可。2 型糖尿病史 20 余年，长期口服阿卡波糖及二甲双胍治疗，未规律监测血糖。否认药物及食物过敏史。

　　个人史：吸烟史 6 年，平均 20 支 / 日，戒烟 10 年；否认饮酒史。

　　家族史：母亲已逝，死因不详，生前患糖尿病；父亲健在，兄弟姐妹 4 人，均体健。

　　查体：T 36.2℃，R 18 次 / 分，P 104 次 / 分，BP 113/96 mmHg。身高 172 cm，体重 102 kg，BMI 34.48 kg/m²，腹围 110 cm。神清，精神可。双眼睑无水肿。双侧颈动脉未及血管杂音。双肺呼吸音粗，未闻及干湿啰音。叩诊心界扩大，心率 104 次 / 分，心音遥远，心律不齐，各瓣膜听诊区未闻及杂音及心包摩擦音。腹部平坦，未见腹壁静脉曲张及胃肠型、蠕动波，全腹无压痛，无反跳痛及肌紧张，麦氏点无压痛，肝脾未触及，肝脾区无叩痛，移动性浊音可疑阳性，肠鸣音 3 次 / 分。双下肢轻度水肿。

辅助检查：

1. 实验室检查：白细胞 6.8×10^9/L，血红蛋白 114 g/L，血小板计数（PLT）234×10^9/L，淋巴细胞百分比 29.4%。血沉 16 mm/1h；超敏 C- 反应蛋白（hs-CRP）22.1 mg/L。查生化 C21：总胆固醇 3.28 mmol/L，低密度脂蛋白胆固醇 1.7 mmol/L，甘油三酯 0.89 mmol/L，高密度脂蛋白胆固醇 1.03 mmol/L，空腹葡萄糖 7.51 mmol/L，肌酐 115 μmol/L，尿素氮 8.76 mmol/L，尿酸 520.0 μmol/L，转氨酶及胆红素正常范围。肾小球滤过率 54.96 mL/（min · 1.73 m²）。尿常规及便常规未见异常。肌钙蛋白 I、肌钙蛋白 T 及肌酸激酶同工酶均阴性。N 末端脑钠肽前体 369 pg/mL。甲状腺系列大致正常范围。自身抗体、免疫球蛋白 + 补体、抗 ENA 抗体及 ANA 抗体普均为阴性。结核感染 T 细胞检测：阳性。多种肿瘤标志物阴性。

2. 入院心电图：窦性心律，房性早搏，心室率 99 次 / 分，肢导低电压，多导联 T 波低平、ST 段略压低（图 6-25A）。第 2 次住院心电图，窦性心律，室性早搏，多导联 ST-T 改变（图 6-25B）。

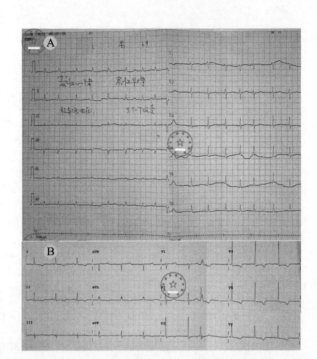

图 6-25　入院心电图

3. 急诊胸部正侧位 X 线片：双下肺炎症可能，双侧胸腔积液，心影增大（图 6-26A）。入院查胸部 CT 示：双侧胸腔积液，双肺下叶膨胀不全；心包积液（图 6-26B）。

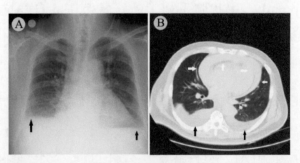

注：A：急诊胸部正位片，显示双侧胸腔积液（黑色箭头）及部分炎症改变；B：入院胸部 CT，显示双侧胸腔积液（黑色箭头）及中等量心包积液（白色箭头）。

图 6-26　急诊胸部正侧位 X 线片及入院胸部 CT 检查

4. 入院超声心动图（UCG）：左房内径（LA）40.8 mm，

左室舒张末期内经（LVEDD）54.3 mm，室间隔厚度13.5 mm，升主动脉内径40.4 mm；左室射血分数（LVEF）为60%；左室室壁运动协调；心包积液液性暗区：左室后壁0.66 cm，侧壁1.42 cm，心尖部1.56 cm，右室前壁1.84 cm，右室游离壁1.61 cm，心脏在心包腔内摆动明显。

5. 腹部超声：示腹腔积液，肝周液性暗区深1.1 cm，脾周液性暗区2.5 cm。胸部超声示双侧胸腔积液，右侧无回声区最深2.5 cm，左侧最深3.9 cm。

诊断：心包积液待查，结核性？肿瘤性？其他？双侧胸腔积液腹腔积液；心律失常，窦性心动过速，房性早搏；肺部感染；高血压3级（极高危组）；2型糖尿病。

诊疗经过：入院后完善相关检查，给予口服呋塞米利尿消肿，盐酸氨溴索片化痰止咳，硝苯地平控释片及厄贝沙坦降压，阿卡波糖及二甲双胍控制血糖，维持电解质平衡等治疗。于入院第3天行超声引导下右侧胸腔积液穿刺引流术，抽出淡黄色微浊不凝固液体，李凡它试验阴性，单个核细胞占80%，有核细胞计数180×10⁶/L；胸水白蛋白13.4 g/L，葡萄糖9.01 mmol/L。胸水腺苷脱氢酶4.0 U/L。胸水图片未见恶性细胞。为进一步明确诊断，入院6天在导管室X线透视指导下行心包积液穿刺引流术，共引流出950 mL血性积液，比重＞1.018，李凡它试验阳性，单个核细胞90%，有核细胞计数2260×106/L；心包积液白蛋白32.2 g/L，葡萄糖5.8 mmol/L。胸水ADA 24.0 U/L；心包积液乳酸脱氢酶197 U/L，同时抽取血液LDH为179 U/L。心包积液图片未见恶性细胞。经心包穿刺引流后，患者胸闷症状明显好转。考虑患者临床有胸闷、乏力及盗汗等症状，伴有多浆膜腔积液，结核感染 T 细胞检测阳性，结核性心包炎可能性较大。入院 7 天开始给予链霉素联合异烟肼、吡嗪酰胺及利福喷丁抗结核治疗。患者胸闷明显缓解，复查超声心动图示心包内积液暗区，右室前壁 0.33 cm，左室后壁 0.21 cm，侧壁 0.22 cm，左室心尖部 0.2 cm，无新发不适，住院第 10 天带药出院。

　　出院后约 1 个月开始，患者出现活动后咽部、胸骨后及剑突下憋闷感，坐位后约 1 小时后逐渐缓解。患者最初未引起重视，入院前 1 周就诊于我院门诊，建议住院治疗，于 2016 年 3 月第 2 次住院。入院查体：P 73 次 / 分，BP 150/100 mmHg。体重 102 kg，BMI 34.48 kg/m^2。神清，精神可。右下肺叩诊浊音，右下肺呼吸音低。叩诊心界向左扩大，心率 73 次 / 分，心音有力，心律不齐，各瓣膜听诊区未闻及杂音及心包摩擦音。腹部平坦，肝见图下 10cm、肋下 5 cm 可触及，脾肋下未触及，移动性浊音可疑阳性，肠鸣音 4 次 / 分。双下肢轻度水肿。

　　第 2 次入院后继续给予抗结核、降压及降糖等治疗，期间行右侧胸腔穿刺引流，先后共引出 1730 mL 淡黄色液体。复查超声心动图示 LA 47.1 mm，LVEDD 49.3 mm，LVEF 67%，室间隔基底段 1.31 cm，室壁运动协调，未见心包积液。为进一步明确喘憋、肝大及下肢浮肿等原因，入院后完善了心脏磁共振（CMR）及心肌单光子发射计算机断层成像术（SPECT）。CMR 结果显示：心包增厚，腔内见水样信号，心脏各房室腔无明显增大，左心室各节段室壁厚度正常上限，左心室收缩及舒张运动受限。心肌首过灌注及延迟增强未见异常信号；右侧胸腔可见水样信号（图 6-27）。SPECT 回报：运动

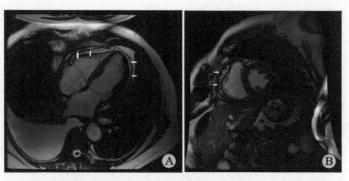

注：A 四腔心及 B 左室短轴切面均显示心包增厚（白色箭头）。
图 6-27 心脏磁共振

相心肌显影清晰，放射性分布均匀一致，未见异常稀疏缺损区；与运动相比较，静息相左室部分前壁近心尖处、部分前壁可见放射性稀疏区，呈"反向分布"，LVEF 为 0.63（图 6-28）。患者 5 个月前诊断结核性心包炎，目前后活动后喘憋、胸痛积液及肝脏增大，提示存在右心衰竭，考虑出现缩窄性心包炎可能。患者合并多种冠心病危险因素，有活动后喘憋症状，入院心电图较第一次住院时有 ST-T 改变，考虑合并冠心病可能性较大，加用阿司匹林及比索洛尔治疗。综合考虑并请心外科会诊后，考虑患者有行剥离术指征，建议患者完善冠脉造影及右心导管检查，患者拒绝进一步检查及手术治疗。经对症治疗有所缓解后带药出院。

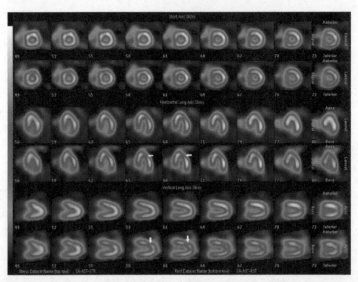

注：与运动相（上列）比较，静息相（下列）左室部分前壁近心尖处、部分前壁可见放射性稀疏区，呈"反向分布"（白色箭头）。

图 6-28　SPECT 检查

　　患者第 2 次出院后约 1 周后，经过与家属等充分考虑后患者决定接受进一步检查及手术治疗，于 2016 年 4 月第 3 次住院（本次住心外科病房）。复查超声心动图示：心包壁增厚 0.72 ～ 0.76 cm，回声增强，下腔静脉内径 2.19 cm，其余较前次住院无显著变化。入院第 2 天行冠脉造影及左、右心导管检查，结果显示左前降支（LAD）中段 70% ～ 90% 弥漫性狭窄，第 1 对角支中段 50% ～ 60% 狭窄，左回旋支（LCX）近段 50% 狭窄，LCX 远段 70% ～ 80% 狭窄，钝缘支（OM）近中段 70% ～ 80% 狭窄，右冠脉（RCA）开口 60% ～ 70% 狭窄，后降支（PDA）近段 40% ～ 50% 狭窄（图 6-29B-D）。左心室压力为 132/9 mmHg，肺动脉压力为 36/5 mmHg，右心室压力为 35/5 mmHg，右心房压力为 20/6 mmHg，上腔静脉及下腔静脉压力均为 20/8 mmHg（图 6-29A）。

笔记

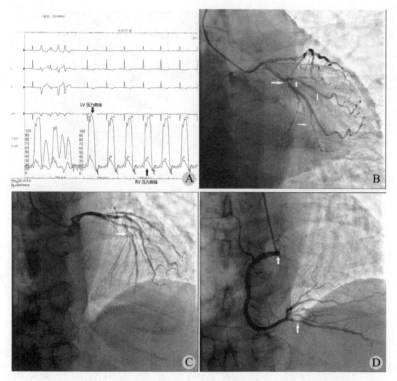

注：A：右心室（RV）压力显示压力曲线收缩期迅速上升维持高原型；B：左前斜＋足位显示 LCX 多处病变（白色箭头）；C：前后位＋头位显示 LAD 中段显著狭窄（白色箭头）；D：左前斜＋头位显示 RCA 开口及 PDA 近段狭窄病变（白色箭头）。

图 6-29　冠脉造影及左右心室导管检查

　　冠脉存在多支较显著狭窄病变，冠心病诊断明确，右心导管检查符合缩窄性心包炎的表现。完善检查后于入院第 10 天行冠脉旁路移植术（转机不停跳）＋心包剥离术，术中暴露心包，从主动脉根部切开心包，见心包厚约 5 mm，与心脏表面粘连，右心室表面以膜性粘连为著，两侧及膈面以胼胝体样粘连为主，仔细以电刀锐性分离心包。左乳内动脉与 LAD 端侧吻合，术中探查 OM 无法找到未行搭桥治疗（图 6-30）。

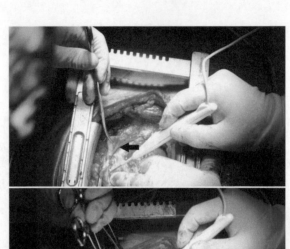

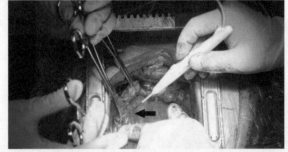

图 6-30　心包剥离术中见心包明显增厚及粘连（黑色箭头）

　　术后恢复良好，于术后第 7 天出院。出院后长期规律服用阿司匹林、美托洛尔、硝苯地平控释片及阿托伐他汀钙片治疗。门诊随访 1 年、电话随访 2 年，患者共抗结核治疗 1 年余，现一般情况良好，无明显活动后喘憋及胸痛症状。

病例分析

　　病例特点及注意事项：患者老年男性，既往高血压病、2 型糖尿病、肥胖及吸烟史，临床有活动后喘憋及心电图 ST-T 改变，冠脉造影检查显示多支冠脉显著狭窄，因此冠心病诊断成立。患者病程中有憋气、腹胀、乏力及盗汗等右心功能不全及结核中毒症状，血 hs-CRP 明显升高，心电图有肢导低电压改变，存在中等量的心包积液，且心包积液化验符合渗出液特点，第 1 次住院查结核感染 T 细胞阳性，故诊断结核性心包炎 [1]。该患者经早期积极规律的抗结核治疗后，心包积液较前减少，但逐渐出现缩窄性心包炎及右心功能不全为主的临床表现 [2]，根据 2015 年 ESC 心包疾病诊治指南 [3]，在结核性心包炎抗结核治疗 4 ～ 8 周病情恶化或出现缩窄性心包炎时建议心包切除术，故该患者有外科心包剥离术明确指针。

病例点评

此患者典型病例讨论依据：冠心病合并缩窄性心包炎临床较为少见，文献中仅见少数个案报道，可能原因为两种疾病病因相互背离。本例患者的另一特点是患者虽然及时完善检查明确诊断为结核性心包炎，给予积极规律的抗结核治疗，但未能阻止患者进展为缩窄性心包炎，值得思考和临床借鉴，依据 2015 ESC 指南，本例患者可在抗结核治疗 2 个月后病情控制不佳即采取手术治疗，可能术中剥离心包较为容易。该患者最终接受心包剥离及冠脉搭桥手术后，临床转归较好，值得临床参考。

诊断典型理由及亮点：①结核性心包炎并非临床少见疾病，部分患者存在诊治不及时而导致治疗困难、患者预后变差。②冠心病合并缩窄性心包炎临床少见，诊治过程具有较好的参考价值。③本例患者诊断方法较全面、合理，诊断依据充分。④本例患者经相对及时恰当的治疗后预后较好，具有一定临床参考价值。

参考文献

1. ISIGUZO G，DU BRUYN E，HOWLETT P，et al. Diagnosis and management of tuberculous pericarditis：what is new？ Curr Cardiol Rep，2020，22（1）：2.

2. BOSSERT T，RAHMEL A，GUMMERT JF，et al. Right heart failure following pericarditis constrictiva tuberculosa-urgent surgical treatment. Zentralbl Chir，200，128（7）：573-575.

3. ACHENBACH S，AGEWALL S，AL-ATTAR N，et al. 2015 ESC Guidelines for the diagnosis and management of pericardial diseases：The Task Force for the Diagnosis and Management of Pericardial Diseases of the European Society of Cardiology（ESC）Endorsed by：The European Association for Cardio-Thoracic Surgery（EACTS）. Eur Heart J，2015，36（42）：2921-2964.

（高翔宇）

病例 44 典型缩窄性心包炎

病历摘要

患者女性，27 岁，主诉：双下肢水肿 1 月余。患者 1 月余前无明显诱因开始出现双下肢可凹陷性水肿，逐渐加重，休息后无明显好转，伴皮肤黄染、食欲减退，无胸闷、喘憋，无腹痛、腹泻，无畏寒、发热，无心悸、盗汗。3 天前到我院肝病门诊就诊，行腹部彩超检查提示肝静脉及下腔静脉增宽，脾大，腹水，考虑心源性水肿可能。行超声心动图检查示心包增厚，左房增大，下腔静脉增宽，为进一步检查除外心包病变收入院。患者自发病以来，睡眠、精神尚可，食欲减退，大便如常，尿量较平常减少，近期体重无明显变化。

既往史：既往体健。否认高血压、糖尿病、甲状腺疾病、心脏病等病史，否认肝炎、结核等传染病史，否认疫水疫区接触史，否认吸烟饮酒史。

体格检查：T 36.5 ℃，R 20 次 / 分，P 92 次 / 分，BP 103/68 mmHg。神清，精神可，结膜无苍白，皮肤及巩膜黄染，颈部及腋窝可触及数个约黄豆大小淋巴结。口唇无发绀，双侧颈静脉怒张，未闻及颈部血管杂音，甲状腺未触及肿大。胸廓对称无压痛，双肺触觉语颤正常且对称，双肺叩诊呈清音，双肺呼吸音粗，双肺未闻及干湿啰音。心率 92 次 / 分，律齐，各瓣膜听诊区未闻及病理性杂音及心包摩擦音。腹稍膨隆，无腹壁静脉曲张，腹软，无压痛，肝肋下 3 cm、剑突下

4 cm 可触及，脾肋下 2 cm 可触及，移动性浊音阴性，肠鸣音 4 次 / 分。双下肢可凹陷性水肿。

辅助检查：

1. 实验室检查：白细胞 3.29×10^9/L，中性粒细胞百分比 69.0%，血红蛋白 119 g/L，PLT 50×10^9/L。尿常规：尿胆原（±），潜血（++），胆红素（–），尿蛋白（–）。生化：谷丙转氨酶 9 U/L，谷草转氨酶 21.2 U/L，肌酐 61.5 μmol/L，尿素氮 2.79 mmol/L，葡萄糖 4.19 mmol/L，总胆红素 107.13 μmol/L，直接胆红素 20.17 μmol/L，间接胆红素 86.96 μmol/L。

2. 腹部彩超：肝静脉及下腔静脉增宽，胆囊壁增厚，脾大，腹水，考虑心源性水肿可能。双肾体积偏大。

3. 超声心动图：左房（LA）4.41 cm，左室舒张末期内径（EDD）4.15 cm，左室收缩末期内径（ESD）2.64 cm，左室射血分数（EF）67%。左房内径增大，左室射血分数正常，各瓣膜无异常，室壁不厚，心包壁增厚，回声增强，室间隔舒张早期可见弹跳征。下腔静脉内径增宽 2.88 cm，且随呼吸变化幅度较小。建议进一步检查明确心包病变。

入院诊断：①下肢水肿原因待查。②缩窄性心包炎？③心包增厚。④左房增大。⑤脾大、脾功能亢进。⑥腹水。

诊疗经过：根据患者病史特点、体征及相关检查，考虑为心源性水肿，缩窄性心包炎可能性大。入院后测肘正中静脉压为 38 cm 水柱，明显升高；完善胸部 X 线检查可见心影呈梨形，心脏投影区可见环状钙化（图 6-31）。行右心导管检查透视下可见心包环状钙化影（图 6-32），测肺动脉、右心室、右

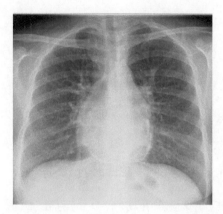

图 6-31　胸片显示心影呈梨形，心脏投影区环状钙化

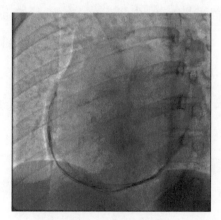

图 6-32　右心导管检查左前斜位透视下见心包环状钙化

心房以及上下腔静脉舒张压均显著升高，右心室收缩压升高，呈舒张早期下陷高原形曲线，右心房压力曲线呈 M 或 W 波形（图 6-33）。心脏核磁检查示心包增厚，厚约 0.5 cm，左心房增大，左心室舒张运动受限，可见室间隔摆动，符合缩窄性心包炎表现（图 6-34）。为进一步明确病因，完善相关检查：抗结核抗体、PPD 试验、结核感染 T 细胞检测均阴性，痰中未找到抗酸杆菌，除外结核感染；ANA、ENA、ANCA 阴性，免疫球蛋白、补体 C4 正常范围，仅补体 C3 下降，66.6 mg/dL

（90～180 mg/dL），基本排除自身免疫性疾病；颈部淋巴结穿刺活检：呈淋巴组织反应性增生，未见肿瘤性病变（图6-35）。全身PET-CT显示：心包增厚钙化，未见明显FDG代谢，考虑为缩窄性心包炎可能；下腔静脉增宽，脾脏增大，脾静脉迂曲增粗，考虑为缩窄性心包炎致血液回流障碍所致；双肺下叶背侧胸膜下局部灌注呈"马赛克"样，考虑为局部小血管或小气道病变；轻度局限性脂肪肝；少量盆腔积液（图6-36）。淋巴结活检及PET-CT结果均不支持恶性疾病诊断。

　　患者诊断缩窄性心包炎明确，入院后给予氢氯噻嗪、螺内酯利尿消肿，氯化钾补钾等治疗，双下肢水肿明显减轻。患者于入院第13天转至心脏外科，并于第21天行心包剥离术（图6-37）。手术成功，术后心包病理为纤维组织及少量脂肪组织，并见钙盐沉着（图6-38）。患者病情好转，恢复良好，于第33天出院。随访1年，患者活动耐量正常，未再出现下肢水肿等症状，复查超声心动图结果基本正常。

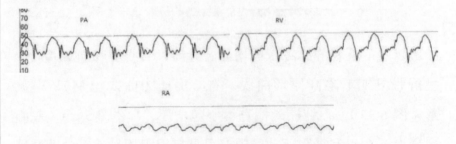

图6-33　右心导管检查肺动脉（PA）、右心室（RV）、右心房（RA）压力曲线变化

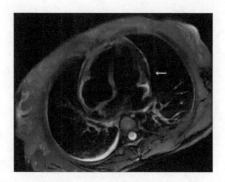

图 6-34　心脏 MRI 显示心包增厚，厚约 0.5 cm，左心房增大，左心室舒张运动受限，可见室间隔摆动

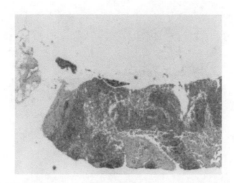

注：呈淋巴组织反应性增生，未见肿瘤性病变。免疫组化：CD20 淋巴滤泡（＋），CD3 和 CD5 部分细胞（＋），CD56（－），CD30（－），PD-1（－），BCL-6（－），CD10（－），CD21 显示 FDC 网（＋），Ki-67 阳性指数约 10%。原位杂交：EBER（－）。

图 6-35　颈部淋巴结穿刺活检

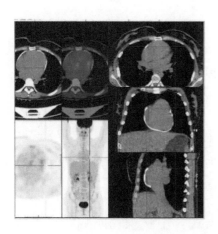

注：心包增厚钙化，未见明显 FDG 代谢；下腔静脉增宽，脾脏增大，脾静脉迂曲增粗；双肺下叶背侧胸膜下局部灌注呈"马赛克"样，考虑为局部小血管或小气道病变；轻度局限性脂肪肝；少量盆腔积液。

图 6-36　全身 PET-CT

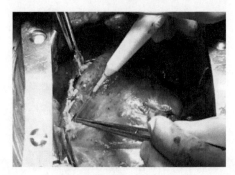

图 6-37　心包剥离术中可见心包钙化、粘连

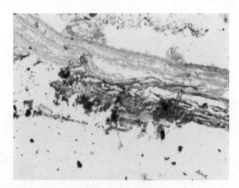

图 6-38　灰白碎组织一堆，直径 6 cm（心包）

病例分析

治疗难点及注意事项：

患者青年女性，主因双下肢水肿就诊，而导致下肢水肿的病因有很多。常见的水肿原因包括：①心源性：各种病因导致的心力衰竭、缩窄性心包炎、限制型心肌病等。②肾源性：肾功能衰竭、慢性肾小球肾炎、急性肾小球肾炎、肾病综合征等。③肝源性：主要见于肝硬化失代偿期。④营养不良性：由于慢性消耗性疾病、摄食不足、消化吸收障碍、重度烧伤等原因导致的低蛋白血症。⑤内分泌疾病：甲状腺功能减低、库欣

综合征、抗利尿激素分泌异常综合征等。⑥特发性因素：多见于妇女，往往与月经的周期性有关。⑦静脉阻塞：下肢静脉血栓、静脉瓣膜功能不全、下腔静脉阻塞综合征等。⑧其他：妊娠、结缔组织病、药物等引起的水肿。该患者的临床表现除双下肢水肿以外，还有肝淤血导致的黄疸，胃肠道淤血导致的食欲减退。体格检查可以发现颈静脉怒张、肝脾肿大、下肢水肿等反映右心功能不全的体征。门诊腹部超声检查发现肝静脉及下腔静脉增宽，考虑心源性水肿可能性大，进而行超声心动图检查发现心包增厚、回声增强，室间隔运动异常以及下腔静脉明显增宽。入院时考虑缩窄性心包炎可能性大，并完善了一系列相关的检查去明确诊断。胸部 X 线可见心脏投影区环状钙化，心脏 MRI 显示心包增厚，左心室舒张运动受限，并见室间隔摆动，支持缩窄性心包炎诊断。右心导管检查右心室压力可见典型的舒张早期下陷高原形曲线，肺动脉、右心室、右心房及上下腔静脉舒张压均明显升高。结合患者症状、体征以及上述辅助检查结果，诊断缩窄性心包炎明确。然而包括结核、自身免疫以及恶性肿瘤在内的相关检查，并无阳性发现，未能最终明确心包缩窄的具体原因。患者入院后经过利尿及支持治疗，下肢水肿明显消退，病情有好转。但考虑到缩窄性心包炎可导致肝肾功能衰竭、心肌萎缩等严重并发症，药物保守治疗不能改善其预后，建议患者行心包剥离手术治疗。该患者最终同意接受手术，并在心脏外科团队努力下，成功完成了心包剥离。

病例分析

　　该患者首诊的科室是肝病科，由于下肢水肿合并黄疸，容易误诊为肝脏疾病。专科医师应当具备内科综合分析能力，仔细甄别，不能头痛医头，脚痛医脚，否则会延误了病情。缩窄性心包炎主要是由于各种慢性炎症（结核感染最常见）导致心包变厚、粘连及钙化，影响了心脏的正常收缩和舒张功能，引起全身血液循环障碍及多脏器功能不全。缩窄性心包炎多数起病缓慢，临床症状不典型或无特异性，但体格检查可提供一些回心血流受阻的线索。大部分患者胸部 X 线、超声心动图可有阳性发现，而心脏 CT 或者 MRI 对明确诊断有着重要的价值。心导管检查则有助于缩窄性心包炎和限制型心肌病的鉴别。药物保守治疗包括利尿、强心及支持治疗可以在一定程度上缓解症状，但总体预后不佳。心包剥离术是目前改善该类患者临床症状及预后的有效治疗手段，应尽早施行。

参考文献

1. ADLER Y, CHARRON P, IMAZIO M, et al. 2015 ESC Guidelines for the diagnosis and management of pericardial diseases: The Task Force for the Diagnosis and Management of Pericardial Diseases of the European Society of Cardiology（ESC）Endorsed by: The European Association for Cardio-Thoracic Surgery（EACTS）. Eur Heart J, 2015, 36（42）: 2921-2964.

2. ALAJAJI W, XU B, SRIPARIWUTH A, et al. Noninvasive Multimodality Imaging for the Diagnosis of Constrictive Pericarditis. Circ Cardiovasc Imaging, 2018, 11（11）: e007878.

3. 卢彦娜, 田天, 唐群中, 等. 缩窄性心包炎诊治现状及进展. 中华老年多器官疾病杂志, 2019, 18（7）: 557-560.

（梁思文）

病例 45　家族性高胆固醇血症致早发冠心病

病历摘要

　　患者女性，40 岁，因"间断活动后胸闷、胸痛 4 年，加重 1 周"于 2016 年 9 月入院。患者于入院 4 年前开始活动后出现胸闷、胸痛，胸痛位于心前区，向左肩、左后背放射，休息 10～20 分钟可缓解。于当地医院住院治疗，行冠脉 CT 显示右冠脉中度狭窄（具体不详），动态心电图示期前收缩（具体不详），给予阿司匹林、辛伐他汀及美托洛尔片口服治疗，症状较前有所缓解。出院 1 个月后患者自行停药。入院前 1 周患者症状较前发作频繁，静息时亦有发作，性质同前，休息或含服硝酸异山梨酯片约 15 分钟可缓解。6 天前就诊于我院门诊，门诊考虑冠心病、不稳定性心绞痛，为进一步诊治收入院。患者自发病以来，睡眠、精神、食欲可，大小便如常，体重较前无明显变化。

　　既往史：4 年前发现高脂血症，具体数值不详，间断服用辛伐他汀、瑞舒伐他汀治疗，目前未服用降脂药物。16 年前患十二指肠溃疡，已愈。否认高血压、糖尿病、脑血管疾病史。否认肝炎、结核等传染病史，否认毒物及放射物质接触史。人工流产术后 16 年，否认输血史。否认药物及食物过敏史。

　　个人史：吸烟史 2 年，平均 3 支／日、戒烟 6 年；否认饮酒史。

家族史：父亲因心肌梗死去世；母亲患冠心病、心功能不全、糖尿病。

查体：T 36.2℃，R 18 次 / 分，P 69 次 / 分，BP 104/60 mmHg。身高 156 cm，体重 65 kg，BMI 26.7 kg/m²，腹围 86 cm。神清，精神可。双侧上眼睑及肘关节处可见黄色素瘤（图 6-39）。双侧颈动脉未及血管杂音。双肺呼吸音清，未闻及干湿啰音。心率 69 次 / 分，心音有力，心律齐，各瓣膜听诊区未闻及杂音及心包摩擦音。腹部平坦，未见腹壁静脉曲张及胃肠型、蠕动波，全腹无压痛，无反跳痛及肌紧张，麦氏点无压痛，肝脾未触及，肝脾区无叩痛，移动性浊音阴性，肠鸣音 3 次 / 分。双下肢无水肿。

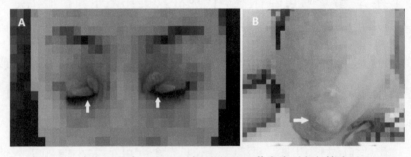

图 6-39　患者双眼睑（A）及肘部（B）可见黄素瘤（白色箭头所示）

辅助检查：

1. 实验室检查：白细胞 3.7×10^9/L，血红蛋白 96 g/L，血小板计数 344×10^9/L。超敏 C- 反应蛋白 1.65 mg/L。急查生化 C21：总胆固醇 10.91 mmol/L，低密度脂蛋白胆固醇 6.68 mmol/L，甘油三酯 2.08 mmol/L，高密度脂蛋白胆固醇 1.33 mmol/L，空腹葡萄糖 4.64 mmol/L，转氨酶及胆红素正常范围，肌酐 56 μmol/L，尿素氮 4.3 mmol/L。肾小球滤过率

108.2 mL/9（min·1.73 m²）。尿常规：红细胞 13 个 /UL，尿蛋白（1+），潜血（1+），余阴性。便常规未见异常。肌钙蛋白 I、肌钙蛋白 T 及肌酸激酶同工酶（CKMB）均阴性。N 末端脑钠肽前体 471 pg/mL。甲状腺系列大致正常范围。自身抗体、免疫球蛋白＋补体、抗 ENA 抗体、ANA 抗体普、线粒体抗体 IgG、自身肝抗体、自身抗体及抗中性粒抗体等均为阴性。

2. 入院心电图：窦性心律，心率 69 次 / 分，Ⅱ、Ⅲ、aVF 导联可见 Q 波，深吸气后憋气复查心电图无明显变化（图 6-40）。

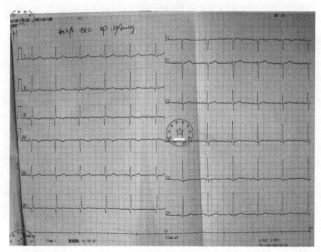

图 6-40　窦性心律，心室率 69 次 / 分，Ⅱ、Ⅲ、aVF 导联可见 Q 波

3. 入院胸部正侧位 X 线片：未见明显异常。

4. 超声心动图（UCG）：左房内径（LA）40.0 mm，左室舒张末期内经（LVEDD）44.9 mm，右室内径（RV）16.3 mm，室间隔厚度 8.2 mm，升主动脉内径 24.9 mm；左室射血分数（LVEF）为 66%；左室室壁运动协调。

诊断：冠状动脉粥样硬化性心脏病，不稳定性心绞痛，心

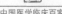

功能Ⅱ级（NYHA分级）；家族性高胆固醇血症；轻度贫血；黄色素瘤；十二指肠溃疡（已愈）。

诊疗经过：入院后完善相关检查：考虑患者虽然为中青年女性，但患者合并高胆固醇血症、有吸烟史及冠心病家族史，临床表现符合心绞痛特点，故给予阿司匹林及氯吡格雷抗血小板，美托洛尔片控制心室率、抑制交感神经兴奋性，瑞舒伐他汀降脂、稳定斑块，单硝酸异山梨酯片扩冠等冠心病二级预防治疗，同时补铁纠正贫血治疗。建议患者进一步行冠脉造影检查评估冠脉情况，经过与患者充分沟通，患者暂时拒绝行冠脉造影，要求先完善冠脉CT检查。冠状动脉CT检查示：冠脉显影较差，左前降支（LAD）近段估计狭窄70%～99%，回旋支（LCX）狭窄50%～70%，右冠状动脉（RCA）狭窄99%～100%（图6-41）。经过与患者充分沟通后，患者接受冠脉造影检查，结果显示LAD开口至近段狭窄80%～95%，中段99%狭窄；LCX远段40%～50%狭窄，OM2远段闭塞；RCA近段70%～80%狭窄，中段闭塞，远段自身侧枝显影（图6-42）。

患者为中青年女性，冠脉造影显示多支血管重度狭窄，属于早发冠心病患者。既往否认糖尿病及高血压，入院后拒绝行OGTT检查，但监测末梢血糖正常范围，患者胆固醇水平显著升高，故考虑早发冠心病与高胆固醇血症相关。患者冠脉Syntax积分36分，应选择外科冠脉旁路移植术治疗，但患者拒绝，要求药物保守治疗。患者TC 10.91 mmol/L，LDL-C 6.68 mmol/L，合并多发黄色素瘤表现，符合杂合型家族性高胆固醇血症，建议患者行基因检测确诊，患者拒绝。出院带药为

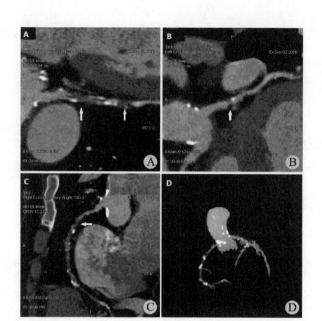

注：显示心外膜主要冠状动脉血管均存在较严重狭窄（白色箭头所示），A 为
LAD 近、中段；B 为 LCX 近段；C 为 RCA 中段，D 显示患者冠脉及升主动脉
存在钙化。

图 6-41　冠状动脉 CT

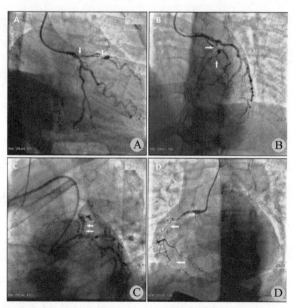

注：A：右前斜 + 足位显示 LAD 开口至近段狭窄 80% ～ 95%；B：左前斜 + 头
位显示 LAD 中段 99% 狭窄；C：左前斜 + 足位显示 LAD 开口至近段重度狭窄
病变；D：左前斜位显示 RCA 中段闭塞，远段自身侧枝显影（白色箭头所示为
病变位置）。

图 6-42 经皮冠状动脉造影

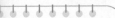

阿司匹林、美托洛尔、单硝酸异山梨酯片、瑞舒伐他汀及多糖铁复合物治疗。出院后多次打电话均提示电话停机无法联系到患者。

病例分析

病例特点及注意事项：

患者中青年女性，既往高脂血症 4 年及吸烟史 2 年（平均3 支 / 日），无高血压及糖尿病，临床表现为较典型的劳力型心绞痛，冠脉 CT 及造影检查均显示多支冠脉严重狭窄，因此为早发冠心病患者。按照 2013 年 ESC 共识公布的"成人杂合子家族性高胆固醇血症的诊断标准"[1]，患者为早发冠心病积 2 分，LDL-C 6.68 mmol/L 积 5 分，合并肘关键处肌腱黄色瘤积 6 分，大于 8 分即可诊断家族性高胆固醇血症，该患者总积分为13 分，故诊断 FH 成立。患者 LDL-C 处于 4.9 ～ 11.6 mmol/L范围内，故为杂合型 FH（纯合型 LDL-C 在 10 mmol/L 以上）。

1939 年，挪威医生 Carl Müller 发现了一种遗传病——家族性高胆固醇血症（familial hypercholesterolemia，FH）。从基因角度看 FH 是一种单基因决定的常染色体显性遗传病[2]。杂合型比较常见，患病率约为 1/500，出生时血浆中的低密度脂蛋白数量是正常人的两倍，并且不同程度地患冠心病，皮肤常伴发肌腱黄色瘤；纯合型患病率约为 1/100 万，出生时血浆中低密度脂蛋白浓度是正常人的 6 ～ 10 倍，往往在幼年时期便患上心脏疾患，并表现为皮肤平坦黄色瘤症状，甚至在 30 岁之前就可能面临心肌梗死而死亡的风险。本病主要发生在青、中年人，女性多见。

目前 FH 的治疗仍以对症为主，如饮食调节和药物治疗均可降低患者血浆胆固醇水平，阻止或部分逆转冠脉病变的进展，也可使腱黄瘤缩小，但基因治疗是本病的最有效手段[3]。

病例点评

此患者典型病例讨论依据：此患者最终临床诊为冠状动脉粥样硬化性心脏病、不稳定性心绞痛、家族性高胆固醇血症（杂合型）、黄色素瘤，属于家族性高胆固醇血症引发早发冠心病的病例典型。患者冠脉病变严重，充分提示家族性高胆固醇血症患者应早期筛查、早期诊断、早期治疗极为重要。患者相关检查完善，诊断依据充分明确。

诊断典型理由及亮点：① FH 并非是临床少见疾病，存在部分患者被漏诊现象。② FH 对于心脑血管危害严重，及时、准确及有效的诊治意义较大。③本例患者诊断方法较全面、合理，诊断依据充分。④早发冠心病患者中具有一定代表性。

参考文献

1. NORDESTGAARD B G, CHAPMAN M J, HUMPHRIES S E, et al. Familial hypercholesterolaemia is underdiagnosed and undertreated in the general population: guidance for clinicians to prevent coronary heart disease: consensus statement of the European Atherosclerosis Society. Eur Heart J, 2013, 34 (45): 3478-90a.

2. ONORATO A, STURM A C. Heterozygous Familial Hypercholesterolemia. Circulation, 2016, 133 (14): e587-589.

3. MACH F, BAIGENT C, CATAPANO A L, et al. 2019 ESC/EAS Guidelines for the management of dyslipidaemias: lipid modification to reduce cardiovascular risk. Eur Heart J, 2020, 41 (1): 111-188.

（高翔宇）

病例 46 年轻女性发热首诊确诊大动脉炎

病历摘要

患者女性，27 岁，主因间断发热 10 个月，持续 1 个月入院。10 个月前感冒后出现咳嗽、咳白痰，伴喘憋、低热，无咽痛、关节痛，外院就诊查血常规：白细胞 8.96×10⁹/L，血小板 639×10⁹/L，C- 反应蛋白 40 mg/L；肺部 CT：右肺炎，先后给予哌拉西林舒巴坦、莫西沙星抗感染，对症止咳、化痰等治疗后症状缓解。7 个月前患者再次感冒后出现咳嗽、咳痰，为白痰，量多、易咳，伴流涕、咽痛，伴左上肢、牙齿酸痛，胸部 CT：肺炎，给予中药治疗后症状缓解。3 个月前患者连续两次出现上述症状，伴发热，体温最高达 38.2℃，每日体温波动在 37.2～38.2℃，每日下午体温升高，伴畏寒、喘憋，胸部 CT：右肺下叶后基底段病灶与前片比较部分吸收，右肺中下叶多发索条，考虑慢性炎症，右侧胸膜增厚；C- 反应蛋白 93.67 mg/L，降钙素原 0.55 ng/mL，考虑感染可能性大，给予莫西沙星抗感染、中药对症支持治疗症状缓解。1 个月前患者拔牙后再次出现发热，体温最高达 38.0℃，每日下午及傍晚体温升高，服用泰诺林体温可降至正常，伴咳嗽、咳痰，无畏寒、寒战，无胸闷、气短，无腹痛、腹泻，无尿频、尿急等不适，近 1 个月内体温高峰波动在 37.8～38.6℃。8 天前血常规：白细胞 9.03×10⁹/L，血红蛋白 98 g/L，血小板 759×10⁹/L，以"发热待查"收入院。

既往史：银屑病史 10 年余，未治疗；1 年前行剖宫产手术。否认食物、药物过敏，否认家族遗传病史。

查体：T36.3℃，P105 次 / 分，R20 次 / 分，右上肢血压 140/68 mmHg，左上肢血压：124/60 mmHg，神清，无颈静脉充盈双肺呼吸音清，未闻及干、湿性啰音及胸膜摩擦音。心率 105 次 / 分，律齐，心音正常，各瓣膜听诊区未闻及心脏杂音，未闻及心包摩擦音。左侧桡动脉搏动稍弱，右侧桡动脉搏动可，左侧足背动脉搏动稍弱。腹软，无压痛、反跳痛、肌紧张，未触及包块。肝脾未触及。胆囊区无压痛，Murphy's 征阴性。移动性浊音阴性。肠鸣音 4 次 / 分，腹主动脉、双侧肾动脉、双侧髂动脉未闻及血管杂音。双下肢无水肿。

辅助检查：

1.实验室检查：白细胞 8.49×10^9/L，中性粒细胞百分比 56.9%，血红蛋白 102 g/L，血小板 619×10^9/L，C- 反应蛋白 62 mg/L；血沉 95 mm/h；肺炎支原体抗体 1：160 阳性；普通细菌涂片及染色、降钙素原、内毒素、艾梅乙丙、衣原体抗体测定、嗜肺军团菌血清学、病毒七项、结核杆菌抗体试验、痰找结核菌、尿沉渣找结核菌、真菌 1，3-β-D- 葡聚糖检测、痰培养、尿常规均阴性。

2.风湿相关指标：血清 IgG 亚类四项正常，抗链"O"ASO 51.90 IU/mL，类风湿因子 RF 11.0 kIU/L。ANA 抗体谱、抗中性粒细胞胞浆抗体谱、抗 ENA 抗体（Sm、RNP、SSA、SSB、Jo-1、ScL-71 核糖体抗）阴性。

3. 影像学检查：胸部 CT 平扫（2018-3-8）：①右肺上叶微结节。②右肺下叶磨玻璃影，炎症可能。③右肺索条影，陈旧病变可能。超声心动图（2018-3-8）：各房室内径正常，LA2.53 cm，EDD4.53 cm，EF 72%，各瓣膜无异常，室壁不厚，室壁运动协调；彩色多普勒：各瓣膜无异常血流流束。甲状腺彩超：甲状腺未见明确占位，双侧颈总动脉内中膜增厚。

4. 主动脉 CTA（2018-3-18）：头臂干、左颈总动脉及左锁骨下动脉、主动脉弓及胸主动脉管壁环形增厚，符合动脉炎 CT 表现（图 6-43）。

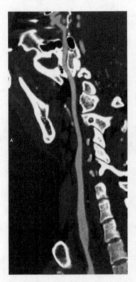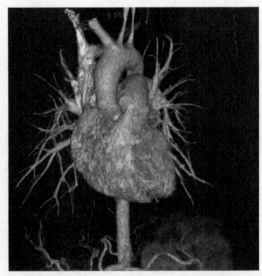

图 6-43　大动脉 CTA 及三维成像（左图：左侧颈总动脉管壁增厚）

5. PET-CT（2018-3-16，我院）：部分升主动脉、主动脉弓、胸主动脉、头臂干、右侧颈总动脉、左颈总动脉及左锁骨下动脉血管管壁 FDG 代谢弥漫增高，同机 CT 见部分管壁增厚，首先考虑多发性大动脉炎（广泛型）（图 6-44）。

笔记

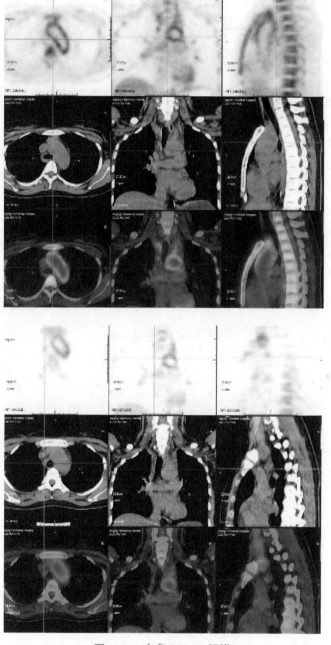

图 6-44 全身 PET-CT 扫描

入院诊断：①发热待查，②感染性？③细菌、病毒、支原体、结核？④风湿免疫疾病？

诊疗经过：患者发热待查入院，完善感染相关的指标，除 C-反应蛋白升高，支原体抗体 1 ∶ 160 阳性外，余细菌、病毒相关的检查均阴性；患者血沉升高，入院后给予拉氧头孢抗感染治疗，体温控制不理想。行甲状腺彩超检查时无意间发现双侧颈总动脉内中膜增厚。

进一步完善头颈部及胸腹部大动脉 CTA 及全身 PET-CT 检查，明确大动脉炎的诊断，后予激素甲强龙及免疫抑制剂环磷酰胺治疗，体温恢复正常，病情好转出院。

患者出院后坚持服用激素，随访患者未再发热，出院后 2 个月后复查颈部超声显示双侧颈总动脉主干及右侧无名动脉内中膜明显增厚，考虑弥漫性动脉炎表现。复查血沉明显下降（20 mm/h），C-反应蛋白下降（< 1mg/L）。

病例分析

治疗难点及注意事项：

患者青年女性，慢性病程；慢性发热病史 10 月，感染相关阳性指标除 C-反应蛋白、支原体抗体阳性外，其余细菌、病毒相关的检查均阴性，对抗感染治疗效果不佳，不符合常见感染性疾病的特点。本次以发热待查收入我院，完善感染指标，结合临床症状、体征表现，无明确感染病灶。在进行甲状腺超声检查时发现了颈总动脉内中膜增厚，引起我们重视，考虑动脉血管病变可能，进一步行大动脉 CTA 及 PET-CT 检查明确诊断大动脉炎，且经过激素及免疫抑制剂治疗后，体温正常，随诊出院 2 月后血沉，C-反应蛋白指标明显下降，证实了大动脉炎的诊断明确。

大动脉炎是指主动脉及其主要分支慢性进行性、非特异性炎症疾病。病变多见于主动脉弓及其分支，其次为降主动脉、腹主动脉和肾动脉。主动脉的二级分支如肺动脉、冠状动脉也可受累。受累的血管可全层动脉炎。早期血管壁为淋巴细胞、浆细胞浸润，偶可见多形核中性粒细胞及多核巨细胞。由于血管内膜增厚，导致管腔狭窄或闭塞，少数患者因炎症破坏动脉壁中层，弹力纤维及平滑肌纤维坏死，而导致动脉扩张、假性动脉瘤或夹层动脉瘤。本病发病率低 2.6 例 / 百万，主要发生在年轻女性，30 岁之前发病约占 90%，40 岁以后很少发病[1]。病因仍然不清楚，一般认为可能由感染引起的免疫损伤有关。

该病全身症状具有非特异性，如食欲下降，发热，体重下降，易疲劳表现；局部症状取决于受累血管不同，有不同的器官缺血的症状体征，如头痛头晕、肱动脉、股动脉搏动减弱，上肢血压压差大表现。根据病变部位分为 4 种类型：头臂动脉型（主动脉弓综合征）；胸腹主动脉型；广泛型和肺动脉型。实验室检查方面无特异性化验项目，血沉及 C- 反应蛋白反映疾病活动的指标，少数患者疾病活动期表现为白细胞或血小板的增高，结合该患者其血小板数目是明显升高的，除了考虑疾病本身，同时更需要除外原发性血液系统疾病，应进一步完善骨穿的检查。

诊断大动脉炎更特异和常用的检查为影像学，包括超声、大动脉造影等。而 PET-CT 是诊断该病更为重要的补充和依据，尤其是在大动脉炎早期诊断和病情评估中发挥重要作用。目前认为 18F–FDG PET-CT 是最能反映大动脉炎疾病活动的影像学手段。PET-CT 具有分辨率高、无创伤等优点，通常在肿瘤检测中起到重要作用，而炎症细胞同肿瘤细胞一样高表达葡萄糖转运因子，18F–FDG 可在炎症部位大量聚集，CT 可对病灶进行定位。Tezuka 等报道活动期大动脉炎患者最大标准摄取值（SUV）显著高于非活动期患者，其反映疾病活动性的敏感度 93%、特异度 92%、阳性预测值 85%，评估大动脉炎活动最大 SUV 的 cut-off 值是 2.1，且其 ROC 曲线下面积大于血沉和 C-反应蛋白[2]。由此看出 PET-CT 在评估大动脉炎患者血管炎症方面具有优越性。

在应用 PET-CT 诊断大动脉炎时，需要鉴别动脉粥样硬化。动脉粥样硬化是一类可以累及颈动脉、主动脉、冠状动脉等血管的疾病。炎症是动脉粥样硬化斑块形成的关键因素，可有炎症细胞如巨噬细胞、单核细胞等参与其中。单核 – 巨噬细胞可以摄取 18F–FDG，核素代谢图上可见动脉粥样硬化斑块显影[3]，血管活检和造影显示 18F–FDG 的摄取量与血管局部炎细胞浸润程度正相关。那么行 18F–FDG PET-CT 检查时如何鉴别血管炎和动脉粥样硬化？早期大动脉炎行 18F–FDG PET-CT 检测时显示连续线性血管壁病变。动脉粥样硬化常表现为片状、局限性的异常信号。Yun 等指出在导致动脉粥样硬化的众多危险因素中，仅年龄和高血脂与 18F–FDG 的摄取量呈正相关[4]。而在糖皮质激素治疗前后 18F–FDG 摄取量改变较大的病变应考虑为血管炎。因此区分血管炎和动脉粥样硬化时应同时考虑患者年龄、性别、病变部位、数量、信号强弱等因素，综合分析。该患者的 PET-CT 表现符合大动脉炎的诊断。

治疗方面，目前往往是基于临床观察和专家建议，采用激素和免疫抑制剂的治疗策略。近年来生物制剂的出现使得大动脉的治疗出现了转机，应用较多是肿瘤坏死因子（TNF）-α 和 IL-6 受体拮抗剂。

病例点评

此患者疑难病例讨论依据：此患者年轻女性，发热首诊，慢性发热 10 月，无明确感染相关阳性指标及感染病原灶，超声提示颈动脉增厚，最终通过大动脉 CT 及 PET-CT 确诊为大动脉炎，属于发热少见原因，其诊断思路很重要。

诊断疑难理由及亮点：①大动脉炎是一种系统性血管炎，发病率较低，早期症状不典型，晚期出现跛行、头痛等症状体征，累及冠状动脉、肺动脉时会危及生命。因此早期诊断十分重要。②发热首诊的患者，当常见发热原因不能解释时，需要考虑大动脉炎。③诊断过程中发现外周动脉血管壁增厚，引起关注。④ 18F–FDG PET-CT 检查为大动脉炎这种少见病、疑难病提供了很好的诊断依据。

参考文献

1. GONZALEZ-GAY M A，GARCIA-PORRUA C. Epidemiology of the vasculitides. Rheumatic diseases clinics of North America，2001，27（4）：729-749.

2. TEZUKA D，HARAGUCHI G，ISHIHARA T，et al. Role of FDG PET-CT in Takayasu arteritis：sensitive detection of recurrences. JACC Cardiovascular imaging，2012，5（4）：422-429.

3. YUN M，JANG S，CUCCHIARA A，et al. 18F FDG uptake in the large arteries：a correlation study with the atherogenic risk factors. Seminars in nuclear medicine，2002，32（1）：70-76.

4. YUN M，YEH D，ARAUJO L I，et al. F-18 FDG uptake in the large arteries：a new observation. Clinical nuclear medicine，2001，26（4）：314-319.

（公绪合）

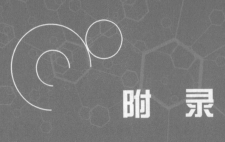

附　录

首都医科大学附属北京友谊医院简介

　　首都医科大学附属北京友谊医院始建于 1952 年，原名为北京苏联红十字医院，是新中国成立后，在苏联政府和苏联红十字会援助下，由党和政府建立的第一所大型医院。1954 年位于西城区的新院址落成时，毛泽东、周恩来、刘少奇、朱德等老一辈革命家为医院亲笔题词。毛泽东主席特别题词"减少人民的疾病，提高人民的健康水平"。

　　1957 年 3 月，苏联政府将医院正式移交我国政府，周恩来总理亲自来院参加了移交仪式。1970 年，周总理亲自为医院命名为"北京友谊医院"。

　　德高望重的老一辈医学专家为北京友谊医院的创建和发展做出了无私的奉献，包括钟惠澜教授，中国科学院生物学部委员，我国第一位热带病学家；王宝恩教授，第一个在国际上提出并首先证明了早期肝硬化的可逆性；李桓英研究员，著名麻风病防治专家，获国家科技进步一等奖；祝寿河教授，儿科专家，第一个提出 654-2 可以改善病儿微循环功能障碍；于惠元教授，施行了我国第一例人体亲属肾移植手术。

目前，首都医科大学附属北京友谊医院是集医疗、教学、科研、预防和保健为一体的北京市属三级甲等综合医院，是首都医科大学第二临床医学院。医院设有西城院区和通州院区，其中通州院区位于北京城市副中心。拥有硕士培养点 31 个、博士培养点 27 个。研究生导师 137 名；教授、副教授近 140 名。近 60 名教授在中华医学会各专业学会、北京分会及国家级杂志担任副主委以上职务。

医院综合优势明显，专业特色突出，共有临床医技科室 54 个。胃肠、食管、肝胆、胰腺疾病诊治，肝移植，泌尿系统疾病诊治，肾移植，血液净化，热带病、寄生虫及中西医结合诊治是医院的专业特色。消化内科、临床护理、地方病（热带医学）、普通外科、重症医学科、检验科、病理科、老年医学等临床医学专业获批国家临床重点专科项目，医院设有北京市临床医学研究所、北京热带医学研究所、北京市中西医结合研究所和北京市卫生局泌尿外科研究所，拥有消化疾病癌前病变、热带病防治研究、肝硬化转化医学、移植耐受与器官保护 4 个北京市重点实验室。

建院以来，医院得到了各级党委和政府的支持鼓励与悉心指导，也牢记着党和政府及人民群众的殷切希望与盈盈嘱托。在"仁爱博精"的院训精神指引下，医院始终坚持"全心全意为患者服务"，服务首都，辐射全国，大力加强人才队伍建设和医院文化建设，努力使病人信任、职工满意、政府放心。

笔记

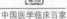
首都医科大学附属北京友谊医院心内科简介

　　首都医科大学附属北京友谊医院具有悠久的历史和优良的传统,1952 年开展心血管内科临床诊疗工作。目前实施两院(西城院区＋通州院区)一科的同质化管理模式。

　　心血管中心由心内科、心外科、血管外科三个专业组成,床位总数 200 余张。其中心内科共设有 4 个病区、3 个 CCU、2 个导管室及多个辅助检查科室。在李虹伟主任的领导下,近年来心内科蓬勃发展,年门诊量 20 万人次,年住院患者 4800 余例,年冠心病介入诊疗总数 2200 余例,心律失常介入总数 400 余例,CCU 每年收治千余例急性心肌梗死等危重症患者,在国内率先建立"急性心肌梗死绿色通道"365 天 ×24 小时开放。

　　心内科具有博士生导师 3 名,硕士生导师 7 名,培养毕业博士、硕士研究生 300 余名。承担国自然、北自然、省部级、215 人才培养等多项科研项目。中心坚持"以患者为中心"的服务理念,以友谊医院院训"仁爱博精"为根本,全心全意为患者服务。经过几代心血管医务人员的不懈努力,锐意进取,已经发展成为综合实力较强,专科特色突出,集医疗、教学、科研于一体,在心血管疑难重症病例治疗和抢救方面处于国内先进水平。